高等学校创新教材

供助产相关专业用

助产人文关怀

主　编　何桂娟　徐鑫芬
副主编　蔡华娟　应立英　徐萌艳　周　临

编　委（按姓名汉语拼音排序）

　　　　蔡华娟（浙江中医药大学护理学院）
　　　　葛　圆（广西中医药大学护理学院）
　　　　何桂娟（浙江中医药大学护理学院）
　　　　梅彬彬（浙江中医药大学护理学院）
　　　　屠乐微（浙江中医药大学护理学院）
　　　　王　莹（浙江中医药大学护理学院）
　　　　徐萌艳（杭州市妇产科医院）
　　　　徐鑫芬（浙江大学医学院附属妇产科医院）
　　　　应立英（浙江大学医学院护理系）
　　　　周　临（杭州市第一人民医院）
　　　　章　瑶（浙江中医药大学护理学院）

秘　书　章　瑶（兼）

人民卫生出版社
·北　京·

图书在版编目（CIP）数据

助产人文关怀 / 何桂娟，徐鑫芬主编 . —北京：
人民卫生出版社，2023.4
ISBN 978-7-117-33173-9

Ⅰ．①助… Ⅱ．①何… ②徐… Ⅲ．①助产学 Ⅳ.
①R717

中国国家版本馆 CIP 数据核字（2023）第 062179 号

人卫智网	www.ipmph.com	医学教育、学术、考试、健康， 购书智慧智能综合服务平台
人卫官网	www.pmph.com	人卫官方资讯发布平台

助产人文关怀
Zhuchan Renwen Guanhuai

主　　编：何桂娟　　徐鑫芬
出版发行：人民卫生出版社（中继线 010-59780011）
地　　址：北京市朝阳区潘家园南里 19 号
邮　　编：100021
E - mail：pmph @ pmph.com
购书热线：010-59787592　　010-59787584　　010-65264830
印　　刷：天津善印科技有限公司
经　　销：新华书店
开　　本：787 × 1092　1/16　　印张：14
字　　数：349 千字
版　　次：2023 年 4 月第 1 版
印　　次：2023 年 5 月第 1 次印刷
标准书号：ISBN 978-7-117-33173-9
定　　价：52.00 元

打击盗版举报电话：010-59787491　E-mail：WQ @ pmph.com
质量问题联系电话：010-59787234　E-mail：zhiliang @ pmph.com
数字融合服务电话：4001118166　　E-mail：zengzhi @ pmph.com

前　言

助产学是一门研究女性妊娠、分娩和产褥全过程,传播正确助产服务理念和传授助产实践技能的学科。它关系到一个家庭的幸福,更关系到一个民族的人口素质。培养"什么样的人""怎样培养人"是助产教育的根本问题。人文关怀能力构成了助产人才培养的重要内容,是人才综合素养的重要指标,也是助产士承担健康所系和性命相托神圣使命的必然要求。因此,强化助产专业人文教育责任重大。

本教材创新性地将人文与助产融合渗透,从人文关怀的发展历史、人文关怀的理论基础、助产人文关怀的内涵特征到孕产妇围产期的关怀实践,从理论到实践,进行较为全面的阐述。基本涵盖了助产人员人文素质修养的基本要素,突出了助产人文性的特点,强调了人文素质教育的实效性。期望通过课程的设计,将关怀照护的理念植入学生心中,引导学生提高关怀素养,培养关怀人格,将关怀内化为生活态度,进而对服务对象展现关怀照护。

本教材共15章。主要内容包括:人文关怀思想的历史溯源,助产人文关怀的内涵与特征;助产学专业的价值体系;助产人文关怀理论与方法;助产文化与关怀实践;助产人文社会学修养;助产人文关怀中的美学修养;助产人文关怀中的礼仪修养;助产人际关系;关怀性沟通;助产操作中的人文关怀;孕期关怀实践;分娩期与产褥期关怀实践;孕产妇家庭关怀;宫内胎儿关怀与新生儿关怀;特殊孕产妇关怀等。编者在编写过程中,对教材结构注重助产与人文的结合、理论与实践的结合、传承与创新的结合,同时,引入案例分析、教学活动设计、问题与讨论,在正文中穿插了知识拓展、心灵驿站,于章后附学习小结,重视体验式和启发式的教学方法。本教材既注重显性的知识和技能教育,同时也注重隐性的价值引领和道德塑造,是课程思政的一次探索。

本教材不仅作为助产学、护理学以及其他医学相关专业学生的重要学习资源,也可为生育期的青年普及孕产关怀知识,为其将来经历美好的分娩体验打下基础。

本教材编写团队由经验丰富的助产护理教师和资深临床助产专家组成,在编写任务分配中注重编者专业特长,校院结合,优势互补。在此,向为本教材付出辛勤劳动的编委们表示衷心感谢!

期盼本教材的出版,能唤起学习者心中的关怀特质,助力助产专业的发展。

何桂娟

2023 年 1 月于浙江中医药大学

目 录

第一章

绪　　论

【学习目的】

了解东西方人文关怀的主要思想,能意识到人文关怀在助产实践中的意义。帮助学生理解助产人文关怀的内涵,激发学习人文关怀的兴趣,为践行助产人文关怀打好基础。

【学习要点】

本章主要介绍人文关怀的历史溯源和相关概念、助产人文关怀的内涵与特征、助产人文关怀的教育策略与方法等内容。

【案例导入】

中国古代,医学被称为"仁术",医生称为"仁医"。清代医学家喻昌说:"医,仁术也。仁人君子,必笃于情,笃于情,则视人犹己,问其所苦,自无不到之处。"孙思邈提出"大医精诚"的观点:"若有疾厄来求救者,不得问其贵贱贫富,长幼妍蚩,怨亲善友,华夷愚智,普同一等,皆如至亲之想。"元代著名的医学家朱震亨素怀惠民之心,对患者总是有求必应,关心每一位患者,给患者以精神慰藉,解除其后顾之忧。例如,他曾对一位患病的育龄妇女送医送药,谓其:"三年后可再生儿,无忧也。"

助产士作为医学从业者,从案例中提及的古代著名医学家的言行中,如何理解医学是"仁术"?

助产与人类的发展并行前进、相互影响,与人文思想的历史相伴而生,与护理学科的发展密切相关。人类的生存,是心灵、精神、身体的融合。助产学和护理学一样,面对的都是人,并对人的生命产生重要影响,在照护中相应衍生出照护理念和关怀思想。助产学是一门对从业人员的素质、知识、技能要求很高的专业,专业知识技能掌握的好坏直接关系到母婴的安危、人口素质的优劣,以及社会的前进与倒退。助产人文关怀就是其中的核心能力之一。助产士除了用专业的知识和技能帮助孕产妇顺利完成生命的孕育和分娩以外,还应关注母婴的躯体、精神以及社会的和谐与统一,关注在助产实践中母婴的情感与价值的需求与满足。因此,助产士必须是融知识、技能和人文修养为一体的高素质的专业工作者。

第一节　人文关怀思想的历史溯源

人文关怀是一个古老而常青的话题,无论是中国传统文化中的人文精神还是西方文化中的人文思想,都有人文关怀的价值取向。中西方人文关怀的历史渊源有着不同的发展轨迹,了解人文关怀的核心问题是理解其背后的价值。回溯其历史,可感悟其思想发展的真谛。

一、西方人文关怀思想

西方人文主义经历了起源（智者运动）、形成（文艺复兴）、发展（宗教改革）、高峰（启蒙运动）四个历史阶段。人文主义精神的发展也历经了由低级到高级、由感性到理性的变化。不同时期的人文精神具有不同内涵。

（一）古希腊文明——人文主义的起源

古希腊文明是西方文明的起源地之一，古希腊城邦的民主政治制度以及追求个性完美的文学艺术，为人文精神的形成提供了良好的社会基础。古希腊文化亦被认为是西方医学及医德的发祥地之一。西方传统医德中"朴素的人道主义"源于古希腊。古希腊医德以《希波克拉底誓言》作为里程碑，它以独特的认识价值和道德标准构建了医德典范。《希波克拉底誓言》体现了作为医者的道德标准，体现了医者对患者的深切关爱之情与强烈责任感，影响弥远，至今仍为大多数医者的座右铭。

（二）文艺复兴——人文主义的形成

文艺复兴运动的核心是强调人们应当回归对人的价值和人的尊严的热爱，提倡个性解放与自由。在文艺复兴运动的推动下，医学取得了科学的地位，这个时期的文学人文主义、科学人文主义以及医学人文主义均有着共同的精神气质，主要表现为探索精神、求真精神和世俗人道主义精神。

（三）启蒙运动——人文主义的发展

17—18世纪的启蒙运动是文艺复兴人文主义的继承。启蒙思想家，同文艺复兴时期的人文学者一样，关心人，关心人的独立和尊严。其间，进步思想家在各自不同领域里提出或宣传人文主义思想，他们将科学理性精神与人文精神结合起来，反对宗教蒙昧主义，宣扬理性、科学、自由、平等、博爱、民主等思想。启蒙运动后，人性的复归伴随着各种相关理论得到了众多的实践，理论渐渐变为行动，思想渐渐变为现实，社会结构得到了彻底改变。

（四）西方近代——人文关怀思想的高峰

进入近代社会，西方学者从不同角度解析人文关怀。19世纪，马克思批判性地继承了西方近代人文关怀思想的合理内容，把一切人的自由全面发展作为人类解放的目标。同时期，南丁格尔（Florence Nightingale）作为现代护理教育的创始人、现代护理学的奠基人，其最早挑战"以医疗为中心"的模式，提出"以照顾为中心"的医疗模式，明确了照顾比医疗更重要的价值选择。她在《护理札记》（*Notes on Nursing: What it is and What it is not*）中阐述了关怀在护理工作中的重要作用，她的关怀照护理论与实践诠释了护理的内涵与本质，在护理学发展史上有着里程碑式的意义。

20世纪40年代初，人本主义心理学家马斯洛和罗杰斯提出"自我实现"的理论，从人的需求和动机出发进行需求层次分析，提出需求层次理论。罗杰斯又把人本主义心理学推广到医学教育和临床应用领域，提出"以患者为中心"的医学关怀模式，要求医护人员不仅要关心患者，更应关心全人类的健康。20世纪70年代，西方护理学家提出护理的本质是关怀。1998年，美国高等护理教育学会首次明确将人文关怀列为护理专业人才培养的核心概念和价值观，并提出利他主义、独立主义、人性尊严、忠于职守和社会公正五个方面的具体要求。随后，英国、加拿大、澳大利亚、日本等国家20余所世界一流的护理院校都将"护理专业价值观、专业发展能力与专业人文精神培养"列为第一培养目标。

二、西方助产医学中的人文关怀实践与传承

助产士是一个古老的职业。公元 2 世纪初,罗马医生索兰纳斯在其著作中描述了助产士需要具备的素质,他认为助产士应当受过良好的教育,聪明、记忆力好、热爱工作,还要谨慎。索兰纳斯建议助产士应该有三个助手,两个助手在接生凳的一侧,应在接生过程中成为产妇的朋友并安抚产妇,另一个在产妇的身后。他在著作中提到,用油、热水和海绵清洗婴儿,接生时用盐恢复产妇的精神,用羊毛覆盖产妇的私处等,这些都是充满人性的关怀措施。在中世纪,助产士和医生通常会借助其他力量以抚慰产妇的紧张情绪,加快生产速度,达到顺利接生的目的。这些记载都表明中古时期就有助产人文关怀的实践。

18 世纪,欧洲启蒙时代"医学科学"的一项重大改变是分娩行为与技术的改变;妇科医学最重要的发展是助产士开业、医生阶层的兴起,以及妇幼疾病被纳入医学范畴。19 世纪以后,西医产科出现了革命性变革,无痛分娩、新法接生术等提高了西方妇女的卫生保健水平。20 世纪末,"女性与医学"的课题逐步受到西方医学界的重视。随着妇产科学的进步和助产专业化教育的发展,逐渐形成了现代产科服务模式,如陪伴式分娩、家庭一体化分娩、导乐分娩、自由体位式分娩等"人性化分娩"。这是产科倡导的健康新概念,也是科学的新型分娩方式,成为各国围生医学的发展方向。世界卫生组织欧洲区域妇幼健康部主任 Marsden Wagner 在 2001 年指出,如果以人性化的服务标准来看,目前的助产工作模式可分为三类:一是人性化的照顾,助产士有较高自主权且较少介入干预措施的"助产士主导"助产工作模式;二是过度医疗化、高技术,以医生为中心的"产科医生主导"助产工作模式;三是上述两种情况混合的模式。目前,国际助产模式主要为前两类。"助产士主导"助产工作模式将对增进人文关怀、提高自然分娩率、降低剖宫产率具有重要意义,也是助产学发展的动力所在。

三、中国传统文化中的人文关怀思想

人文精神是中国传统文化的特征,中国文化的核心是人文精神。人文关怀精神在西周初期就已经初见端倪,到春秋后期逐渐形成。中国古代《周易》中最早出现"人文"一词,主要指与人相关的一切活动,尤其是关乎人类精神世界的活动,与道德活动尤为相关,并提出了仁、义、礼、智、信等规范,在处世立身方面规定诸如自强、知耻、明智、节制等要求,同时在远神近人、以人为本、追求真善等方面作出了警示。

(一)儒家的仁爱和关怀

中国传统的人文思想,实质上是一种人文主义的道德精神。这种人文道德精神是以儒家所倡言的"仁"和"仁爱"为核心理念,在具体形式上以礼乐教化为基本表征,其中"礼"更为中国传统人文精神的主要载体之一。"仁"和"仁爱"的思想,既为儒家乃至中国传统文化道德的核心要义,也为中国文化人文性的价值所在。儒家仁爱思想注重对生命的敬畏、对人的关爱、对自我品格的提升及人际关系的营造。儒家仁爱思想认为,"仁"是一个完整的人应具备的最基本的道德品质,和谐关系的建立首先需要仁者爱人,推己及人。儒家仁爱思想对医学从业者有三个方面的启示。

1. 敬畏生命,关爱患者 中国传统文化素有贵生之论,儒家的仁爱思想倡导"仁者无伤",体现出一种强烈的敬重生命的伦理情怀。《千金方》中亦有"人命至重,有贵千金,一方济之,德逾于此"的记述。这些论述都体现了视人的生命价值高于一切的思想。敬畏生命,是医学人文素养的核心与基石,作为助产人员就应像林巧稚先生所说的,守护生命者先应敬

畏生命。

2. **内仁外礼，尊重患者**　儒家的"仁"和"礼"是一个相连的整体，一个人如果没有仁爱之心，不可能达到"礼"的要求。作为医者，在工作中应明德修身，一方面不断完善自己内在修养；另一方面应注重学习礼仪、举止端庄、态度和蔼。不论患者的地位、贫富、病情如何，均以诚相待、平等施医。

3. **贵和尚中，相处适度**　只有中正适度才最利于事物的和谐发展。医务工作者在与服务对象相处的过程中可能产生冲突与矛盾，作为医者应积极汲取仁者爱人之道，协调矛盾，促进医患关系和谐发展。

（二）道家的泛爱和关怀

道家的主要思想是道法自然，主张无为而治、天人合一、返璞归真。核心思想可以概括成"自然"，倡导泛爱。泛爱是人的自然之爱，人有泛爱的本能，它是一种无条件的爱，是顺乎自然的爱。"上善若水，水善利万物而不争"，默默爱别人而不求回报。道家的泛爱对医学从业者有三个方面的启示。

1. **爱患者如爱自己**　作为医者，应时时刻刻以最大的热情去对待患者。对患者的痛苦感同身受，把服务好患者、减轻其痛苦、促使其康复作为使命谨记于心。

2. **付出不要求回报**　"不期然而然，莫之至而至"。应该把付出当作一种荣耀，所有的付出也都会自然而然地净化自己的心灵，提升自己的品格。

3. **尊重与顺应自然**　首先，道家强调"天人合一""道法自然"。在天人关系上，人文并非与天文隔绝而存，而是通过道德与其紧密相连。一方面，强调人不能做神或自然的奴隶，要保持人的主体性、独立性与能动性；另一方面，又主张在天人合一中顺从自然，顺从事物发展的本然规律与状态，强调人的行为与活动不违天时，应按照自然的规律与法则进行人类活动。其次，以中国的人文精神看待世间万物，就不会局限于物用多寡的贪恋上，而是更注重在厚用万物时将道德价值作为优先性考虑，从而免于对物用的单纯索取。当下助产领域中倡导的自然分娩，避免过度医疗干预，就是顺应了人类繁衍和妇女分娩的自然现象。

（三）墨家的兼爱和关怀

墨家以"兼爱"为其社会伦理思想的核心，提倡"兼以易别"，提出"兼相爱，交相利"，把兼爱与人们在物质利益方面的平等互利相联系。兼爱作为墨家的核心思想，其实质是提倡平等的博爱。"视人之国若视其国，视人之家若视其家，视人之身若视其身"。把别人看成自己，把别人的亲人看成自己的亲人；爱自己几分，爱别人也几分。一视同仁，人人平等，这就是"兼爱"。

墨家的兼爱思想对助产士而言，则是要求无差别地对待服务对象，无论她是身居高位还是穷困潦倒，都应一视同仁、倾注同样的爱心，最大限度地照料好产妇、婴儿和患者。

四、中国传统医学中的助产人文关怀

中医文化作为中国传统文化的重要组成部分，蕴含着丰富的人文底蕴，中医学秉持的"大医精诚""见彼苦恼，若己有之"的感同身受、"先发大慈恻隐之心"的同情心，彰显着中医的人文特色。

（一）中国稳婆与助产关怀

远古时期，女性多靠自己来完成分娩过程，被视作母性的本能。随着人类社会的发展，一部分有生育经验的妇女开始协助其他妇女处理分娩过程，且逐渐形成一种职业需求。"稳婆"即最早为宫廷或官府服役的接生婆,隐含稳定、顺利、母子平安等比较吉利的意义,为古代妇人常见的职业之一。汉代称"乳医",宋代称为"蓐母""产媪""坐婆",明代则多称为"稳婆""老娘",江淮民间亦称为"收生婆""接生婆"等,其名称不一,不可谓不多。

在我国,助产专业化最初形成于东汉时期,即乳医,履行看产之职。唐宋时期,稳婆职业的兴盛与中国传统伦理观念关系密切。当时人们选择稳婆,既要求良好的体质,还要求有良好的容貌。尽管"稳婆"大都没有专业医学知识,但稳婆已是有广泛社会需求、趋向职业化的群体,稳婆稳重与大胆、谨慎与精明的职业素质在那时已初见端倪,也就有了我国助产士的萌芽。

(二)传统医学中助产关怀的经典记载

有很多经典著作记载了助产与人文关怀的理念与经验。东汉时期张仲景撰写的《金匮要略》中有"妇人妊娠""妇人产后"和"妇人杂病"三篇,且在《金匮要略·妇人杂病脉证并治》谈及妇人杂病的病机时说:"奄忽眩冒,状如厥癫,或有忧惨,悲伤多嗔,此皆带下,非有鬼神。"承认女性疾病的客观存在,体现了对女性的重视。宋代杨子建所著《十产论》中较详细地论述了各种难产的病因、症状和助产方法。如"四曰冻产。天气寒冷,产母血气凝滞,难以速生,则衣服宜厚,产室宜暖,下衣更宜温厚,庶儿易生。更不宜火气太热,恐致血晕。"交代了在寒冷天气接产时需对生产环境有关怀要求。清代傅山在《傅青主女科·产后诸证治法·血晕》中说:"又儿生时,合家不可喜子而慢母,产母不可顾子忘倦……慎之、慎之。"这里提到女性生产后,家人因为孩子而忽视了母亲,可能导致产妇血晕的情况,体现了对女性的尊重与关怀。同时,其在《产后总论》篇中也提到:"凡付生死之重寄,须着意于极危;欲求俯仰之无亏,用存心于爱物。"患者将宝贵的生命寄托于医生的手中,身为医者,定以患者之急为急,存爱人之心,救人于危难。

(三)孙思邈的助产关怀思想

唐代大医学家孙思邈可谓是一个践行人文关怀的典范,其著名著作《备急千金要方》中写道:"人命至重,有贵千金,一方济之,德逾于此。"要求医家"志存救济","凡太医治病,必当安神定志,无欲无求,先发大慈恻隐之心,誓愿普救含灵之苦。若有疾厄来求救者,不得问其贵贱贫富,长幼妍蚩,怨亲善友,华夷愚智,普同一等"。

孙思邈将"妇人方"三卷列于《备急千金要方》卷首,并在该书《序例》中说"先妇人、小儿,而后丈夫……则是崇本之义也",足见他对妇女的重视和思想的先进性。他在如何保证妇女围生期健康中记录了很多关怀照护的经验。例如孙思邈非常重视胎教,他认为孕妇的言行举止会影响胎儿的发育,孕妇需注意自身树立楷模的作用,"割不正不食,席不正不坐",指出妊娠后孕妇的行为举止要文明、端庄、大方;他还指出孕妇的表现及其耳濡目染对胎儿有直接影响,即"是谓外象而内感者也";认为生育是妇女生命中的首要任务,在妊娠3个月时可以通过观猛兽宝物、见贤德之人、观礼乐、颂诗书、弹琴瑟等具有调养性情的活动培养孩子的禀质,提示妇女安身养胎。他认为生产时的环境和心理会影响产程,处理不当甚至会造成难产。他还认为产后妇女元气大伤,应细致地护理和滋养。在《备急千金要方》中,孙思邈对"产育"期间的护理,作了详尽的阐释。他在《备急千金要方·产难》中指出,"凡欲产时,特忌多人瞻视,惟惟三二人在旁,待总产讫,乃可告语诸人也;若人众看之,无不难产耳""凡产妇第一不得匆匆忙怕,旁人极须稳审,皆不得预缓预急及忧悒"。最为难得的是,孙思邈还指出"儿出讫,一切人及母,皆忌问是男是女"。他注意到在男尊女卑、重男轻女的封建社会,生女孩或旁人议论皆可影响产妇的情绪。

总之,中国传统医学是以"大医精诚"为核心,强调医德、仁爱理念。行医理念可概括为仁者为怀,赤诚救世;平等博爱,一视同仁;精勤不倦,审慎严谨;不贪名利,作风正派;尊重患者,诊治礼貌。作为医者应学习与传承中国传统人文精神,有"仁心",行"仁术",做"仁医",成为医学人文关怀的示范者。

第二节 助产人文关怀的内涵与特征

助产士所从事的是与分娩相关的专业活动,包括正常接产等一系列助产技术的应用,所要照护的是孕产妇及其胎婴儿的健康与安全。因此,助产专业的内涵和服务对象特殊性显示了助产人文关怀的专业性。助产人文关怀是助产士的关爱之心对服务对象个性化经历感同身受的态度、情感、行为的融合。

一、人文关怀的相关概念

人文关怀是一个普遍性概念,是护理学的本质,也是助产学的重点。不同学者对人文关怀概念的理解,可谓仁者见仁、智者见智,但核心思想已达成共识:人文关怀是一种态度,人文是关怀的特征,关怀是人文精神的实践和体现。

(一)人文与人文精神

1. **人文** 人文指人类社会的各种文化现象,是人类文化中的先进和核心部分,是一种思想、一种观念、一种规范、一种艺术,其核心是"人"。人文的内涵包括:①人性、人本,通过相关文化教育,达到人类自身理想价值的追求;②人情、人道,对人性价值、尊严的认可,即以人为本,关心人,爱护人,尊重人。因此可将"人文"界定为通过知识传授、能力培养以及社会实践,使人内化为生命整体和谐的理想人格或实现自身先进的价值观念。

2. **人文精神** 人文精神指一种注重人的发展与完善,强调人的价值和需要,关注生存意义,并且在现实生活中努力实践这种价值、需要和意义的精神,是对自我成为生命整体和谐的理想人格,或获得理想人性价值观念的永恒追求。它在历史中形成和发展,由人类优秀文化积淀凝聚而成的精神,是一种于主体内在的精神品格。

(二)人文关怀

人文关怀是一个哲学范畴的概念,又称人性关怀。人文关怀由英文"humanistic care"翻译而来,其中"humanistic"通常可译为"人文主义的""人道主义的""人本主义的"等。人文关怀是一种态度,其实质是人文精神的体现,也就是对于人和人类社会相关的一切事物表示关注的精神,包含对人的生存状况的关注、对人的尊严与符合人性生活条件的肯定,和对人类解放与自由追求的关怀。其特征是具有人文学科的文化知识、具有"人权平等、人格尊重、人性自由、人情博爱"的人文或人道主义思想。人文关怀的核心在于肯定人性的合理需求,关心人的生存发展,保护人的权利尊严,主张人的个性解放,注重人的全面发展,确立以人为本的价值观等。人文关怀的目标宗旨是促进个体达到身体、心理、精神层面的最高和谐境界,从而实现自我学习、自我尊重、自我照护和自我康复,同时容许个体存在差异。

(三)"大健康"人文

医学模式经历了从以疾病为中心、以患者为中心,到以健康为中心的演变过程,并产生"大健康"人文的概念,即对人的健康境域和生命过程优化中的影响因素,给予个体或群体全方位、全流程、全要素的健康促进和突显人性的关怀。目前的健康人文呈现多元化和全球化的特点,并提出了具有新内涵的"全人、全面、全程、全时、全方位"的"五全"理念。

1. **全人** 全人指全球人所应当具有的基本的健康素养。不仅要关注全球范围内健康受到威胁的个体,还要关注潜在健康风险的人群,乃至健康人群。

2. **全面** 着眼点在于健康全要素,包括人的身体、心理、社会等。在维护人人都可关注到的生理健康的同时,对容易忽视的心理健康、社会适应能力、行为道德等也应给予足够的重视。

3. **全程** 全程就是针对从出生到死亡的整个生命周期中,不同阶段、不同特点所提供的连续性、针对性的服务。

4. **全时** 全时即强调以健康为中心,随时随地践行无微不至的关怀。

5. **全方位** 针对影响全球健康的环境、医疗、行为等主要因素采取全面的干预行动,有针对性地进行健康素养的提升和健康关怀,从而提高全球健康水平。

(四)医学人文与助产人文

1. **医学人文** 医学人文指医学人文精神、医学人文关怀、医学人文学科。医学人文发展经历了三次浪潮:20世纪60年代以前为第一次浪潮,医学人文从静水流深到涟漪漾起,以博雅之学为代表的有限的分散的医学人文呈现为特征;20世纪60年代至80年代为第二次浪潮,以生命伦理学为特征;20世纪80年代至今为第三次浪潮,以医学人文浪潮的全球化为特征。三次浪潮的递进表明了医学人文学从倡导博雅之学到关注生命伦理运动,进一步发展到有叙事医学、健康人文等特征,进而呈现出全球化、多元化的发展趋势。

2. **助产人文** 助产人文属于医学人文的一个分支。助产人文的核心是以文化人,载体是关怀照护,价值是以人为本。具体来说,主要有三种基本含义:①人文精神,即强调理解人、关心人、尊重人、理解生命、敬畏生命、关爱生命,通过一系列助产关爱行为彰显人文精神;②助产人文学科,即研究与探寻助产本质特征的人文学科,通过学科内容构建关爱本质,是以哲学、伦理学、心理学、社会学、历史学、艺术学等人文学科的视角和观点来诠释健康、疾病、生育与照护的关系,是研究助产的本质、目的、价值、专业精神及其如何在助产照护服务中体现人文关怀与彰显人文精神的一门学科;③助产人文关怀,是专业性照护行为,是建立在自然关怀经验基础上的情感升华,在照护中传递人文关怀,展示关爱的本质。

【知识拓展】

道德健康观

《黄帝内经》深入阐述道德健康的作用,认为道德健康可以促进身体健康。"是以嗜欲不能劳其目,淫邪不能惑其心,愚智贤不肖不惧于物,故合于道。所以能年皆度百岁而动作不衰者,以其德全不危也。"《黄帝内经》里所说的"德"就是道德、品德,"德全"就是德行完备,"德全不危"即德行完备就能抵御各种不良嗜好,身体就不会受到伤害。

二、助产学的核心概念

助产学的内涵包含着助产学的核心概念,即"人、环境、健康、助产以及助产士的自我认知"。助产人文关怀是人文关怀与助产学内涵的有机整合,所以需要进一步了解助产学的核心概念。

(一)人

人是生理、心理、社会和人文多个层面的统一和谐整体,具有主体性、开放性、融合性和人文性特征。马克思指出:"人的本质并不是单个人所固有的抽象物,在其现实性上,它是一切社会关系的总和。"人作为一个开放系统,与周围环境持续不断地发生互动,交换物质、能量与信息。每个人都是一个独特的个体,具有思考、判断、选择及适应的能力。助产核心概念中的"人"主要是指孕产妇和胎婴儿,也可延伸至其家属和社区,是助产学最为关注的范畴。这个"人"的概念范式所反映的是生物 - 心理 - 社会全人护理的"大健康"思维模式,是反映以人为本的健康需求,也折射出助产人文关怀的温度。

(二)环境

环境泛指影响机体健康、生命与发展的所有因素的总和,分为内环境和外环境。人的内环境主要指机体组织细胞的生存代谢环境。人的外环境是指以人为中心的生存环境,即自然环境和社会环境。其中,自然环境由生物环境、物理环境、化学环境等组成;社会环境包括经济基础、劳动条件、生活方式、人际关系、文化精神、文化信仰、社会制度、安全保障等各方面。助产照护范式下的环境一般指环绕人体内、外部的物理、人文、社会和生态等环境,人在与环境互动的过程中确立自我角色与行为方式,并与他人及环境保持协调一致。人与环境维持着动态的平衡状态,两者相互作用、相互依存。因此,助产士需要关注环境对于孕产妇和胎婴儿及其家庭的影响作用,为孕产妇提供有助于生育和健康的环境。

(三)健康

WHO 指出:"健康不仅指没有疾病或虚弱,而且包括个体在身体、精神和社会适应等方面都处于良好的状态。"也就是说,健康是多维概念,即健康是一种整体和谐状态,指个体在躯体、心理、社会功能和道德品质方面处于完美、稳定的状态。健康是动态概念,即健康是一个动态、持续变化的过程,只有人体与外界环境维持相对动态平衡,才能保持正常的生命活动。健康具有文化属性,中国传统文化强调健康是中庸适度、自然平和、尤其是心灵平和与安然宁静。健康是人文关怀的终极目标。助产士应考虑如何为个体维持健康提供支持,同时也要认识到,个体具有维持自己生命、健康及幸福的能力。生育是正常的生理过程,助产服务的核心就是促进服务对象的健康和幸福。

(四)助产

助产是健康科学中一门独立的学科,是真善美的艺术,具有科学性、人文性、实效性的特质。助产士在促进孕产妇及其家庭健康、提供预防措施和协助自我角色发展中起到重要的作用,是促进正常分娩、保障母婴安康的重要角色。其核心理念是以"妇女为中心",视妊娠分娩为正常的生理过程,相信妇女具有正常分娩的能力,尊重妇女的尊严和自主权,在生育过程中为妇女提供连续性、整体性、个体化的支持、照护和咨询。助产士通过不断地专业教育、科学研究、实证支持等方法,来保障高质量的助产服务,适应和满足不断发展的社会需求。

(五)助产士的自我认知

自我认知是指助产士所具有的个人信念和立场、专业知识、自身经验以及源于生活的价值观和态度的整合。自我认知和以上几个核心概念相互影响、互为支撑,对助产士在助产实践中的态度和行为起着重要的作用。

三、助产人文关怀的特征

助产与护理一样,除了服务对象比较特殊,其关怀照护是"助产"最初也是亘古不变的精髓。在助产关怀照护行为中,主要以助产人文性、关怀情感性、专业胜任性、关系互动性、整体协调性、照护意愿性、情境多元性、社会责任性等为表现特征。助产人文关怀的内涵与特征也因时代的变迁、文化的丰富、人类需求的变化、医学的发展而得到不断充实。

(一)助产人文性

人文性特征决定助产护理不应是照护机器人式的单纯技术帮助,而应该是充满人文情感的关怀互动,关注生命尊严,注重精神追求,促进以人为本的全面发展。人文性揭示和反映助产护理的本质特征。助产人文性的特征揭示了助产照护评价的多元性,既要用实用性、有效性、科学性标准考量,更要用人性化、个性化、人文化标准来衡量。

(二)关怀情感性

情感是助产士关怀情愫的一种自然流露和真切表达。情感源于人类对自身命运的深切关怀、亲力亲为的独特体验和独立思考的体认,是在世界观、人生观、价值观影响下所表现出的对自己和对别人的态度。人文关怀是一种助人助己的直觉,是一种油然而生推己及人的情感,是一种关心他人超越自我的心境,是一种发自内心的爱心、耐心、细心和责任心。助产实践中的人文情怀是人性的自然情感,是人类最原始的悲悯心的情感升华,是以专业性人文照护彰显助产人文关怀的本质。

(三)专业胜任性

关怀是一种实践活动,即帮助和照护,一种有目的的照护行为,是助产士对服务对象个性化的经历感同身受的态度、情感、行为的融合。助产人文关怀需要有专业胜任力,尤其是关怀胜任力。关怀胜任力主要包括人文关怀理念、人文关怀知识、人文关怀能力、人文关怀感知,并通过教育与实践不断提升助产关怀品质。

(四)关系互动性

助产人文关怀是协调人际的专业性人文照护,其价值实现必须通过人际互动来表达。助产服务以与妇女建立伙伴关系的方式进行,妇女在围生期间,需经历从家庭、社区到医院的过程,涉及孕产妇及其家庭成员、医护人员以及分娩协助者(如导乐人员、分娩陪伴者等)的合作。助产士在这些合作互动中应建立良好的人际关系,并在这些关系中起到协调和指导作用,以传递人文关怀,保证人文关怀连续性。

(五)整体协调性

助产服务是整体的、连续的,是以对妇女的生理、心理、情绪、社会、精神、文化方面的了解为基础的整体照护。孕产妇是脆弱的,又不得不赤诚地把自己托付给助产士,因此应高度关注孕产妇的感受,保护和提高妇女的健康状态、尊严和社会地位,为其应对妊娠分娩过程建立自信心。

(六)照护意愿性

自然分娩是妇女与生俱来的天赋能力,产妇是分娩过程的主角和中心,由她主导整个生产过程,而医护人员、助产士、家庭人员等则是协助的角色。因此,助产照护是一种个性化、连续性、非主观式的服务,妇女在充分的知情下有自己的决策权,应该尊重孕产妇,避免不适宜的分娩价值观以及医疗介入,且母婴护理应基于良好的科学证据。

(七)情境多元性

助产士的关怀特点具有文化敏感性,与民族文化、宗教信仰、地域习俗等密切相关,应掌握不同孕产妇的文化价值观与活动方式,尊重种族和文化差异,提供合乎文化背景所需的对孕产妇和家庭都有益处的关怀表达方式、解释方式与处理方式,遵循公平和维护尊严的伦理原则。总之,对文化因素的理解是助产士为孕产妇提供人文关怀帮助的基础,也是助产士具备专业素质的基本条件。

(八)社会责任性

助产涉及母婴两个生命,是关系到家庭和谐幸福和民族人口素质的大事。助产服务质量的好坏直接影响孕产妇死亡率、新生儿死亡率、剖宫产率等。助产服务在促进、保护和支持妇女的人权以及性生殖健康权利方面也发挥了重要作用,是衡量一个国家的健康水平和综合国力的象征,因此助产具有鲜明的社会责任性。

第三节 助产人文关怀的教育策略和方法

助产人文关怀实质是一种"道德关怀",是建立在一般社会道德基础之上的,助产士对人的生命价值、人格和权利的尊重,体现在对服务对象和助产事业的热爱。因此,人文关怀教育就是一种德育教育,是助产人才培养中最重要的内容,关系到人才素养和助产护理服务质量,关系到助产事业的发展,关系到健康中国的建设。

培养人文关怀品质的关键在于内化。内化过程包含模仿榜样、审美、体验、感悟、价值认同、实践六个环节。关怀技能的学习,需要在实践中累积经验;关怀特质的养成,需要长时间的熏陶与内化。因此,助产人文关怀的教学需要特殊的教学方法和策略。期望通过正式、非正式及潜在课程的设计,将关怀照护理念融入课程中,引导学生发展关怀情意,培养关怀人格,将关怀内化为生活工作态度,进而能对照护对象展现关怀照护行为。

助产人文关怀主要的教学方法包括榜样启迪法、审美教育法、体验反思法、感悟引导法、自我期许法、叙事教育法、团队活动法、环境营造法等。

一、榜样启迪法

榜样启迪法,主要是学生通过对角色模范的观察、评判与模仿来学习关怀照护行为。模范对象往往是师长、医护人员或同学、业内名人等,对其正向关怀行为加以模仿。实施方法有分享关怀经验、临床观察学习、建立关怀型关系、学习典型榜样人物。

榜样启迪法中教师的模范作用很重要,强调"身教胜于言传",教师在与学生的交往过程中,应从内心深处关心和尊重学生,满足学生平等、尊重、合作的需要,只有这样,学生才会产生道德的愉悦感和自尊自重。临床教师应积极营造人文关怀的观察学习氛围,在临床展示人文关怀的角色榜样,引导学生通过观察对孕产妇的照顾行为,使学生在耳濡目染、潜移默化中习得人文关怀的态度和行为。

二、审美教育法

在人文关怀教学中,内化学生人文关怀品质的审美环节,主要可通过创设人文关怀的审美情境和对教学内容进行审美改造。将抽象的、深奥的人文关怀理念、知识、能力和感知等要素融入动听的音乐、美丽的图画、感人的故事或精彩的电影对白中,使学生喜闻乐见,并且在欣赏的过程中自然地从心底里萌生出关爱他人的美好情愫,以达到道德品质内化的精神自由状态。审美教育法主要表现在仪表美、内容美、形式美三个方面。教师体现出良好的仪表仪态美,还要不断丰富自己的内心世界,内心充满"关爱""同情""感恩"的美好情感。挖掘和改造专业课程中的科学美、技术美等"美"的元素,通过美的形式将美与教学内容自然地糅合在一起,并对美学文化的鉴赏转化成一个审美、赏美的过程。

三、体验反思法

在人文关怀教学中,注重引导学生亲身体验人文关怀的情境和事件,从他人的故事和经历中感悟人文关怀情愫,从身边的点滴小事中体验人生百态、珍惜生命健康及关爱他人,从而激发学生的人文关怀情感,引导人文关怀感悟和行为意识。

在体验的过程中,学生的多种感官得以调动,可通过模拟教学、角色扮演的体验活动,不断进行主观内省,反思人文关怀的内涵、意义以及如何实施人文关怀等。教师与学生可针对关怀的主题,运用反思的步骤,回顾自己的经验,叙述事件的经过,分析其意义,检讨自己的观念或行为,进而尝试新的做法,形成人文关怀的价值观(图1-1)。

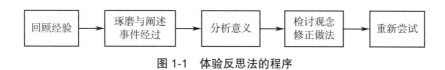

图 1-1 体验反思法的程序

四、感悟引导法

感悟引导法是一种感性和理性交互渗透的思维活动,是心理感悟和教学活动相互作用的方法。在教学过程中,教师应拥有敏锐的视角和易感的心灵,善于挖掘课程内容的人文元素,在教学互动中需用平等的对话精神,引导学生生成人文关怀感悟。

感悟引导包括三个环节:推演情境之前,将学生导入特殊的审美角色或体验角色,具体方法包括导语启发、榜样示范;推演情境之中,指导学生在审美和体验的同时思考人文关怀问题,感悟人文关怀的真谛;推演情境之后,利用多种教育心理学的方法,如头脑风暴法、小组讨论法等,组织学生诉说感受,分享彼此的经验,悟出其中道理,最后由教师进行总结点拨。

五、自我期许法

自我期许法,主要是通过制订职业生涯规划、举办职业生涯规划大赛,鼓励个人设定职业生涯规划的目标,熟悉助产专业的知识、素质、能力要求,树立学习榜样,引导学生建立正确的专业价值观,增强助产的职业认同感,不断自我激励,不断追求成长,为实现个人的发展提供长远的规划。

六、叙事教育法

叙事教育法,是通过叙述、解释和重构教育者和学生的故事、经历,达到教育目的,注重人的生活经历,是一种具有医学专业特色的教学方法。叙事教育应用形式多种多样,如讲故事、读文学作品、欣赏艺术作品、看电影、叙述实践反思和记录反思日记等。此法可以帮助学生探究人类内心世界的真实情感、需要与价值观,深刻领会他人所经受的痛苦,触发移情,唤醒人文关怀情感,自然地表达人文关怀。如运用现象学的方法描述孕产妇的生活经历、妊娠和分娩经历,了解她们的观点、感受和想法,从而促使助产士为孕产妇提供更好的人性照护。

七、团队活动法

组成团队,通过团队成员的互动,建立友好关系,彼此分享经验,体验合作快乐,展现对关怀的理解,逐渐形成关怀型团队。教学形式有课堂小组讨论、关怀体验活动、课前关爱教学活动、操作技能合作练习、课外实践活动等,依据设定的关怀主题,彼此分享经验,专注倾听,学习接纳、同理、信任与尊重。

八、环境营造法

人文关怀的教学环境是隐性课程的一部分,它对学生的作用和影响不可忽视。教学环境包括人际环境、校园环境、课堂教学环境、实践环境等,主要体现在人际关系形态的建立、师生互动空间与形式、学生活动空间与形式、情感体验的实践机会与平台、教师关怀的榜样作用等。让学生在充满人文的环境中受到熏陶,在人文环境与具体情境中去感知人文关怀。

【心灵驿站】

鱼说:你看不见我的泪水,因为我在水中。

水说:我能感觉到你的泪,因为你在我心中。

从心出发,就是关怀……

【学习小结】

本章学习小结见图 1-2。

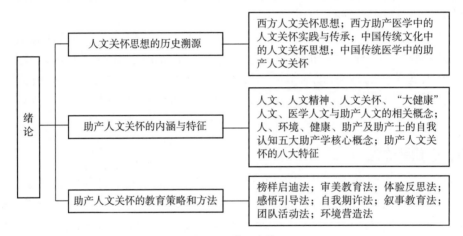

图 1-2　学习小结

【问题与讨论】

1. 你认为人文关怀在助产教育中重要吗? 为什么?

2. 你认为关怀照护行为是可以学习的吗? 为什么?

3. 你认为关怀的含义是什么? 请描述你付出或获得的关怀照护经验。

4. 关怀心和关怀行为,何者重要? 为什么?

5. 助产关怀照护与护理关怀照护的异同点是什么?

6. 关怀可能成为一种习惯吗? 为什么?

【教学活动】

1. 教师分享自身的关怀照护经验。

2. 学生分组讨论并分享关怀照护的意义。

3. 学生寻找助产领域关怀的故事和名人名言,并进行分析分享。

(何桂娟)

第二章

助产学专业的价值体系

【学习目的】

学习本章的目的在于明确助产学专业的核心价值观。在正确价值观的指导下,逐渐调节或形成良好的职业情感、职业态度和职业道德,提升自身的职业能力和职业素养,在今后的临床助产实践中,能做出理性而专业的价值判断。

【学习要点】

本章主要介绍价值观、价值体系的含义,社会文化对价值观的影响;助产专业价值体系的相关概念,助产职业态度的含义及影响因素,助产职业道德的特点、内容及要求,助产士职业能力的构成,以及助产士职业素养培养的目标与途径等内容。

【案例导入】

林芬,女,26 岁,职员,怀孕 39 周,医生建议自然分娩。受视频和媒体报道中的"痛不欲生"的分娩经历影响,林芬强烈要求剖宫产。从医院的经济效益来看,顺产耗时耗力,费用远低于剖宫产。我们的服务宗旨是"以母婴为中心"的人性化服务,致力于满足孕产妇的需求。那么,作为一名新入行的助产士,你将如何做出专业的价值判断? 林芬是否有权选择分娩方式? 你将如何应对她的诉求?

助产学是研究女性妊娠、分娩和产褥全过程的学科,它关乎母婴两代人的健康。高水平助产人才的培养是现代医学教育的重要内容。专业价值观的教育是优化助产人才职业素质的核心,它具有导向、凝聚、约束、激励等功能。助产专业的本质和核心价值观是关怀,实施人文关怀的关键是助产士能准确理解和发展专业价值观,从而在正确的价值观指导下,为母婴提供安全、人性化、符合伦理规范的助产照护。

第一节 价 值 体 系

人们在认识事物价值的基础上,逐渐形成自己对善恶美丑的价值衡量标准,从而构成不同的价值取向。个体对生活各领域的人、事、物的价值判断和排序,构成了独特的价值观体系。价值观和价值观体系是决定人的行为的心理基础。

一、价值观、价值体系的含义

(一) 价值观

价值观是基于人一定思维感官之上而作出的认知、理解、判断或抉择,也就是人认定事物、辨定是非的一种思维或取向,从而体现出人、事、物一定的价值或作用。价值观的深层意义在于,它是对人的思想以及行为的根据、尺度、标准的哲学反思。价值观影响着人们生命和生活的各个方面,决定人们的应变水平,决定人们如何做、沿着什么方向前进。助产士践行人文关怀的关键是正确理解专业的价值观及其对助产实践的影响。

个体的价值观反映了个体的认知、需求和对社会的影响,以及与其他重要人物的人际关系。不同的人、社会、民族有不同的价值观。在助产服务过程中,每位孕产妇都有其特殊的价值观念和看法,因此她们对于生育过程的期望和抉择就有所不同。比如,在分娩方式的选择上,有的产妇认为自然分娩是人类繁衍后代的正常生理现象,也是女性的一种本能,是瓜熟蒂落、水到渠成的事情;有的则倾向于剖宫产,以避免分娩过程中剧烈宫缩带来的肉体痛苦和精神紧张。

(二)价值体系

完整的价值体系由生活各个领域的多种价值观念所构成,体系内部的价值观念在价值方向和价值精神上是一致的。但是各个价值观念在价值体系中的地位并不等同,有些价值观念处于主导的地位,有些价值观念处于从属的地位。个体根据个人的价值观念来思考、选择、探索、行动。在价值体系中处于主导地位的核心价值观决定着整个价值体系的基本特征和基本方向,统率着其他处于从属地位的价值观念。价值观中最有代表性的是人生观、行为观、人际观、时间观、人对自然的控制观和健康观等。

助产士本人也会有多种价值观念,助产士要意识到自己的价值观念体系可能会影响对孕产妇的照护。例如,助产士都深知纯母乳喂养的优点,当遇到混合喂养或奶粉喂养的妈妈,有时会产生偏见,认为对方不负责任,不够爱孩子,甚至对妈妈进行道德指责;而有些助产士则会耐心询问原因,如有无乳头混淆、乳头皲裂、乳腺炎等情况,利用专业技能帮助产妇解决问题,也能宽容地看待妈妈做出最适合自己和宝宝的选择。此外,助产士如果注重家庭和同伴支持对孕期保健的影响,会积极设计与推广以家庭为中心的群组式孕期保健模式。因此,价值观念对我们所有人都很重要,它们是满意的来源,也是冲突的出处。对价值观念体系的理解有助于助产士进行合理的照护,在临床实践中助产士要学会识别价值观的作用并加以运用。

二、社会文化对价值观的影响

人们的受教育程度、经济水平、精神和文化背景是因人而异的,而价值观正是在这样的社会条件下形成的。在大的文化条件下,可能还有小的群体和小的文化,它们的价值观与主要群体的价值观可能完全不同。人们乐意接受他们熟悉的习惯、行为、礼仪方式和态度,或者他们成长地的各种文化价值观。对于助产专业来说也是如此。为了进行有效的照护,助产士应尽力去理解文化对价值观的影响。如在孕期保健、分娩方式、产褥期照护等方面,专业助产士的价值观念可能会与孕产妇及其家庭成员不同。然而,助产士应意识到文化常规并不是"对"与"错"之分,而是"意义"的表达,助产士应理解隐藏在特殊文化中健康习惯的意义和价值。

第二节　助产专业价值体系

助产专业价值体系是助产实践的基础,指导助产士的决策和行为,引导助产士与孕产妇、同事、其他专业人员和公众之间的互动,是助产士提供高质量助产服务的基石。助产专业价值观通过学习、训练而内化为职业行为守则,具体表现为职业情感、职业态度、职业道德和职业能力。

一、职业情感、职业态度、职业道德、职业能力的概念

(一)职业情感

职业情感是指人们对自己所从事的职业应具有的稳定的态度和体验,即个体对所从事的某项职业的心理感受、体验,并通过一定形式的情感外在显现,是职业素养和职业道德的重要内容之一。一般分为积极的职业情感和消极的职业情感。

1. 积极的职业情感　个体对自身职业的积极情感是从社会意义角度去认识的,表现为热爱自己的职业,以满腔的热情投入工作,工作中表现出积极向上的品质,不计较得失,从工作中体验到较高的成就感。积极的职业情感形成积极的职业态度,有利于稳定专业思想、激发人的潜能和促进职业能力的发展。

2. 消极的职业情感　对工作怀有消极的情感表现为对从事的职业不满意,把工作仅仅当作谋生的手段,缺乏工作干劲和热情,过多考虑个人得失,得过且过。消极的职业情感,让人从感情上抵触从事的职业,降低工作效率,不利于职业素养的提高,同时会感染和影响其他同行的职业情绪。

(二)职业态度

职业态度指个体选择职业的态度,包括选择方法、工作取向、独立决策能力与选择过程的内容。心理学研究认为,在一定条件下,态度是导致行为的原因:态度决定了人们的行为,态度可以预示行为的结果。如何了解态度对人们的作用,如何诠释态度的正面含义,如何在助产实践中运用好态度的作用,都是需要我们去关注的问题。

(三)职业道德

职业道德就是与人们的职业活动紧密联系的符合职业特点所要求的道德准则、道德情操与道德品质的总和,它既是对本职人员在职业活动中行为的要求,同时又是职业所承担的社会道德责任与义务。它涵盖了职业观念、职业情感、职业理想、职业技能、职业良心、职业作风、职业态度等内容。西方学者把职业道德界定为信仰、价值观和原则,它们指导个体在其工作环境中的实践,理解自身的工作权利、职业,并采取相应行动的方式。它是社会道德体系的重要组成部分,一方面具有社会道德的一般作用,另一方面又具有协调人与人之间的关系、行业与行业之间联系的作用。

职业道德具有四个特点:①在内容上,职业道德表达了职业义务、职业责任和职业行为的道德规范,具有稳定性;②在形式上,采用制度、规章、守则、条例、公约等方式表达,具有多样性;③在功效上,职业道德与社会的道德原则和规范、个人的道德品质等相关,具有适用性;④在范围上,职业道德用以调节从事本职业人员的行为情感,具有行业性。

(四)职业能力

职业能力是个体将所学的知识、技能和态度在特定的职业活动或情境中进行类化迁移、整合所形成的能完成一定职业任务的能力。人的能力类型是有差异的,即人的能力发展方向存在差异。每个人都有自己的优势和劣势,在职业选择时应充分发挥自身的优势能力,注意能力类型与职业相匹配,还应注意能力水平要与职业层次基本一致。对一种职业来说,由于所承担的责任不同,又可分为不同层次,不同层次对人的能力有不同的要求。另外,在职

业选择中,同时要考虑三个匹配,即性格与职业匹配、兴趣与职业匹配、自身能力与职业匹配。职业只有得到了这三个匹配,个体才能得到很好的发展。每一种职业,都有其自身的特点,这就要求适合的人来做好这项工作。

二、助产职业态度的含义及影响因素

助产职业态度就是指助产士对助产职业的认知、情感以及决定自己职业行为倾向的心理状态,包括认知、情感和行为成分。认知成分体现在助产士对助产专业的目的、意义及作用的看法,对助产工作的理解、信念和拥有的助产及相关学科的知识;情感成分侧重于工作中的情绪状态和情感体验;行为成分是指助产士对助产工作的行为反应或倾向。

影响职业态度的因素主要包括自我、职业、家庭和社会四大方面。

1. **自我因素**　包括个人的兴趣、能力、抱负、价值观、自我期望等。自我因素与职业发展过程有相当密切的关系,个人应对自我的各种因素有深入的认识,明确自我因素(兴趣、能力、职业期望等)与职业选择之间的联系。助产士应培养良好的职业兴趣,树立正确的职业价值观,提高对助产事业的热爱。

2. **职业因素**　包括职业的薪水待遇、工作环境、晋升机会、教育机会等。就理想而言,兴趣、期望、抱负应该是个人选择职业的主要依据,但事实上,还必须同时兼顾自我能力,以及外在和现实的各种因素。助产士应充分了解工作的专业性、重要性和职业发展前景,提升对职业的认同。

3. **家庭因素**　包括家庭经济状况、父母期望、家庭背景、家庭成员对职业的认同等因素,其中家人支持是助产士形成积极职业态度的重要保证。只有合理安排好工作与生活的关系,解除后顾之忧,才能更好地投入到临床工作中去。

4. **社会因素**　包括同事关系、社会地位、社会期望等因素。在职业发展的过程中,个体的最终目标是在其职业领域能实现自身价值,而助产士工作最大的成就便是得到孕产妇及其家庭的认同与理解。

职业态度是一个综合的概念,包括一个人的求职动机、自我的职业定位、职业认同、职业忠诚,以及认真自觉工作进而达成工作目标的态度和责任心。态度决定人的行为,没有好的态度,也就没有忠诚、敬业、服从、奉献、责任感和职业精神。

三、助产职业道德的特点、内容及要求

助产职业道德是助产士在助产实践中应遵循的用以调节人与人之间、人与集体之间、人与社会之间关系的行为准则和规范,以及在此基础上表现出来的观念意识和行为品质。助产职业道德是建立在一般社会道德基础上,体现助产专业的性质、任务和特点,用于规范助产士行为和思想的职业道德标准。它是助产士在助产实践中进行自我约束,指导自我言行,调整与他人、集体和社会关系,评价自己和他人在从事助产工作中善恶荣辱的道德标准。

(一)助产职业道德的特点

助产士的专业能力关系着母婴的安危,因此助产士需要同时具备临床产科和护理学科的知识和技能。随着人们对优生优育的倡导和需求,助产工作已逐步向科学化与现代化方向发展。在广度上,助产工作的内容和范畴从医院延伸至家庭、社区,助产士职责扩大至产前和产后护理、计划生育、父母教育以及妇女保健领域,其知识、技术更趋向先进的、全面的、专业化发展。由于助产工作内涵和外延的扩大以及服务对象和任务的特殊性,助产职业道

德具有以下几个方面的特点。

1. **服务性和广泛性** 助产学是为母婴健康服务的专业,具有很强的服务性。助产实践中,助产士面对的是孕产妇、胎儿、新生儿及其家庭其他成员,需要提供孕前、妊娠、分娩期间及产后所需的健康指导和照护。在执行每项助产操作和项目时,必须以医学、科学理论为指导,严格执行操作规程,认真做好查对,做到准确、及时、安全、无误。在服务一些特殊孕产妇时,更应自觉地履行助产职业道德要求,以高度的责任心、细心和耐心服务好孕产妇。助产工作中,助产士与医院其他工作者联系密切,同时与孕产妇家属、社会也有广泛的接触。工作中丰富的沟通联系渠道,决定了助产工作的多样性和广泛性,在协调各种关系时,助产士的道德水平起着重要作用。助产职业道德应贯穿于助产实践、预防保健、健康咨询等各项工作中,在促进自然分娩、保障母婴安全及构建和谐医患关系等方面担负重要责任,显现其社会价值。

2. **慎独性和灵活性** "慎独"在现代助产道德中具有重要的作用,是助产士实践的准则,是助产士必须具备的特殊品质和特殊要求。"慎独"的前提是坚定的信念和职业良心,是以自己的道德信念和对助产事业的忠诚为约束力。临床实践告诉我们:助产士对孕产妇的照护比医生更为直接也更为连续。这意味着助产士是职业道德的体现者,助产士的行动始终贯穿于对孕产妇的关怀照顾中。这种情况下,助产士只有具备了良好的"慎独"修养,才能保证行为选择的积极性、责任性和情感性。在工作中,助产士还应具有灵活性和主动性,尤其在一些特殊情况下,如危重症孕产妇的抢救、突发事件的应对、急诊处置,不能消极等待医生、等待医嘱,而应灵活、机智、果断采取措施,为挽救生命赢得时间。这是特殊情况下,对助产士的特殊道德要求。

3. **协作性和联系性** 助产服务面对的是各种各样的个体和复杂多样的状况,他们不仅孕产情况不同,而且年龄、职业、性格、爱好、家庭、宗教信仰、文化背景等都不尽相同。助产士要协调各种关系,加强与其他医学专业人员、后勤部门的配合和联系,发挥家属、社会各方面的作用,保障母婴安全。助产工作具有连续性和合作性的特点,团队协作精神是保证孕产妇安全、提升照护质量和提高工作效率的关键因素之一。如在危重症孕产妇抢救时,助产士不仅需要互相配合,完成输液、吸氧、标本采集、病情观察、抢救记录等各项工作,还应与手术、麻醉、检验、药房、后勤等部门相互协作,以保证抢救的成功。因此,助产工作中应以服务对象为中心,真诚团结,互相帮助,密切合作,恪守助产职业道德规范。

4. **科学性和进取性** 助产学是一门独立的学科,不仅有完整的理论体系,还有严格的操作规范。在整个助产服务过程中,助产士应针对不同的阶段、不同的个体提供个性化的服务,包括孕前健康咨询,正常妊娠期、分娩期和产褥期的管理,协助医生处理各类并发症和合并症等。在助产实践中,助产士应具备一丝不苟的科学作风,严格遵循操作规范。此外,随着现代科技的进步和医学科学的发展,新理论、新知识、新技术在助产领域不断得到充实和应用,这要求助产士本着对事业的热爱和忠诚,持续学习,勤奋钻研,不断进取。

(二)助产职业道德的内容

1. **敬业爱业** 敬业是一个人对自己所从事工作的态度,信仰自己的职业,崇拜自己的职业,忠于职守,尽职尽责。爱业,即乐业,就是指热爱自己的职业。助产士是迎接新生命的美丽使者,助产工作是琐碎而平凡的,但它也是科学与艺术高度结合的职业。每一次接产和每一项操作,都需要助产士以爱心去主动体察孕产妇的个性化需求,以敏锐的洞察力去预见和发现问题,以智慧和专业能力去解决问题,从而为母婴和家庭提供优质的助产服务,也为自身的聪明才智找到施展的舞台,不断增强对助产工作的热爱和成就感。

2. **诚实守信** 诚实,就是忠于事物的本来面貌,不隐瞒自己的真实思想,不掩饰自己的真实感情,不说谎,不做假,言行一致,表里如一。守信,就是讲信用,讲信誉,信守承诺,忠实于自己承担的义务。诚实守信是助产士重要的品德。助产士由于其工作的特殊性,常常需要独立完成工作,如产程评估、给药、整理医嘱等。这就要求每位助产士对自己高要求、高标准,诚信对待每位服务对象。

3. **关爱与同理心** 关爱,即关心、爱护。孕产妇从入院待产到产后出院,产程观察、疼痛管理、饮食照护、排泄护理、精神支持、产褥期护理等都离不开助产士的关心和照护。关爱体现在助产工作中的每一处细节,对孕产妇的关爱是助产职业本质的体现,它贯穿于助产的整个发展历程中。

同理心,又称为换位思考、神入、移情、共情,即透过对自己的认识,来认识他人。在与他人的交往中,站在对方的角度来思考和理解问题,体会对方的心情,感受对方的情感。同理心,重要的是要设身处地、将心比心、感同身受,这样就会理解对方的想法和做法,减少误会和冲突。同理心,能拉近助产士与孕产妇的距离;同理心,可以促使孕产妇更好地配合助产士的工作。这种换位思考方式,有利于建立良好的医患关系,提高服务质量。

4. **严谨细致与精业勤业** 严谨,形容态度严肃谨慎,言行周密而慎重;细致,细密精致;精业,是以一种精益求精的态度对待自己的工作,认真负责;勤业,是指任劳任怨、认真工作。

严谨、细致、精业、勤业,是一名助产士应具备的优良品德。严谨,需要助产士在工作中具有严谨的科学态度,严密的逻辑思维,缜密的工作计划,周到的助产服务措施。细致,需要助产士对待工作认真负责、谨慎细致、一丝不苟。精业,需要助产士在工作中精益求精,不断学习,获取新知识、新技术,在实践中不断创新、勇于探索。勤业,需要助产士勤奋工作,能做到手勤、脚勤、眼勤、口勤、耳勤"五勤"。助产士不仅要具有高尚的职业品质、较强的动手能力、敏捷的思维,更应具备严谨的作风、细腻的情感以及精业勤业的工作态度。

(三)助产职业道德的要求

1. **具有高度的责任心和奉献精神** 产科工作量大,床位周转快,分娩接产的时间不确定,产妇夜间临产的概率更大,助产士尤其是承担导乐服务的人员随时要准备投入工作,助产士还需要同时照顾产妇和新生儿。此外,产房职业暴露概率大。助产士在实施产妇和新生儿护理过程中,会不同程度接触到产妇的血液、羊水、呕吐物、尿液和粪便等。因此,助产士必须具备高度的责任心和全心全意的奉献精神。

2. **准确的判断力和敏捷的反应能力** 产科涉及两条生命,往往出现孕产妇、胎儿、新生儿病情变化快、情况急的状况,医疗监护抢救措施能否及时到位,关系到母婴的安危。孕产妇在妊娠和分娩过程中随时可能出现各种意外,如胎心减速、脐带脱垂、胎盘早剥、羊水栓塞、产后出血等,因此要求助产士具备良好的判断能力、敏捷的反应能力和娴熟的操作能力。

3. **情感真挚和具有同理心** 产妇在分娩过程中常伴有强烈的恐惧感和孤独感,希望得到生理支持和情感陪伴。此外,在产科工作中,时常会涉及孕产妇的生理和心理隐私,她们有时会拒绝检查和透露真实的病史。助产士应理解服务对象的感受,举止端庄温柔,严格遵守操作规程,以真挚的情感和同理心给予孕产妇精神安慰和细心照护。

四、助产士职业能力的构成

助产士的服务对象包括孕产妇、新生儿、家庭成员以及社区群体,助产士的工作不仅限于提供正常分娩技术,还提供孕前期、妊娠期及分娩前后的教育、咨询及心理支持,甚至延伸至妇女保健、生殖健康和儿童保健领域。在助产实践中,助产士应能综合运用临床医学、护理学、预防医学、伦理学及社会学等多学科知识,开展个体化的助产服务。产科急症多,孕产妇、胎儿和新生儿病情变化快,助产士需要与产科、儿科和麻醉科等医生合作,相互配合和支持,以促进母婴健康。助产士职业具有服务对象特殊、服务内容全面、技术操作强的特点。因此,要求助产士除了具有高尚的职业道德外,还必须具备良好的人文素养和人文关怀能力、扎实的专业知识和实践操作能力、人际沟通和团队合作能力、分析和解决问题的能力、科学思维和创新能力等。

（一）良好的人文素养和人文关怀能力

1. 良好的人文素养　助产士人文素养是指助产士应具备的人文精神、人文素质、人文关怀以及人文科学等方面的修养,是融合了人文科学的内容和方法所形成的生命观、价值观、道德观、科学精神、艺术精神和道德精神等。

助产人文素养是每位助产士除了专业素质以外的修养,包括:学风、学术道德、与他人交往中的人生哲学;对个体家庭、社会和工作的态度;个体的责任感和使命感;自身的心理健康、爱好、个性、办事风格和求知欲望;法律观念、科学素质和人文知识等。助产士良好的人文素养主要体现在以下几个方面:①伦理道德修养;②人际关系修养;③文学艺术修养;④文化修养;⑤理性思维修养;⑥礼仪修养;⑦语言文字修养。

2. 人文关怀能力　人文关怀能力是助产士秉承人性和道德,将获取的知识内化后,自觉服务于孕产妇的实际工作本领和才能,包括态度及情感支出、满足服务对象需要的实践行为等。人文关怀能力是助产士必须具备的职业能力,是能力结构中最重要的部分,对自身职业素质、助产服务质量等起着特殊而又重要的作用。

助产服务中人文关怀的内涵是以人为本,尊重人的价值,提供生理、心理、社会等全面的、连续的、个性化的服务模式,以提高孕产妇及家属的满意度,促进自然分娩。我国的助产人文关怀还需要进一步发展,着重关注对孕产妇的尊重、表达关爱、舒适护理、保障母婴安全等,在理解孕产妇文化背景、协调人际关系、满足个性需求等要素方面仍有待完善。

（二）扎实的专业知识和实践能力

助产职业能力应包含人文要素和技术综合要素。扎实的专业知识和实践操作能力是助产士从事助产职业活动的必备条件。国际助产士联盟(ICM)发布的2019版《助产士核心胜任力》标准中指出,助产士应具备四个方面的能力,包括:综合能力;孕前和产前护理能力;分娩期护理能力;对妇女和新生儿的延续性护理能力。在助产士核心胜任力的建设中,需要重视应变能力、自学能力、综合应用等能力的培养。

1. 良好的应变能力　目前医学的快速发展及严峻的医疗环境对助产工作的要求越来越高,助产士只有具备更高的业务素质及敏捷的应变能力,才能满足服务对象的需求。在临床助产实践中,常常会发生意想不到的情况或病情变化,助产士必须迅速作出反应,给予及时、正确的处置。如孕产妇发生各种并发症时,助产士应通过细致的观察、分析和判断,以娴熟的知识技能,冷静而果断地给予救护。助产士良好的应变能力在临床工作中至关重要。应变能力是一种综合能力,是各种能力的集中表现,包括敏锐的观察力、快速的反应能力、准确的判断力等。

2. 自主学习能力　是指在没有教师和其他人帮助的情况下自我学习的能力,包括阅读理解能力、检索能力、写作能力、实践能力。实践能力是自学能力最终能够转化为真正价值的根本。助产工作不仅仅是分娩接产和执行医嘱,还无时无刻不在进步和提升,需要助产士不断学习以适应日新月异的进步和发展。提高自学能力,掌握正确的学习方法很重要。以"问题"为中心的学习方法历来是人们学习的良方。发现问题、分析问题、解决问题的过程,有助于发挥学习者的积极性,提高学习者的自学能力,有利于牢固地掌握知识。助产士的自主学习能力有助于在复杂临床环境中找到解决问题的方法和路径。

3. **综合运用能力**　即助产士将所学知识进行系统的整合,融会贯通于助产临床实践,根据特定的临床情况,给予解决问题的办法以及实施的措施。综合运用能力不是书本知识的简单堆砌,它需要助产士运用自己的能力将其转化并最终在孕产妇的助产服务过程中体现出来,其中包括了助产士需具备的各项应对能力以及专业技能。

4. **计划管理能力**　助产工作具有情况紧急、时间性强、随机性大、孕产妇和家属期望值高等特点。因此,需要助产士具有良好的计划、协调和管理能力。助产士作为医疗系统的一员,应做好与医生、麻醉师、其他健康人员、孕产妇及其家属的沟通协调。每位助产士都有管理的职责。普通助产士需要管理母婴和产房环境,要独立对产程进展进行评估,促进母婴健康及正向的分娩体验;同时要有效地规划日常工作,能对自己的工作按重要性和时间紧迫性进行排序,确保工作效率。领导者还需管理人力资源和物资资源,组织助产工作的实施,以提高助产服务质量。

5. **信息处理能力**　现代信息技术已在医疗领域得到广泛应用,助产工作的现代化、科学化、信息化程度越来越高,要求助产士具有收集、整理、分析和处理信息的能力,如通过大众媒体(如电视、广播、杂志、报纸、互联网等)、工作媒体(如工作报告、记录数据等)、与人沟通等方式和渠道搜集、吸纳有效信息。在临床工作中,助产士应善于运用健康信息提升助产服务的质量和水平,并提高自身的知识水平和实践能力。

(三)人际沟通和团队合作的能力

助产士的人际沟通主要是指助产士与孕产妇、医生、护士、同行、家属以及其他工作人员之间的交际和沟通。处理好助产士与各方面人员的关系,对于提升医疗质量、提高孕产妇满意度、增强助产团队的凝聚力有着积极的作用。人际沟通能力是助产士最基本的职业素质。良好的人际沟通是助产士进行孕产妇心理护理和健康教育的必备条件。助产士应以认真的工作态度、优质的服务、扎实的专业知识接待每一位孕产妇,尊重和理解她们,了解并满足其身心需求。产科医生和助产士分工不同,但共同承担孕产妇的治疗和接产等工作,良好的沟通有利于医务人员之间的交流、分享与合作,有利于提高医疗质量,有利于提高整体工作效率和业务水平。

多学科团队合作已经成为当今医疗工作的重要形式,发挥团队协作精神可以充分调动人的积极性和创造性,培养团队成员之间的凝聚力,应对多方面的挑战,提高工作质量,促进个人成长和助产团队的发展。全体成员应相互尊重、相互欣赏、相互宽容、相互信任,竭力发挥个人与团队的能力,实现团队目标。

(四)发现问题和解决问题的能力

发现问题和解决问题是指运用已有的知识和经验去发现和识别问题,并成功地寻找达到目标的手段或途径的过程。在助产实践过程中会遇到各种各样的问题,需要助产士树立专业自信心,运用拥有的知识和能力,去识别、思考、推理和解决问题。

助产工作具有服务对象多元性、服务过程动态性、服务内容个性化的特点,助产士会遇到孕产妇生理、心理和社会各层面的健康问题,在服务过程中会产生诸如医患纠纷、内部的工作冲突等形形色色的问题,助产士应具有敏锐的洞察力、较强的临床观察能力,善于并及时发现问题、分析问题、解决问题、预见问题。在解决问题过程中,助产士应从孕产妇利益出发,以职业道德为指引,运用专业知识和临床经验进行分析判断,制订可行方案,切实解决问题。

(五)科学思维和创新的能力

在助产实践中,临床思维方式直接影响助产士对事物的认识、分析和判断,在具体临床助产工作中,是对孕产妇产程与病情的观察和分析、对各种问题的判断和处置计划的制定等。助产士在助产实践中应建立科学的思维方式,提高科学思维能力,包括创新思维能力、辩证思维能力等,提高助产工作的科学性、系统性、预见性和前瞻性。

创新使孕产妇得到实惠,创新使助产事业得到快速发展。分娩辅助用具的发明、各种临床实用新型专利以及各种知识的产生,其原动力在于创新。在卫生事业快速发展的今天,增强创新意识显得比以往任何时候更加紧迫,需要我们更新观念、提高站位、拓宽思路,不断创新来谋求助产事业的发展。因此,应加强培养具有创新意识和创新能力的助产人才,开展理论创新、技术创新、服务创新、文化创新、管理创新等,提高助产服务水平,实现助产学科持续健康发展。

五、助产士职业素养培养的目标及途径

助产士职业素养是指在一般素质基础上,结合助产学专业特性,对助产工作者提出的特殊素质要求,是个体从事助产专业活动所必须具有的比较稳定的道德倾向、个性特征和能力的综合,同时是助产士对助产职业了解与适应能力的一种综合体现。

(一)助产士职业素养的培养目标

助产士是助产实践工作的主体,助产士职业素养的高低直接关系到一个医院的助产服务质量和产科医疗水平。助产士职业素养培养的目标就是使助产士成为一名合格的助产人才,即具有良好的科学文化素养和职业品质,具备专业知识和能力,身心健康,全心全意为母婴健康服务,为助产事业的发展不断学习和自我完善。

(二)助产士职业素养培养的途径

培养一名具备良好助产职业素养的合格助产士,不仅需要在医学院校期间的必要教育和培养,而且需要终身培养和历练,包括助产职业生涯期间的继续教育、个人的自我学习和实践等。

1. **个体层面** 重视学习、善于学习是个体事业成功的重要法宝。自主学习和实践就是自我充电、自我提高的过程,是助产士职业素养和能力培养的重要途径。助产士应牢固树立终身学习的理念,常学常新,不断更新自己的知识结构,丰富自己的知识内涵,提高自己的职业素养。学习中注重科学知识和人文知识的结合,专业知识和一般知识的结合。要做学习的有心人,举一反三,融会贯通,把学到的知识应用到工作中去。在自我学习和实践中,要全面、协调地发展自我。树立正确的价值观、人生观、世界观,不断自我反省,正确认识自己。积极开放自我,心胸开阔、善解人意、尊重自己和他人,保持积极乐观的工作生活态度,人格独立,保持自信、自强、自尊,充分开发自身的创造力,具备自我发展、自我塑造与自我完善的能力。

2. **学校层面** 医学院校是培养助产士、助产职业素养的主要场所。学校在教育实践中应将职业素养教育贯穿在整个人才的培养过程中,通过教育、实践等途径帮助助产专业学生

形成和发展在助产职业活动中所应具备的职业道德、职业能力、职业情感、职业态度、职业信念等,促进"学生人"到"职业人"的转变。推进职业素养教育是医学院校人才培养的重要任务。

(1)贯穿于人才培养全过程的职业素养教育:职业素养教育是教育面向未来的一种理念,应建立完善的职业素养教育体系,将职业素养教育渗透于学生学习、生活、实践及成长成才的各个环节中。发挥课堂教学的主渠道作用,加强课程思政改革,将学生必备的素质和能力落实到相关的课程和教学大纲中,使职业素养与课堂教学有机地融合。以职业理想、职业信念、职业精神、职业情感、专业价值观教育为核心,以高尚的道德品质培养和实践培养为主要方式,开展多种形式的活动,如新生入学教育、各种讲座报告、党团组织生活、大学生创新活动、科技活动等,尤其是学生到医院、社区、机构等进行实践,亲身感受和体验助产士工作,促使学生养成助产职业必需的责任意识、敬业精神、诚实守信品格,锻炼和提升学生团结协作、沟通交流、关爱照护的能力。

同时,文化和人文素质教育也是职业素养教育的重要组成部分。人文素质教育能帮助学生思考人生的目的、意义和价值,能提高他们关怀他人的能力。在教学计划中应开设哲学、文学、社会学、美学、艺术、音乐、礼仪和沟通等人文课程,鼓励和指导学生阅读各种书籍,拓展眼界,获得知识,陶冶情操,感悟人生。

(2)基于培养职业能力的教学方式改革:助产教育应注重助产专业学生职业能力全程化教育和培养,结合教学实际,采用启发式、讨论式、情景模拟、案例教学、实践教学等方法,引导学生反思和质疑,启发学生发现和预测问题,培养学生独立思考能力和自我学习能力,以及科学的临床思维方法,锻炼学生的观察能力、判断能力、应变能力和解决问题能力。通过多种形式的教学活动,如实验、实训、实习、毕业论文设计及其他社会实践活动,培养学生严谨求实、精益求精的工作作风,提高学生的交流表达、与人合作、信息处理等能力。

开展社会实践活动是提高学生职业素养的重要手段。积极创造和寻找机会安排学生参与助产实践活动,如到妇产科医院、妇幼保健院、社区等地点进行学习,以激发学生的社会责任感和使命感,培养职业情感,感受助产职业的崇高和神圣,找到自身素质与职业标准的差距,增加学习动力。

(3)注重提升职业素养的校园文化建设:校园文化建设具有影响学生职业信念、职业情感、职业态度、职业取向的作用。通过开展系列讲座、专题教育活动以及助产前辈座谈等,在学生中倡导敬业奉献、忠于职守、勤奋进取、团结协作的风尚。通过各种主题班会、知识竞赛、操作比赛、演讲比赛等活动,锻炼和提高学生的职业能力;通过开设职业指导讲座、职业规划设计,帮助学生做好职业生涯规划,让学生明白专业培养目标,了解专业发展方向,提高学生对助产士的职业认同。结合大学生的心理特点,开设心理健康教育课程、举办职业心理辅导训练、开展心理咨询辅导活动,促进学生心理健康。另外,要发挥校园文化在职业素养教育中的作用。充分发挥校报、校园网、校园广播的宣传作用,营造优良的校风和健康向上的文化氛围。

(4)重视临床实习阶段的职业素养教育:临床实习是学生职业道德和职业情感形成的关键时期,对于助产专业实习生而言,医院实习阶段不仅仅是对专业知识和技能的学习,也是对助产职业道德、职业意识、职业作风、职业精神的学习。学生进入医院实习,要学用结合,把课堂上、书本上学到的助产职业道德规范、助产专业知识和技能,运用于临床助产实践中,做到理论联系实际,不断增强专业认同,培养职业情感,提升职业素养。医院在临床带教中,应充分认识到助产士职业素养教育的重要性,将职业素养教育渗透于实习的全过程,努力把他们培养成为尊重生命、关爱他人、自尊、自强、自信,具有良好职业素养的优秀助产人才。

3. 机构层面　助产人才的培养及储备对医院助产服务质量的提高和学科发展有着非常重要的现实意义。随着助产士队伍的日益壮大,年轻助产士不断进入临床,助产士之间学历、工作能力、工作态度等方面存在差距,医院管理者应重视助产士职业素养的提高,进行有针对性的培养。

(1)重视岗前培训:岗前培训是每位助产士进入工作单位后、临床工作前的第一课。岗前培训主要针对新员工的特点和需求,制订培训方案,从医德医风到诊疗常规,从助产工作质量标准到基础和专科操作,都应纳入助产士培训内容。还应系统介绍医院的基本情况、工作环境、规章制度、医院文化,包括医院的愿景、使命、宗旨、精神、院训、院歌等,让新员工产生以单位为荣的自豪感和助产职业使命感。另外,培训内容还包括服务理念、服务规范、服务礼仪、沟通技巧、法律法规、安全教育以及医院感染控制的相关知识等。岗前培训是助产士进入工作岗位的第一步,应该高标准、严要求,这样才能练就一支知识、技能水平高,素质过硬,爱岗敬业的优秀助产队伍。

(2)细化岗位培训:岗位培训中应注重培养与岗位实践相结合,在工作中逐步提高助产士的思想素质、技术素质、心理素质、职业道德。科室应制订培养目标和详细的培养计划,包括专业理论、临床技能和相关新知识的培训。培训内容主要为体现科室特点的相关内容,如专科规范、文件书写、质量管理、病房管理、风险管理、专科知识、专科技能等。通过培训使助产士树立全心全意为孕产妇服务的理念和态度,自觉融入科室大团队,不断提升职业道德、职业能力、职业素养,树立良好的职业形象。

岗位培训应根据员工的知识层次以及工作特点,采取各种形式和多种渠道培训,如高年资助产士一对一指导和带教、开展科室业务学习和疑难病例查房、鼓励外出参观学习交流等。科室应根据每位助产士所接受的教育、能力、职称不同,分层次进行培训,如高年资助产士应注重危重症孕产妇的照护、临床带教、科研等方面的培训,青年骨干要注重对外学术交流的能力、专科知识技能以及新技术等方面的培训,促进助产士的职业生涯发展。

(3)抓好继续教育:随着医学科学的不断发展和社会需求的日益增加,现代助产学范畴也在不断扩展,并被赋予了更多内涵。同时,助产领域中新知识、新技术、新项目的不断出现,对助产士的素质和水平提出了更高要求。在校教育已不能满足临床一线高质量的助产需求,必须通过继续教育来调整和充实。医院应根据学科发展的要求,开展与专业岗位需求相结合的继续教育工作,制定相应的助产士继续教育制度和计划,以专科培训为主,兼顾学历教育,以学习新知识、新理论、新技术和新方法为主,提高助产士的知识层次和技术水平,进一步保障母婴健康。

(4)增强组织关怀:打造家庭式的工作氛围,创设轻松、温馨的工作环境,处处体现对助产士的关爱,从而使他们自发地产生归属感、依恋感和责任感。医院和管理者应积极为助产士办实事,解决其具体困难,不断改善工作、学习和生活条件。满足助产士自身不断发展的需求,提供学习培训机会,提供经费和时间保证,开展多姿多彩的业余活动,使助产士能愉悦地工作和学习,促进其身心健康。

【心灵驿站】

一个人如果对自己的职业坚信不移,不心怀二志,他的心里就只知道有这个职业,只承认这个职业,也只尊重这个职业。

——(德)托马斯·曼

【学习小结】

本章学习小结见图 2-1。

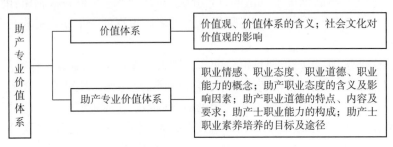

图 2-1　学习小结

【问题与讨论】

1. 阐述你对助产专业的核心价值观和价值体系的认识。

2. 举例说明专业价值观对临床助产实践的指导意义。

3. 2018 年 11 月 22 日,浙江省某医院妇产科周护士长的国家发明专利"站立式待产椅"成功实现科技成果转化,未来可望大规模应用于临床,助力于产妇的自由体位分娩。

谈到创新的原动力,周护士长认为,分娩过程是产妇一生中最刻骨铭心的事件,助产士能参与其中,是非同一般的缘分和责任。作为"领头羊",她带领团队以"促进自然分娩,让分娩成为幸福愉悦的经历"为己任,用敏锐的洞察力和智慧去发现和解决助产过程中的实际问题。短短两年内,团队共申请国家专利 48 项,获多项创新成果奖。其中,"站立式待产椅"就是助产领域的一项重要技术革新,很好地解决临产后产妇自由体位之前倾站立时下肢活动的难题。

结合本章的学习内容,谈谈周护士长的事迹对你的启发。

你将如何培育你的专业价值观?

【教学活动】

1. 教师分享助产实践中的价值判断经验。

2. 学生分组讨论并分享助产专业价值观的指导意义。

3. 学生寻找助产专业价值观的故事和名人名言,并进行分析分享。

(应立英)

第三章

助产人文关怀理论与方法

【学习目的】

通过对本章内容的学习,学生能认识并理解助产人文关怀的理论、原则及方法,为后续的学习奠定基础,并有助于学生在今后的助产关怀实践中做到有证可循、有据可依、有的放矢,更好地为孕产妇提供专业的关怀照护。

【学习要点】

本章介绍了助产人文关怀的主要理论、助产人文关怀的一般原则和基本方法。

【案例导入】

李女士,29岁,文员,孕39^{+5}周,孕1产0,规律性宫缩8小时,宫缩间歇时间2~3分钟,持续时间40~50秒,宫口扩张6cm,胎头"+1"位,产房待产。李女士宫缩疼痛剧烈,大声叫喊。作为一名助产士,为其提供关怀照护时应遵循什么原则?

作为妇女儿童医疗保健行业的第一道防线,助产士面临着更高要求和挑战,不仅需要具备专业执业能力,还需要应用人文执业能力给予待产、分娩、产后过程中的孕产妇足够的心理支撑与陪伴支持,改善其分娩体验,以专业与人文并驾齐驱,为妇女儿童医疗保健行业保驾护航。为保证助产工作中人文关怀的彰显与实施,首先需要理解助产人文关怀的理论基础,知晓助产人文关怀的一般原则,掌握助产人文关怀的基本方法。

第一节 助产人文关怀的理论基础

助产理论(midwifery theory)是指对助产现象及本质的规律性、系统性认识,用以描述、解释、预测和管理助产现象。助产理论自20世纪50年代起在助产实践中逐渐萌芽,到20世纪90年代初具雏形,至21世纪初得到了进一步的深化和发展。目前,比较成熟的助产理论有母性角色塑造论和躺椅理论,对助产人文关怀实践具有指导意义。

一、母性角色塑造论

母性角色塑造论(attainment of the maternal role)起源于美国学者Reva Rubin早期进行的一项关于母性身份与母性体验的研究。她认为女性在其一生不同的阶段承担着不同的角色,也可在同一时期同时兼任女儿、母亲或妻子的角色。不同角色通过展现其特定的行为活动来呈现其角色定位,个体需要通过一系列的学习、活动来实现其特定的角色。Rubin的研究旨在明确女性是如何呈现母性角色。母性角色塑造论认为女性成功塑造母性角色需要完成四项任务。助产学者 Josten 将这四项孕期及产后过程中的行为任务概括为：①确保孕妇自身和胎儿安全度过妊娠期和分娩期；②确保母婴的社会支持系统能够接纳她和她的孩子；③对婴儿的依恋；④理解母性的复杂性。

（一）母性角色塑造论中的核心概念

1. **人**　在该理论中，"人"是指一个女性从女孩到母亲再到社会成员身份角色的发展，即母性角色的积极实现。在实际操作中，可以通过评估妇女是否能够确保自身和胎儿的健康，妇女的社会支持系统、经济水平和住宿条件等判断妇女能否使她的孩子融入家庭，从而评价女性是否能够成功塑造好母亲的角色。

2. **健康**　助产学中的健康主要指妊娠过程中确保母亲与胎儿安全。母性角色确立的过程包含了理想形象、自我形象和躯体形象三个方面。而在孕期躯体形象的变化一定是最受关注的，因此当躯体发生令人焦虑或是从未经历过的变化时，女性对于自身和胎儿健康变化的感知就变得非常重要。

3. **环境**　Rubin 观察到母性行为作为一种社会活动，实际是女性在社会系统中人与人之间关系的一种反映。通过评估妇女和她的孩子、家庭、朋友、同事及医疗卫生人员间的互动关系，可以评价孕期妇女实现母性角色转变的程度。

4. **助产**　这一理论认为，妊娠中的女性处于一种动态的成长和发展过程中，女性始终占主导地位，她首先会找到自己的角色榜样，综合这些角色模型从而形成自己的母性角色。助产士通过采取干预措施及提供支持，促使女性完成母性角色的塑造。例如：助产士在孕期提供营养和运动方面的知识信息，为女性角色行为的模仿提供参照标准；助产士提供不同分娩方式的信息，使女性通过行为内化来选择适合其自身的分娩方式；在分娩照护过程中，助产士协助妇女实现安全的分娩结局。

（二）母性角色塑造论对助产人文关怀实践的意义

该理论模型强调占主导地位的人始终是妇女本身。每个妇女都是独特的个体，她们在经历和体验自己的生育过程中通过各个阶段的努力，塑造出独一无二的母性角色。因此，在助产实践中，助产士应关注妇女角色的转变过程并为她们提供帮助，而不是去干预和替代妇女作出决策。

二、躺椅理论

躺椅理论（the deckchair theory of maternal emotional wellbeing）是英国助产士 Jean Ball 在20世纪80年代对不同产科服务模式下产妇结局和产后妇女需求等问题所进行的系列研究。在研究中她指出，孕期和产后阶段是妇女经历身心转型，适应"母亲"这个新角色的关键期，任何产科服务的目的都是促使妇女能够成功转型为母亲角色。Ball 在产后护理角色塑造论、变革理论、压力理论、支持和应对系统论等理论基础上对妇女的个性、生活经历、个体与家庭环境、与分娩相关的因素以及分娩过程，妇女对照护支持及情绪健康的认知等方面进行了深入研究，最终提出了该理论。

（一）躺椅理论的构建

Ball 研究提出，随着分娩过程的推进，妇女可能会产生相应的情绪变化，这些情绪反应主要受妇女自身个性的影响，同时来自家庭和社会支持系统的支持状况也会影响到情绪反应的变化，即妇女的产后健康取决于妇女的个性、妇女的个人支持系统以及产科服务系统的影响。Ball 将这些因素间的相互关系形容成一张折叠的躺椅。躺椅的底部是产科服务系统及专业团队的支持,侧支是妇女的个性及生活经验等,家庭、朋友的支持是中心支柱,妇女的健康则是这张躺椅的座位表面。妇女的个性及生活经验来自家庭、朋友的支持和产科服务系统及专业团队的支持,三者互为支撑,如果三者没有合理地构建起来,那么妇女的健康就会像折叠躺椅上的帆布一样得不到支撑而塌陷(图3-1)。

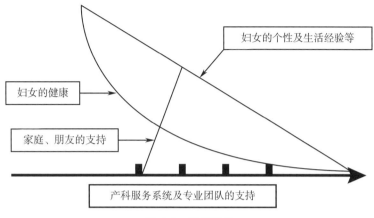

图 3-1 躺椅理论

(二)躺椅理论中的核心概念

1. **人** 人主要指女性个体及她们在分娩过程中获得的成就感和在社会、心理上的发展。

2. **健康** 健康主要指确保妇女顺利转型成母亲角色,包括躯体、心理、情绪和社会方面的健康转型。

3. **环境** 环境指社会环境、产科机构环境以及支持系统和产后护理服务形式,这些都是影响女性健康的重要因素。

4. **助产** 该理论证实了助产护理在促进产后妇女健康特别是心理健康方面的作用,并为助产士的临床实践提供了方向,如改变护理模式,为妇女选择哺乳方法提供支持、协助哺乳及提供个性化护理计划等。

5. **自我认知** 自我认知指助产士通过支持和帮助妇女,使之有信心胜任母亲这一角色,助产护理服务的模式和内容应根据妇女的需求而变化,以妇女为中心提供照护,需要助产士不断地倾听、学习和改变。

(三)躺椅理论对助产人文关怀实践的意义

通过 Ball 的理论研究可发现,妇女的整个生育分娩过程不仅是妇女个人做出转变的一个过程,还需要社会、家庭、产科服务体系等多方面的综合配合来实现,任何因素的过强或缺失都有可能使"躺椅"结构不稳定而导致塌陷。妇女的个性和生活经验很难去改变,那就需要在产科服务系统和社会支持系统方面建立良好的架构,为妇女在生育过程中获得良好的转变提供坚实的后盾,包括对产科服务系统的改革、促进产科服务人员与妇女社会支持系统间的良好沟通和合作等。产科服务应以孕产妇为中心,根据孕产妇需求的变化而及时做出与之相适应的改变,才能确保孕产妇的健康。

以上两个理论均对助产学的核心概念"人""环境""健康""助产"以及"自我认知"有着各自的解释和侧重,在一定程度上反映了助产关怀模式与实践的变化。

三、经典的人文关怀理论

助产工作模式在很多国家还是处于"亦医亦护"或"从属护理"的阶段，助产的内容包含着护理，所以护理的关怀理论同样指导着助产的关怀实践。下面主要介绍几个经典的人文关怀理论。

（一）南丁格尔及其关怀思想

19世纪中叶，南丁格尔（Florence Nightingale）在她的护理著作《护理札记》中写道，"护士必须有一颗同情心和一双愿意工作的手""护理不仅是一种技术，而是对患者生命的一种呵护，护理是出自内心油然而生的对患者的爱，而不是为了金钱和交易"。南丁格尔的护理理论虽未明确阐述关怀与护理的关系，但她的"将患者放到最好的环境中，让自然去发挥作用"的护理思想，贯彻了关怀的主题，为以后护理学者对关怀的研究奠定了基础，在护理学发展史上有着里程碑式的意义。

南丁格尔认为：护理学是一门科学与艺术结合的学科；护理是生命与职业的合一；护理不只是一种学识，而是一个人生命的特质；并提出护士必备的五个方面的品质，分别是守时、安静、守信、清洁和规律。她还强调对护理的热爱应是由衷的，认为护理不是一种职业，而是"召唤"，作为护士不能只将护理工作看成是谋生的职业，而是内心的笃定与热爱。南丁格尔把护士的道德修养看得比护理技术更高、更重要，同样对助产士职业素养的构建具有借鉴作用。

（二）马斯洛及其需要层次理论

美国人本主义心理学家亚伯拉罕·马斯洛（Abraham H. Maslow）在1943年最早指出人有五类不同层次的需要，包括生理需要、安全需要、爱与归属需要、尊重需要和自我实现需要，并论述了不同层次之间的联系。1970年，在新版的《动机与人格》中，马斯洛又提出了两类新需要，分别为求知需要和审美需要，位于尊重需要和自我实现需要之间，最终形成了含有七个不同需要层次的人类基本需要层次论（hierarchy of basic human needs theory）（图3-2）。

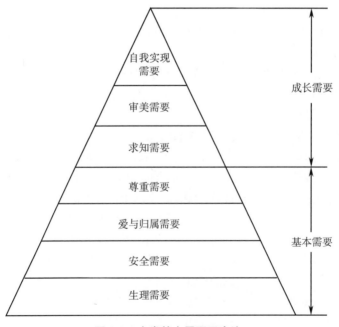

图3-2　人类基本需要层次论

马斯洛将人的需要分为七个层次、两个水平。按其重要性和发生的先后顺序,由低到高依次为生理需要、安全需要、爱与归属需要、尊重需要、求知需要、审美需要和自我实现需要。其中,生理需要、安全需要、爱与归属需要、尊重需要称为基本需要,其共性是这四种需要均由于生理上或心理上有某些欠缺而产生,故又称匮乏(缺失)性需要。较为高级的后三层,即求知需要、审美需要和自我实现需要,称为成长需要。基本需要是个体生存所必需的,如得不到满足,将影响到健康;若得到满足,需要强度就会降低,不再对人有激励作用。成长需要不是维持个体生存所必需的,但成长需要的满足会促进人的健康成长。成长需要不随其满足而减弱,反而因获得满足而增强,并激发个体强烈的成长欲望。

需要层次理论具有层次性、升级性、优势性、相互性及发展性的特点。具体而言,需要的满足过程逐级上升,较低层次需要的满足是较高层次需要产生的基础。低层次需要优先满足,当低层次需要得到基本满足后才会追求高层次需要。各种需要满足的紧迫性不同;各层次需要相互依赖,可重叠出现;各种需要的层次顺序并非固定不变;需要的层次越高,其满足方式和程度的个体差异性越大;基本需要满足的程度与健康密切相关。

需要层次理论对助产关怀实践具有一定的指导意义。通过需要层次理论,助产士能够更好地分析孕产妇的需求,提供适当的帮助和支持,有利于构建和谐的合作关系,从而更有针对性地为孕产妇提供个性化的服务。例如:孕期妇女的特殊需要包括定期产前检查、孕期保健;围生期妇女的特殊需要包括产褥期护理、产后保健、新生儿喂养、与新生儿建立母婴联结等。

(三)莱宁格及其跨文化护理理论

美国护理学家马德莱娜·莱宁格(Madeleine Leininger)是最早从事关怀研究的学者,强调普通关怀是人类的一种天性,而专业关怀是一种有目的,有意义,具有帮助性、支持性、关心性的专业活动。莱宁格认为关怀是护理的核心,其提出的"跨文化护理理论"(transcultural nursing theory),从文化的角度阐述了连续而有效的护理模式,该理论集中体现了对护理对象多元文化背景的重视。

跨文化护理理论的核心思想为"文化照护",强调文化照护的差异性及共同性。其理论框架为"日出模式"(sunrise model),共分为四层:第一层为世界观和文化社会结构层,指导护士评估和收集关于服务对象所处社会环境和文化背景的各方面信息,包括宗教与哲学、亲朋关系与社会因素、文化价值、政治与法律、经济、教育等;第二层为文化关怀与健康层,提供了健康系统内的护理服务对象,包括个体、家庭、群体和社会机构等方面的信息,以及特定文化的人们有关照护和健康的形态、意义及表达方式;第三层为健康系统层,详细阐述了一般关怀系统、专业关怀系统和护理关怀系统三个健康系统,包括每一系统的特征和独特的照护特色,这些信息有利于识别文化护理照护的共性与差异;第四层是护理照护决策和行为层,包括文化关怀保持、文化关怀调适、文化关怀重建三种方式,护理关怀在这一层得以计划和实施(图3-3)。

对助产士而言,生育分娩本身具有鲜明的文化特点,尤其在经济全球化和世界多样化的今天,面对来自不同国家或地区、不同语言习俗、不同文化背景的孕产妇及其家属,助产士不仅要认识多元文化的存在,还要尊重孕产妇的利益需求,调整照护行为,充分了解其文化背景,预防文化休克,进行情景训练,建立或组织有力的支持系统,最大限度地促使孕产妇适应新的文化环境。

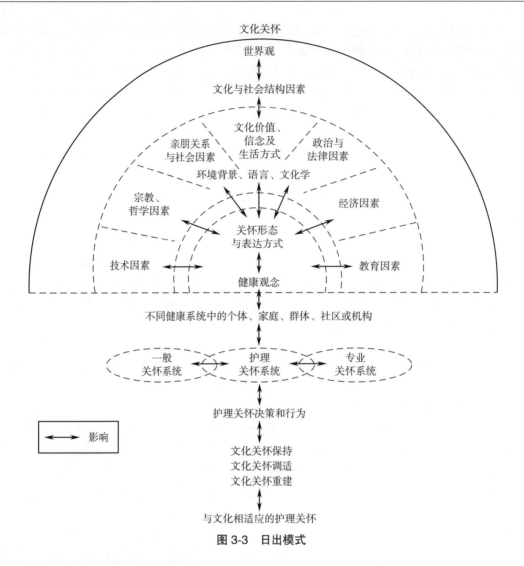

图 3-3 日出模式

（四）华生及其人性照护理论

美国护理学家吉恩·华生（Jean Watson）于 1979 年提出"人文关怀是护理学的本质"这一观点，并将护理学拓展到以"关怀整体人的生命健康"为本的人文关怀发展阶段。她的著作《护理：关怀的哲学和科学》（*Nursing: the Philosophy and Science of Caring*）中首次应用了"人文关怀"一词。经过不断完善，华生于 1985 年再次修订发表著作《护理：人文科学和人文照护》（*Nursing: Human Science and Human Care*），其理论对临床护理产生了深远的影响。

华生提出作为护理核心的 10 个关怀照护性要素，主要包括：①形成"人文利他主义"的价值体系；②护理实践中为患者灌输信念和希望；③培养自我和对他人的敏感性；④建立帮助 - 信任的关系；⑤促进并接受正负性感受的表达；⑥在解决问题时使用系统的科学方法作决策；⑦增进人际间教与学的互动；⑧提供支持性、保护性、矫正性的生理、心理、社会文化和精神环境；⑨协助满足人类的需要；⑩允许存在主义现象学的力量。华生的关怀理论为确定助产关怀模式的具体内容和方法提供了参考。

（五）吉利根及其关怀道德论

关怀道德理论是美国心理学家卡罗尔·吉利根（Carol Gilligan）在 1982 年出版的《不同

的声音》(*In a Different Voice*)中提到的。该理论从女性的情感关爱出发,总结了关怀道德理论的三个阶段和两个水平。三个阶段:自我生存定向,对自我的关心是唯一目标,道德是社会强加给自身的束缚;善良,即自我牺牲,道德是无私的,把善良待人看成是义务;非暴力道德,通过非暴力解决冲突。两个水平:从自私转变为责任感;从善良转变为真实,既关爱别人又关爱自己。

女性的道德问题与道德关爱活动有关,在处理人与人之间的关系时,面对道德冲突,女性倾向恢复关系或维持关系,在特定的情境中对人做出反应,以关爱活动促进另一个人的快乐和幸福,或者减轻痛苦或伤害。女性的道德判断在很大程度上与移情和同情相联系。关怀道德理论认为女性从关爱需求出发培养关爱精神,这种精神正是助产士面对孕产妇时发自内心的反应。

(六)诺丁斯及其关怀伦理学说

美国当代著名教育哲学家内尔·诺丁斯(Nel Noddings)于20世纪80年代提出了关怀伦理学说。诺丁斯把关怀看作人们在生活中的一种观点和态度,包括记忆、情感、能力等多种成分,而且使这些成分都处在一种被激活的状态。诺丁斯把关怀看作是人际间应有的基本关系,他认为"关怀伦理所做的一切都是为了建立、保持或提高关怀关系"。

诺丁斯将关怀分为自然关怀与伦理关怀两类。自然关怀是指关怀者是由于某种本能的冲动(即爱的情感)而提供给他人需要的关怀。伦理关怀是由于履行某种关怀方面的道德"应该"而去满足他人的关怀需要。自然关怀是伦理关怀的基础,自然关怀是有限的,需要通过增强伦理关怀能力来扩大人与人之间的关怀范围。

从关怀伦理的角度出发,诺丁斯认为可以通过榜样、对话、实践和认可等方法实施关怀。榜样可以促使人们学会关怀;对话教会人们学会并且维持与他人关怀关系;实践的目的在于积累经验;认可则是进一步加强关怀者与被关怀者双方关怀关系的过程。诺丁斯的关怀伦理学说蕴涵着深厚的人本主义价值情怀,可以启发和开拓医学教育者的思路,创新我国目前的医学人文教育。

(七)斯旺森及其关怀理论

美国护理学家克里斯汀·斯旺森(Kristen M. Swanson)在1991年提出了斯旺森关怀理论(Swanson's theory of caring),认为护理关怀是护士以关怀爱护的方式,与服务对象建立护患关系,在此过程中护士感受到个人对服务对象的责任及义务。关怀理论认为护理关怀是由一系列相互联系的过程组成,包括护士自身的坚定、知识以及与患者的相互作用,分为五个环节。①知晓:护士应以患者为中心,通过全面评估来寻找各种线索,努力了解、明确患者对某一事件的经历或感受,因为这些事件可能对患者具有重要意义。在此过程中,不能想当然,一定要从患者角度充分了解整个事件及其对患者的影响。②共处:和患者在一起,在精神和情感上支持患者,为患者提供可利用的资源。在此阶段需要耐心地与患者相处,一起分享感受,减轻其心理及精神负担。③代替:从护理专业的角度替患者做其要做但无法完成的事。护士在患者身心受限的情况下,在安慰患者的同时,需要及时预测及满足其需要,同时注意保护其人格尊严。④赋能:护士帮助患者度过生活的转变难关及不熟悉的生活事件,包括向患者告知和解释有关事项,允许并鼓励患者去解决问题,并对结果给予反馈,验证患者的感受,使患者在此过程中学会相关的知识及技能。⑤保持信念:护士要始终使患者坚信自己有能力度过上述生活事件或生活转变,保持个人的自尊,面对未来充满希望。护士可以帮助患者找到事件的意义,让患者保持乐观、充满希望、永不放弃的态度。

护理工作的核心是通过满足患者的需要来实现对患者的关怀,助产工作也是如此。作为助产士,在助产实践中,不仅要关注孕产妇的生理需要,还要更多地关注其心理需要和社会需要等,只有这样才能为其提供更全面、更优质的关怀照护。

总之,关怀理论在不断地发展,国外有关护理关怀理论的研究还有 Roach 的关怀 5C 理论、Gendron 的同步关怀思想、Morse 的五个方面关怀思想、Green-Hernandez 的自然与专业的关怀思想、Pepin 的爱与劳动的关怀思想。这些关怀思想或理论概括起来主要有以下几个特点:关怀应根据照护对象的特性,给予其身体、心理、社会、文化的整体照护;关怀是一种人性,是一种道德典范,是一种行为,是一种人际间的互动,是一种文化关怀,是一种助产护理实践,也是一种治疗性的干预。

第二节 助产人文关怀的一般原则

人文关怀的核心原则是"以人为本"。"以人为本"是人本主义基本的哲学思想。人本主义把人看成完整的个体,具有自然属性和社会属性。在护理领域,人本主义主要表现为"敬畏生命和尊重人性"。敬畏生命是医学领域永恒的行为准则,敬者敬生,畏者畏死。法国思想家阿尔贝·施韦策(Albert Schweitzer)最先提出敬畏生命的理论,他认为每个生命都是应当敬畏的,不仅应当敬畏生命的自然存在,还应当敬畏其社会存在和精神存在。助产是与生命密切相关的专业活动,助产士只有具备强烈的敬畏生命的意识,才能常怀仁爱之心,认真对待新生命的诞生,并竭力实践人文关怀。人本主义的另一个重要表现是对人性的尊重。人性,是在一定社会制度和历史条件下形成的人的本质,是指人的特点。尊重人性,即尊重人的本质,满足人性的需求。助产人文关怀主要通过如下几个方面来体现"以人为本"的原则。

一、无条件积极关注

土地包容了种子,故拥有了收获;大海包容了江河,于是拥有了浩瀚;天空包容了云雾,所以拥有了神采;护士包容了患者,因此拥有了和谐,更促进了健康。包容是一种非凡的气度,其核心内涵是无条件积极关注。

(一)无条件积极关注及其内涵

无条件积极关注是人本主义心理学家卡尔·罗杰斯(Carl Rogers)提出的理论,指对个体做的所有事情都基于积极关注,即使客观上消极的行为也要接受的态度。无条件积极关注立足于人的发展,尊重作为一个人的权利和独立性,珍视人的价值,展现出人本色彩。

无条件积极关注是重视一个人自身的需要,认为个体有能力、有责任改变自己。罗杰斯认为无条件积极关注提供了一个人挖掘自我潜能去实现自我的环境和基本条件。无条件接纳对方,使其发生积极变化,不断成长。与此同时,人在接受对方的关注和温情的时候,也会产生对对方的关注和温情。

无条件积极关注是一种信念,即"善者,吾善之;不善者,吾亦善之;德善。信者,吾信之;不信者,吾亦信之;德信"。也就是说,善良的人,我善待他;不善良的人,我也善待他,所以他就会善良,于是一个时代的品德就归于善良了。诚实守信的人,我信任他;不诚实守信的人,我也信任他;因此他就会诚实守信,这样一个时代的品德就归于诚信了。

(二)无条件积极关注与助产人文关怀

无条件积极关注是既接纳他人积极、光明、正确的一面,也接纳他人消极、灰暗、错误的一面;既接纳与自己相同的一面,也接纳与自己完全不同的一面;既接纳自己喜欢、赞同的一面,也接纳自己厌恶、反对的一面;既接纳他人的价值观、生活方式,也接纳他人的认知、行为、情绪、个性等。接纳就是能不予以批判地接纳他人,并愿意关怀他人。因此,接纳包含了对人的喜爱、尊敬和温暖的关怀。但接纳不等于同意或赞成个案做法,学习接纳就是学习表达关怀照护行为的第一步。

1. 无条件积极关注就是全部接纳 在助产实践中,我们常常会观察到这种现象,每当婴孩因饥饿、不舒服而哭泣时,只要有人立刻响应他的需求,他会感觉温暖与爱,因为这代表有人关怀他、照护他,于是就不再哭泣。

因此在爱的环境中成长的孩子,可感觉自己是一个被接纳、被关怀的人,于是能够自我肯定,并有意愿、有力量去接纳别人。要关怀一个人,关怀者必须以开放的胸襟接纳对方这个人。在人际互动中,有时我们可能无法接纳一个人的言行举止,但我们仍可以看到父母接纳子女、师长接纳学生、医护人员接纳患者。在助产工作中,有时在产房会遇到产妇挑剔医护人员态度不好,若助产士都认为这是位不合作的产妇而不去关心她,只会让助产人际关系更加恶化;反之,如果有位助产士能先接纳她,而不以别人对她的观点对待她,她也会被感化而信任助产士。很多产妇的情绪及行为表现会因分娩疼痛而改变,如果助产士能将产妇的挑剔、生气视为产妇的需求不被满足的表现,对此予以接纳,才有机会倾听产妇的心声,探索到产妇真正的需求。

2. 无条件积极关注需要情感的付出 助产士向孕产妇传递的无条件积极关注,不带有权威面具,没有"我帮助你"的居高临下的疏远态度,而是平等地给予关怀。在无条件积极关注的原则指导下,助产士坦诚的态度和对孕产妇的信任,都可能使其感受到自身的价值。助产士在孕产妇的立场上思考并给予情感回馈,真正切入其内心,就能使孕产妇体会到一种感人至深的真情。通过无条件积极关注,可使孕产妇与助产士的情感联系加强,助产人际关系不断改善。

3. 无条件积极关注的态度是中性的 助产士在工作中会遇到人生观、价值观、生活态度、生活方式等都可能存在极大差异的孕产妇。此时,助产士应该把自己的价值观抛开,不做评价,尊重孕产妇的价值观,不按照自己的生活态度、方式要求孕产妇。没有喜欢、厌恶等情感内容,没有欣赏、仇恨等态度差别,这就是接纳。只有这样,孕产妇才会感受到被理解和被尊重;只有这样,孕产妇才会对助产士产生信任感,积极配合助产士的各项护理及助产工作;也只有这样,才会调动孕产妇自身的潜能,使孕产妇顺利完成分娩。

4. 无条件积极关注强调尊重对方的感受 无条件积极关注不是怯懦也不是忍让,更不是漠视,它和积极关注、关爱孕产妇是一致的,它强调的是尊重孕产妇的所有感受和任何表达。例如:产妇 A 遵纪守法,产妇 B 因吸毒而感染获得性免疫缺陷综合征(艾滋病),她们二人虽然既往生活习惯迥异,但是助产士对她们应该一视同仁,给予无差别待遇,以同样的态度和诚意照护她们。这并不代表助产士没有道德原则,而是接纳每个产妇的不一样。"无条件接纳"的是孕产妇的"人"和"感受",而不是肯定其行为。

二、真诚

(一)真诚及其内涵

真诚是发自内心,以真心、爱心、诚心,衷心诚意地关怀对方,且不求回报,发挥人性本善的关怀。人本主义心理学注重人的心理倾向和潜力的挖掘,激励人们去成为自我实现的人。

人本主义心理学家罗杰斯认为,如果三种状态条件(无条件积极关注、共情、真诚)存在的话,这种"已经存在的能力"就很有可能释放出来。三种状态其中之一即是真诚,表现为一个人在人际交往中体验到的感情,并且愿意公开地表达持续的情感。

(二) 真诚与助产人文关怀

1. 真诚是一种心灵的开放　传统的助产人际关系中缺乏这种心灵开放,少了一点信任和坦诚相待,特别是助产士一方,以权威专家高人一等的姿态面对孕产妇及其家属,势必造成双方掩盖内心真实的感受和体验。"以人为本"的助产人文关怀需要助产士以"真实的我"和"真正的我"面对孕产妇,没有防御式伪装,不把自己藏在专业角色后面,不戴假面具,不是在扮演角色或例行公事,而是表里一致、真实可信地置身于与孕产妇的关系中。真诚的助产士熟悉自己,坦然面对自己,在与孕产妇及其家属的互动过程中,能够轻松地呈现真实的自己。助产士可能会有不同意孕产妇言行的情况,在良好关系已建立的情况下,适度地表达对孕产妇言行的看法,无损于双方关系,反而会起积极促进作用。真诚可以为助产人际关系营造安全、自由的氛围。

2. 真诚更是一门艺术　真诚并不是随心所欲、口无遮拦,将自己的痛苦或要求强加于孕产妇。真诚可以分解成"真实"和"诚恳"两个部分。仅仅有真实是不够的,真实的出发点如果是完全不考虑他人的感受、不看全局、不从长远考虑的单纯的真实,可能会事与愿违。在执行"真"的同时,需加上"善"和"美"。有了"善"的缰绳,"真"才会变得强韧而富有弹性;有了"美"的润色,"真"才会变得精彩。

3. 真诚也是一种力量　真诚的眼睛是清澈的,真诚的声音是甜美的,真诚的态度是缓和的,真诚的行动是从容的,真诚的处世是优雅的。助产士在临床工作中运用正确的职业理念,本着对孕产妇信任的态度,充满关切和爱护,同时也在接纳自己、充满自信的基础上建立真诚,不但能够促进孕产妇的分娩进程,推动助产事业的发展,而且也能自我成长。在助产实践中,待产妇特别关注自身的产程进展,总会不断询问助产士并提出各种要求。遇到这种情况,助产士应耐心对待产妇,不能有不耐烦的表情或语气,也不能像例行公事般机械化地执行工作,即使工作忙碌或即将下班,对产妇的照顾仍不草率且保持态度良好;答应产妇的事情能守信用,若无法做到也能向其解释。助产士真心对待产妇,产妇也坦然地表达自己的问题、恐惧、痛苦和请求,这样才能有针对性地照护产妇,提高工作效率和工作质量。

三、仁爱

(一) 仁爱及其内涵

"济世救人,仁爱为怀"。仁爱是儒家思想的核心,是自古以来东方人共同尊奉的道德信念,是主观道德修养的最高体现,包含着对人的尊重和关怀。儒家思想中的"仁"是一种处理人和人之间关系的学说。根据东汉文学家许慎的《说文解字》,"仁"是由"人"和"二"两个单字组成的,其本意是指人与人之间的相互关系,以及人与人在交往过程中表现出的友爱、同情等爱人之心。"仁爱"的儒家思想与人本主义的思想是一致的。"仁爱"之心的表达也是践行助产人文关怀的基本原则。

(二) 仁爱与助产人文关怀

1. 仁爱包含了同情　人本主义认为,人有与生俱来同情弱者的善性。当人遇到某种特定的痛苦境况时,就会自觉意识到自己与他人之间存在着某种无形的联结,牵动着内心而主动、自觉地关心他人。这与孟子所说"恻隐之心,仁之端也"的思想不谋而合。在助产实践过程中,助产士具有同情、怜悯之心,体会孕产妇的痛苦、焦虑与恐惧,耐心、细致、深入地关注产程进展,对孕产妇予以足够的重视、安慰和尊重,赢得她们的信任,解除她们的负性情绪。此时,助产士付出的爱体现出超越知识、技术的最美的灵性。

2. 仁爱包含了善行 "医者仁心,大爱无疆"。人具有社会性,孕产妇除了对妊娠、分娩产生担忧、焦虑和恐惧的情绪外,还会顾虑妊娠、分娩对其工作、事业的影响和周围人尤其是家人对其妊娠、分娩的态度,以及在此过程中所承担的角色。因此,助产人文关怀的范围应跨越医院而延伸到家庭、社区、社会。从关爱、博爱的内涵出发,衍生出为孕产妇"善而为之"的理念,是践行助产人文关怀的道德标准。人之初,性本善。助产士的"善"是最具人文关怀和人性温暖的善行,最直接、最生动地体现了助产人文关怀。例如,助产士看到一位产后2小时的产妇一直在按摩乳房,于是关切地说:"女士,您怎么了?看您一直在按摩乳房,是担心产后母乳不足的问题吗?您不用担心,现在您可能没有太多母乳,但您让宝宝多吸吮,进补一些汤水类食物,如猪蹄汤、鲫鱼汤,心情放轻松,以后母乳会越来越多的,如有母乳喂养或其他方面的任何问题都可以直接问我们啊。"助产士的一番话让产妇感动,也充分体现了助产士对产妇的"至善至美"的仁心。

【心灵驿站】

真诚的关心,让人心里那股高兴劲儿就跟清晨的小鸟迎着春天的朝阳一样。

——高尔基

在英国医院里有句老话,"一个医生必须有一颗狮子的心和一双女人的手"。这意思就是说,他必须胆大、坚强、敏捷、果断,但是同时和蔼、仁慈、对人体贴。

——诺尔曼·白求恩

四、专业

(一)助产学是一门科学

助产学专业的发展必须体现人文关怀的精神,而助产人文关怀更需要科学技术的支撑,这样才能真正体现科技、人、自然和社会的和谐发展。助产是体现人文关怀的职业,助产士在人文关怀实践时需要善于表达对孕产妇的尊重、关心和肯定。灵活运用沟通技巧,传情的肢体语言,才能体现人文关怀的真谛,实现双方心灵的融合。

助产作为一门技术,不仅表现在照顾他人的关怀能力,而且具有从属于技术性助产的内涵特质。助产士在具备良好道德关怀理念的基础上,也需要有娴熟的助产技术,以实现技术性的关怀。

(二)科学是助产士实践助产人文关怀的保障

助产作为一门专业,不仅需要助产士具备关爱他人的能力,而且需要以科学知识体系为指导。扎实的专业理论知识是助产士及时、独立发现问题,创造性地分析、解决问题的基础,是为孕产妇提供人性化关怀护理的专业保障,是助产学专业发展的持续动力,更是助产科学与人文艺术完美结合的核心要素。

助产学知识体系的建立、助产学科的建设,需要助产士运用科学的思维方法不断探索。助产学承载着培养助产士这一颇具特殊性队伍的重要任务,除了需要来自其他学科(如医学科学、社会学和心理学)的理论外,还须具备助产学独特的、科学的知识体系,不断完善助产实践、助产教育和助产管理。总之,助产士在关怀实践中需要心理学家的视角和敏锐、科学家的严谨和钻研,忘却自我,化为生命的参与者与陪伴者,才能牢固树立妇幼保健行业的第一道防线。例如,有的产妇在产房待产期间,对助产士百般挑剔,甚至言语质疑、攻击。具有心理学专业知识的助产士知道,该产妇的行为是由对疼痛的恐惧、分娩的焦虑导致的。此时,助产士不能刻意回避,相反要接受她的反应,给予安慰和支持,并采用多种方法帮助她缓解疼痛,直至分娩。因此,助产士应掌握心理学知识、分娩疼痛管理技术、沟通技巧等知识和技能,才有自信和能力提供关怀照护。

【知识拓展】

助产专业能力的三个维度

治疗维度,说明助产士在提供照护时如何以及为何选择和使用特定疗法;关怀维度,反映助产士如何表明她或他关心这位怀孕妇女;专业维度,检验助产士如何增强自己的能力,接受"示范性"实践的程度。

第三节　助产人文关怀的基本方法

人际沟通是助产人文关怀的基本方法,是人文关怀在助产工作中的具体应用。通过沟通,孕产妇可以看到、听到、感受到助产士的人文关怀,从而对助产士有重新的认识和正确的评估,使助产士的形象得以提升。通过沟通,助产士能进一步把握产程的发生发展变化对孕产妇心理影响的规律并增加助产经验,拉近双方的距离,真正建立起相互尊重、信任、平等、合作的新型助产人际关系。通过沟通,助产士能准确收集到孕产妇的相关信息,及时解答疑惑,解决孕产妇所需,构筑起一座双方心灵交流的桥梁。在助产实践中,助产士可通过语言关怀、类语言关怀、非语言关怀实现人文关怀。

一、语言关怀

(一)语言沟通

根据沟通所借用的媒介不同,可将其分为语言沟通与非语言沟通。语言沟通是指以语词符号为载体实现的沟通,主要包括口头沟通、书面沟通和电子沟通等。其中口头沟通是指借助语言进行的信息传递与交流;书面沟通是指借助文字进行的信息传递与交流,其形式多样,如通知、文件、通信、公告、报刊、备忘录、书面总结、汇报等。电子沟通是指以计算机技术与电子通信技术组合而产生的信息交流技术为基础的沟通。

(二)语言关怀技巧

助产士应当努力提高自己的语言沟通能力,做到准确而不含糊,精炼而不冗长,热情而不轻佻,严肃而不刻板,真诚而不虚伪,求实而不浮夸,这样语言沟通就能顺利进行,达到有效沟通。语言关怀可遵循以下原则。

1. **言要达意**　助产士在表达语言信息时要正确选择语言,避免词不达意、言外之意,可使用非语言沟通方式进行辅助,以增强表达的准确性。

2. **言要通俗**　沟通双方不仅要有共同的词汇和语言表达体系,而且要有对语言的共同理解,否则沟通会发生困难。如果语言表达者陈述的概念对听者来说完全是新的、不熟悉的,则听者无法把它纳入自己的知识结构中,必将导致迷惑不解。因此,助产士要尽量避免使用医学术语,应使用孕产妇易于理解的通俗语言。

3. **言要科学**　对于涉及妊娠、分娩相关的问题,助产士必须使用科学、严谨、有理有据的语言,切不可随便乱说或不懂装懂,这样才能取得孕产妇的信任,促进双方的沟通。

4. **言要尊重**　助产士必须尊重孕产妇,才能得到孕产妇的尊重。使用文明、礼貌的语言,既能赢得孕产妇的尊重,达到以理服人的效果,又能满足孕产妇希望得到尊重的心理需求。这是助产人际沟通的首要原则。

5. **言要安慰**　助产士使用温暖、热情的语言,会使孕产妇感到温暖,即所谓"良言一句三冬暖",这样不但能有效地进行信息交流,而且能促进情感交流,从而实现深层次的有效沟通。

6. **言要艺术**　单调、枯燥的语言,不仅不能给人留下深刻的印象,有时还会使人感到沉闷或厌倦。因此,助产士学会使用鲜明、生动、幽默的语言,不但能很好地传递信息,而且能改善孕产妇的情绪,活跃沟通气氛。

二、类语言关怀

(一)类语言沟通

类语言也称辅助语言,包括音质、音符、音调、音色等,通常不自觉地附加在语言上,因此它往往比语言更能真实地表达一个人的思想感情。事实上,人们在语言沟通时,同一句话,同一个字,如果使用不同的类语言,就可以给人以不同的知觉。参透话外之音,我们就能够顺着声音走进人心。

(二)类语言沟通中的关怀

如助产士说"请"字,语调平稳,会显得客气,满载盛情;语调上升,并带拖腔,便意味着满不在乎,无可奈何;而语调下降,语速短促,就会被理解为命令式的口气,怀有敌意。助产士说话语速较快,口误较多,会被对方认为地位比较低且紧张;若说话声音响亮,慢条斯理,则易于被认为地位较高、悠然自得。若说话音调升高,可能是心烦意乱,情绪不稳定;说话结结巴巴、语无伦次的人会被认为缺乏自信,或言不由衷;而用鼻音哼声又往往会表现出傲慢、冷漠和鄙视,令人不快。不仅如此,一个人激动时往往声音高且尖,语速快,音域起伏较大,并带有颤音;而悲哀时又往往语速慢,音调低,音域起伏较小,显得沉重而呆板。同样,爱慕的声音往往是音质柔软,常为低音,语速慢,音调均衡而微向上,有规则的节奏以及含糊的发声;而气愤的声音则往往是声大、音高,音质粗哑,音调变化快,节奏不规则,发声清晰而短促。

三、非语言关怀

(一)非语言沟通

非语言沟通是相对于语言沟通而言的,是通过肢体动作、体态、空间距离等方式交流信息、进行沟通的过程。非语言沟通的方式与语言沟通一样重要,也有自己的"语音"和"语调",也能传递所要表达的信息。在沟通过程中,信息的内容部分往往通过语言来表达,而非语言则作为提供解释内容的框架来表达信息的相关部分。语言符号主要表现意识活动,类语言符号和非语言符号主要表现潜意识的活动。而一切高贵的情感,一切深刻的体验,一切微妙的思绪,都隐藏在潜意识的汪洋大海里,极少浮现在海平面上。

(二)非语言沟通中的关怀

1. **眼睛**　眼睛是心灵的窗户,眼睛的表情达意在沟通中起着举足轻重的作用。人们内心的隐衷和秘密,用语言难以表达的、极其微妙的思想情感,总是不经意地流露于多变的眼神中。当产妇焦虑的时候,眼神可能会犹疑不定;当孕妇说的不是实情或有所隐瞒时,瞳孔可能会散大,视线可能会游移。所以助产士在与孕产妇沟通时注意其眼神的变化,可以了解其内心。同样,助产士注视着孕产妇的眼睛,是对孕产妇的一种尊重、坦诚和信任。当注视着对方的眼睛说谢谢时,会显得更真诚;当注视着对方的眼睛说承诺时,会显得更有责任和信心。当然,这种注视并不是长时间的死盯,那样会使对方很尴尬,注视应该是宁静而安然的。

2. **面部表情**　约翰·根室在《回忆罗斯福》一书中曾这样写道:"在短短 20 分钟里,他的表情有稀奇、好奇、故作惊奇、焦急、担心、同情、坚定、庄严,还有无比绝伦的魅力,但他却只字未说。"面部表情是非语言沟通中最丰富的部分。相由心生,面部表情可以折射出人的喜怒哀乐。孕产妇的表情可清楚地反映其愤怒、恐惧、厌恶、悲伤、惊讶和快乐六种最基本的人类情绪,并容易被人们所察觉。助产士若能敏锐地观察孕产妇的面部表情,就可以了解孕产妇的心理状况。孕产妇紧锁眉头可能是悲伤,满面笑容可能是喜悦。同时,助产士的表情也是助产士的仪表、行为、举止在面部的集中体现,对孕产妇影响很大。助产士亲切、自然、真诚而温暖的微笑表达了对孕产妇的接纳和友善。助产士的表情随着孕产妇的喜、怒、哀、乐变化而变化,表达了对孕产妇的关注和共情。

3. **肢体语言**　身体运动、身体姿势和手势都可以在没有语言的世界中很好地传递信息。助产士和孕产妇都可使用肢体语言,通常在不经意时,传递有关他们的沟通意愿或是自身的心理活动。

(1)身体运动:在助产工作中,如果经常发现有孕产妇徘徊在护士站很久但又不愿意靠近你,说明其有需求但又有顾虑,此时若助产士快步迎上去主动询问孕产妇需求,孕产妇会感受到关爱,会增强其说出需求的信心。

(2)身体姿势:孕产妇身体前倾可能是对助产士说话的内容感兴趣;而交叉的双腿表明自我保护;轻敲双腿可能是紧张或者不耐烦,或是表明封闭的沟通状态。当与孕产妇沟通时,助产士需关注孕产妇的身体姿势,同时也应关注自己的身体姿势。助产士倾听孕产妇时应保持身体稍微前倾,表明尊重孕产妇和关注孕产妇所说的内容。

(3)手势:手和手臂的姿势可以用来传递很多信息。例如,当与他人交流时,张开的手臂姿势代表着开放和诚实;交叉的手臂和合拢的双手则代表在谈话中对他人有所保留,或对泄露个人信息感到困惑,交叉的手臂也可以传递一种受到伤害或需要被保护的感觉。孕产妇的感受可以通过手和手臂的姿势来表现。同样,助产士也可以通过手势语言来传递信息,如使用开放的手势语言,可以表达助产士很热情并希望了解孕产妇的意愿。

4. **身体距离**　不同的身体距离代表着双方的关系。通常,演讲和发言时的公共距离在 3.6m 以上;日常生活和工作距离为 1.2~3.6m;两个普通朋友之间的距离为 0.9~1.2m;亲密朋友之间的距离有时小于 50cm,并且可能有身体接触。一般情况下,助产士为了完成助产照护工作,需要与孕产妇更加亲密地接触。如果时间允许,最好的方式是在与孕产妇第一次见面时,询问孕产妇所能接受的这种亲密距离是多少,或者至少告知孕产妇可能会发生什么样的接触。这样就会使孕产妇有心理准备,接受她们所要改变的这种距离,同时也会让孕产妇对其周围环境和即将接受的照护工作有一种可控的感觉。身体距离的正确运用也能体现助产士对孕产妇的关爱。焦虑状态下的产妇往往需要更多的空间才会感觉自在,有过疼痛经历的产妇往往需要助产士更加亲近地与她接触。如果情况允许,握住产妇的手或给产妇一个温柔的抚摸,都可以使产妇在紧张的状态下感到放松。

5. **抚摸**　抚摸是在助产工作中普遍使用的一种非语言沟通方法,通过抚摸可以交流很多的信息,它能超越语言和年龄的限制。身体上的接触可以表达对人的一种关爱之情。在恰当的时候,抚摸可以表达关心,减少孕产妇焦虑,增进双方之间的关系。例如,可以在产妇子宫强烈收缩时握住她的手以示关爱和支持,增强她的信心;在做侵入性操作时抚摸产妇,也可以建立一种信任关系。但是,生硬的抚摸动作可能会被误解为一种控制和敌对的信息,在必要时需解释抚摸的意义以免产生误解。认真评估孕产妇对空间感的需求和她们对抚摸需求的反馈,可以有效地避免由此带来的尴尬和不便。

6. 仪表　仪表包括人的衣着、姿势与风度。通过仪表,人们可以表现自己,了解他人。在与陌生人交往的过程中,第一印象并非总是正确,但却总是最鲜明、牢固,并且决定着以后双方交往的过程。第一次见到孕产妇,助产士可以通过对方的着装和姿势、风度判断其背景。而助产士端庄、稳重的仪容,和蔼可亲的态度,高雅、大方且训练有素的举止,不仅构成助产士的外表美,而且可在一定程度上给孕产妇留下很好的印象,产生良好的沟通效果。

四、助产人文关怀的测评

助产人文关怀具有多重本质,可被视为一种态度、能力、属性和特征,或是一系列相互关联的复杂行为,具有一定的内隐性和不稳定性。准确测评助产士的人文关怀能力,可为不断提升助产士的人文关怀品质提供依据,还可以为验证现存的关怀理论以及产生新的人文关怀理论提供基础。然而,目前针对助产人文关怀的测评主要依据现有的护理人文关怀测评工具,专门以助产士为研究对象的人文关怀测评工具仍有待探究。下面主要介绍国内外常用的人文关怀测评工具。

(一)国外常用的人文关怀测评工具

1. 关怀评估问卷　1984 年拉森(Larson)研制的关怀评估问卷(caring assessment tool report evaluation-Q-sort,CARE-Q)是目前应用最多、最广的测量工具。它源于对癌症患者关怀需要与感受的关注,认为护理中的关怀是使患者感受到关爱、获得舒适、有安全感的护理行为。CARE-Q 由 50 项护理行为组成,包括 6 个子量表:可接受性、解释和帮助、舒适、期望、信任关系、监控与随访。测评时将每个条目写在一张卡片上,受试对象按照条目的重要程度由高到低排序,用于测评护士和患者对于护理关怀行为的认识和理解。

2. 关怀行为量表　沃尔夫(Wolf)在 1986 年以华生的人文关怀理论为指导构建了关怀行为量表(caring behaviors inventory,CBI),最初为 75 个条目,后修订为 42 个条目,为 Likert 4 级评分量表。护理中的关怀被认为是人与人之间分享自己感受的过程,利己的同时也利他。CBI 包含 5 个维度:对他人的尊重,专注于他人的经历,正性沟通,护理专业知识和技术,接受人类存在。测评时,让受试者对护理中关怀的相关词语,由不同意到同意分为 4 个等级进行选择。

3. 关怀行为评价表　1988 年克罗宁(Cronin)和哈里森(Harrison)根据华生的人文关怀理论和十大关怀要素编制了关怀行为评价表(caring behaviors assessment tool,CBAT)。作者将关怀定义为护士将患者视为独立的个体,理解患者的感受,尊重患者的个性,对患者负责的护理过程。CBAT 为 Likert 5 级评分量表,主要测评护理人员的关怀行为。量表包括 63 个条目,包含 7 个维度:人道主义信念与希望、帮助与信任、正性与负性情绪表达、健康教育、支持/保护与矫正、人性需求与援助以及存在主义现象学。

4. 关怀能力量表　关怀能力量表(caring ability inventory,CAI)是 1990 年由 Nkongho 基于四大理论假说和梅洛夫(Mayeroff)的八大关怀评价性要素编制。四大理论假说:①关怀是多维度的(包括态度和认知);②每个人都有人文关怀的潜能;③关怀是可以通过学习获得的;④关怀是可以测评的。八大关怀评价性要素:诚实、勇气、谦逊、信任、希望、耐心、认识和交替节奏。CAI 为 Likert 7 级评分量表,包括 3 个关怀因素维度:认识、勇气和耐心。CAI 旨在评价护理人员人文关怀的能力,使用方便,可应用于不同的专业领域。

5. 关怀效能量表　1995 年科茨(Coates)以班杜拉(Albert Bandura)的自我效能理论和华生的人文关怀理论为基础构建了关怀效能量表(caring efficiency scale,CES),用以评价个体表达关怀以及建立关怀关系的能力与信心。CES 由最初的 46 个条目精简为目前的 30 个条目,为 Likert 6 级评分量表,用于测评护理人文关怀的态度、技能与行为。

(二) 我国常用的人文关怀测评工具

人文关怀具有文化特异性,国内学者也通过借鉴国外护理人文关怀测评工具的精髓,结合中国传统文化编制了符合我国文化和国情的护理人文关怀测评工具。

1. 护理专业大学生人文关怀能力量表　由黄弋冰等参考国内外相关文献,采用专家咨询等方法,严格按照量表研制程序自行编制的护理专业大学生人文关怀能力量表,包括 45 个条目、8 个维度,分别是灌输信念和希望、健康教育、人道利他价值观、科学解决健康问题、协助满足基本需要、提供良好环境、促进情感交流和帮助解决困难,量表采用 Likert 5 级评分法。

2. 临床护理人文关怀能力量表　高青等在黄弋冰编制的护理专业大学生人文关怀能力量表基础上增加了一个维度,即心理护理,从而编制成临床护理人文关怀能力量表。该量表也采用 Likert 5 级评分,可用于对临床护理人员的人文关怀能力进行评价。

3. 护理人文关怀能力评价指标体系　柏晓玲等构建了护理人文关怀能力评价指标体系,共 59 个条目,包括 8 个维度:认知能力、共情能力、心理支持能力、礼貌行为能力、礼仪行为能力、诚信护理能力、沟通协调能力和构建和谐能力。

4. 护士人文关怀品质测评量表　刘于晶和姜安丽在前期学者构建的护士人文关怀品质结构理论模型的基础上,通过文献研究、专家咨询和调查法编制了护士人文关怀品质测评量表,包含人文关怀理念、人文关怀知识、人文关怀能力和人文关怀感知 4 个维度。该量表是适合中国文化的护理人文关怀品质综合测评工具。

护理关怀的测评工具多种多样,在选择时不仅要考虑测评的目的与量表的内容是否一致,而且要考虑测评工具描述的关怀定义、信效度、测量时间、概念基础等。

五、影响助产人文关怀的因素

助产人文关怀近年来已受到学者、医护人员、管理者以及孕产妇及其家庭的普遍重视,成为研究的热点。尽管如此,我国的助产人文关怀仍然是一个新课题。关于如何进行助产人文关怀,也还存在许多影响助产人文关怀发展的因素,诸多方面需要进一步探究。

(一) 助产人文关怀教育体制不完善

我国助产学教育在很长的一段时间里走的是职业教育的道路,教育的重点是专业和技术,医学内容占据了绝大多数,导致所培养的助产学专业毕业生缺乏对人文关怀的认识。而助产学作为独立专业于 2016 年首次列入教育部本科专业目录,在助产人才培养方案与课程设置方面还不成熟,助产人文课程比例小。另外,助产人文关怀实践标准不明确、不规范。个别学校的仿真教学失"真"、临床带教老师自身人文关怀素质欠缺,均影响了助产人才的人文关怀品质的培养。

(二) 助产人文关怀管理标准不完善

随着"健康中国"大时代主题的提出,社会对人文执业能力提出了更高要求,但是仍然缺乏临床人文关怀管理制度和考核标准，人文关怀也没有被纳入助产士的具体工作职责，也就无法真正落实到临床助产工作之中。不可否认，有些工作的情境步调紧凑而且快速，工作负荷压力大，会导致医护工作人员提供关怀的意愿降低，或直接影响关怀者所提供关怀的质量，甚至影响关怀者的身心健康。

（三）助产士编制紧张，人力资源相对不足

助产士肩负着母婴健康和安全的重任，其工作特点是变化快、要求高，与产妇接触时间多，许多评估和处理工作需由助产士完成，日常工作除具有普通病房的一般风险特性外，还具有高技术性、高风险性、高期望值、高责任性的服务特点，因此助产士承受着与病房护士不同的压力。然而我国多数医院现有助产士的比例仍显不足，导致其长期处于应激和高负荷的工作状态，工作倦怠感发生情况位居医院前位。过高的压力易导致健康问题及工作职责缺失，如不及时调整身心状态，可出现工作效率低、对服务对象漠不关心、情绪低落、个人无工作成就感等情况。

（四）整体社会文化的限制

"以人为本"的价值观在我国越来越被认可和接受，但不得不承认，"敬畏生命、尊重人性"观念的普及和深入人心还任重而道远。而且，许多年轻助产士的培养只重智力而轻情商，导致了他们处理人际关系以及尊重、理解和关心他人的能力相对不足。另外，部分学生选择助产学专业的理由是就业前景好，并非热爱专业，导致了一定程度上实践人文关怀的被动。

【学习小结】

本章学习小结见图3-4。

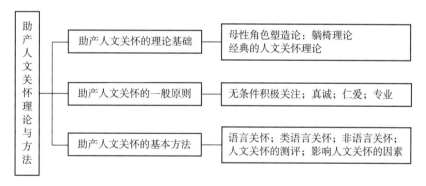

图3-4 学习小结

【问题与讨论】

1. 助产人文关怀的一般原则和方法是什么？

2. 王女士，31岁，孕35^{+4}周，孕2产0，因胎膜早破入院。因担心胎儿，王女士一直询问病情，时而啜泣。作为一名助产士，你将如何为其提供关怀照护？

【教学活动】

1. 学生选择一种关怀能力测评工具进行自测，并进行分析。

2. 学生分组情景模拟训练语言关怀和非语言关怀。

（梅彬彬）

第四章

助产文化与关怀实践

【学习目的】

学习本章的目的是通过学习文化、助产文化、跨文化护理理论、中医养生文化,理解文化与健康的关系,以及跨文化护理理论和中医文化对助产实践的指导意义,以提高学生的文化修养,为孕产妇提供符合相应文化背景的助产人文关怀。

【学习要点】

本章主要介绍文化的含义与结构,文化的特征与功能,中医文化的指导思想,助产文化的特征、内容与功能,文化对健康生活方式和就医行为的影响,助产实践中的文化关怀等内容。

【案例导入】

陈林,女,25 岁,公司秘书,怀孕足月,第一胎,在丈夫陪同下入院,阴道顺利分娩一名男孩。产后有会阴侧切伤口疼痛,陈林夫妇都认为产后需卧床休息而不愿早期活动,也不许开门窗。产妇饮食清淡,不吃猪肉,因担心哺乳后影响体形而拒绝母乳喂养。如果你是陈林的责任助产士,你将如何做好她的产后照护?

随着医学模式的转变,整体照护已成为现代助产护理发展的必然趋势。整体照护要求综合考虑服务对象的生理、心理、社会、精神因素,评估其宗教、种族、性别、职业、经济社会地位等文化背景,才能理解不同文化背景下产生的行为,提供个性化满意服务。哲学家兰德曼说过:"谁想知道什么是人,那么他应该而且首先应该知道什么是文化。"因此,护士和助产士都需要认识这既熟悉又陌生的概念——"文化",并应用文化的特点为孕产妇提供关怀照护。

第一节 概 述

文化是人类社会相对于经济、政治而言的精神活动及其产物,包含着丰富多彩的内容,许多学科都把文化作为主要的研究对象。由于学科性质或专业的不同,人们对于文化的定义各持己见。那么究竟什么是文化呢?

一、文化的含义与结构

(一) 文化的含义

文化一词,来源于拉丁文 culture,是 20 世纪初由欧洲经日本传入中国。原意是种植、耕耘、培养、教育、发展、尊重的意思,20 世纪以后用于描述人的能力发展。文化是一个人们广泛使用的词语,在生活中方方面面均可以看到"文化"的影子,如茶文化、饮食文化、校园文化、企业文化等。所以,正如美国学者罗威勒说的:"没有什么比'文化'更难以捉摸了。"到目前为止,有关于文化的定义多达数百种,不同的学科从不同的层面揭示文化的含义,概括起来主要有五种不同的观点。

1. 强调文化的内容　不论是有形的书籍、绘画、雕塑、音乐,还是无形的信仰、风俗习惯,或者作为生活规范的道德、宗教、礼仪、伦理等,都属于文化的内容。持这种观点的代表人物有泰勒(Taylor)、克拉克洪(Kluckhohn)、威斯勒(Wissler)等。

2. 强调文化的传承　没有人在出生时就带有特定的文化特色,人具有学习文化、接受文化、传递文化的能力,经过正式或非正式的教育而传承文化,从而促进个性的形成和发展、掌握社会生活技能、形成自我观念、扮演社会角色。持这种观点的代表人物有洛伊(Lowie)、萨丕尔(Sapir)、米德(Mead)、雅各布斯(Jacob)和斯特恩(Stern)等。

3. 强调文化的功能　文化是影响社会与个人的巨大力量,可以用来满足社会或个人的需求,促进社会或个人目标的实现。文化的影响效果可以是正面的,也可能是负面的。持这种观点的代表人物有克罗伯(Kroeber)、斯莫尔(Small)和福特(Ford)等。

4. 强调文化的差异性　文化是群体的行为模式,群体与群体之间、社会与社会之间的差异其实来源于文化。我们可以通过文化的差异来区分不同的群体或不同的社会。持这种观点的代表人物有戴维斯(Davis)、多拉德(Dollard)、图明(Tumin)和施恩克(Schenck)等。

5. 强调文化的普遍性　文化也可以是任何人类群体或社会的共享成果,如价值观、语言、知识、科技、艺术等,只要是有人类生存的地方就有文化。持这种观点的代表人物有托马斯(Thomas)等。

综上所述,文化是人类物质文明与精神文明的结晶,是在某一特定群体或社会的生活中形成,并为其他成员所共有的生存方式的总和,包括价值观、语言、知识、信仰、艺术、法律、风俗习惯、风尚、生活态度及行为准则,以及相应的物质表现形式。

(二)文化的结构

每一个社会都有自己特定的文化结构,文化结构不仅与文化主体的生存环境及所拥有的资源有关,而且还受到社会发展程度的影响。人们发现文化的内容有时会随着社会的发展而变化,但文化的结构却相对地保持不变。其实,文化的结构就是文化的层次,学术界对此有许多种不同的意见。归纳起来有:物质文化与精神文化两分说;物质、制度、精神三层次说;物质、制度、风俗习惯、思想与价值四层次说;物质、社会关系、精神、艺术、语言、风俗习惯六大子系统说。但大多数学者都认可文化的结构是由物质文化、制度文化、精神文化这三个层次构成的。

1. 物质文化　物质文化是人类利用自然界的条件进行生产活动及其所创造劳动产品的总和,是可触知的具有物质实体的文化事物,是构成整个文化创造的基础。物质文化用以满足衣、食、住、行等人类最基本的生存需要,直接反映人与自然的关系,反映人类对自然界的认识、把握、利用和改造,反映社会经济的发展水平。物质文化有许多表现形式,如服饰文化、建筑文化、饮食文化、交通文化、劳动文化等。

2. 制度文化　又称方式文化、规范文化,是指人类在社会实践中形成的各种社会规范。在共同文化的背景下,通常人们会拥有一套相似的制度文化。制度文化是管理文化的一种有形载体,是行业倡导的文化底线,即要求行业人员必须做到,往往以各种标准、条例、规范、纪律、准则等形式表现出来。管理文化需要被全体从业人员普遍认同,从而成为从业人员的自觉行为,认同的过程需要较长的时间,如果把管理文化装进制度,则可以加速这一认同过程。因此,制度文化对人的调节主要是依靠外在的硬性的方式来实现。

3. 精神文化　也称心态文化或社会意识,是人类在社会实践和意识活动中长期演化出来的价值观念、思维方式、审美情趣等。精神文化对人的调节作用主要是依靠内在的文化自律与软性的文化引导。比如中国传统文化和助产文化所倡导的"慎独"精神就是一种典型的文化自律。

文化结构的这三个层次既相对独立,又相互制约,构成一个有机整体。这三个层次是一个由表入里的同心圆结构,其中物质文化最为具体和实在,位于表层,是文化的外壳与基础,被称为"文化的浅层结构";制度文化居于中层,是观念形态的表现形式,它把物质文化和精神文化融合为整体;而精神文化是观念形态和文化心理,位居核心,是文化的灵魂,是极稳定的状态,被称为"文化的深层结构"。

二、文化的特征与功能

(一)文化的特征

1. 社会性　文化是人类共同创造的社会性产物,是被一个社会或群体的全体成员共同接受和遵循的。个人虽然有创造和接受文化的能力,但是形成文化的力量却不是个人,仅仅体现个人特征的现象不是文化,文化表现的是群体的现象与本质。

2. 地域性　文化是伴随着人类的出现和发展而产生与发展的,而人类社会的建立首先是分地域的,甚至在远古时代是互相隔绝的。因此,在沟通不便利的情况下,各个人群按照自己不同的方式来创造文化。文化一开始就带有鲜明的地域特征,使得各个地域的文化互相区别。例如,我国56个民族的饮食文化、服饰文化等均各具特色。

某些文化虽然起先是在某一地域形成和发展的,但是随着社会交流的深入,文化会被传播到其他地域,被其他人群吸收和接受,这就是文化的超地域性。例如,中国的春节文化现已经被多个国家的民众所接受,外国人也开始庆祝中国的新年。

3. 时代性　不同时代的文化会有明显的差别,而划分文化时代性的依据是生产方式,生产方式的不同使文化留下了鲜明的"时代痕迹"。所以,人类社会的文化有原始文化、中世纪文化、现代文化,或是传统文化与现代文化等分类。

4. 继承性　文化在发展的过程中,每一个新的阶段都会对上一个阶段的成果进行选择、保存和巩固,使得人类创造的文化财富可以世世代代传承下去。同时,文化的发展也是从低级到高级不断进化的过程,在每一个新的发展阶段里,人们都会对继承的文化进行补充、升华和提炼,使之更加完善和科学。例如,孔子创立的儒家思想不仅仅是被继承,而且经过了汉唐经学、宋明理学的补充发展,从而成为对中华民族乃至全世界都有影响的文化。

5. 阶级性　人类进入阶级社会后,各阶级所处的物质生活条件、社会地位等不同决定其不同的价值观、信仰、习惯、生活方式、道德标准、行为规范等,这就导致各阶级之间的文化差异。

6. 整体性　文化是由各种元素组成的一个整体体系,这个体系中的各个部分在功能上互相依存,在结构上互相关联,共同发挥社会导向的功能。宗教、哲学、艺术、科学、历史、经济、法律、政治、教育等都是文化的组成,文化可以说是人类一切知识体系的集合。

(二)文化的功能

文化是一个统一的、不可分割的整体,在社会功能中发挥着主要作用。文化的功能,也称文化价值,是指各种文化因素相互结合在一起所形成的整体对个人、群体和社会所起的作用或效能。具体表现如下。

1. 调控社会常态的功能　人与自然、人与人、人与社会以及人自身都存在着矛盾,而这些矛盾若不能被妥善解决,社会的常态就会被打破。人们可以采取多种手段解决这些矛盾,而依靠文化的力量去化解矛盾就是其中不可或缺的方法。这是因为法律、道德、理想、习俗、礼仪、情操等文化因子,包含着社会主体"可以做什么"和"不可以做什么","应该怎样做"和"不应该怎样做"的价值观念。所以,要化解人与自然、人与人、人与社会等各种矛盾,就必须依靠文化的熏陶、教化和激励,发挥先进文化的凝聚力和整合力,使得社会健康、有序、公平、和谐、持续地发展。

2. 导向社会变革的功能　文化不只是对现行社会的肯定和支持,也包含着对现行社会的评价与批判。人类社会在发展的过程中,当一种旧的制度、旧的体制无法运转下去的时候,文化对新制度、新体制的建立起着先导作用。新制度、新体制中的文化精神一方面批判、否定和超越了旧制度、旧体制,另一方面又引导人们建立新的理想、信念和价值等。

3. 团结(凝聚、整合)社会的功能　文化使社会形成一个整体,这就是文化的团结(凝聚、整合)功能。文化依附于语言和其他载体形成一种社会文化环境,使人们产生相近的价值观,从而使人们认识、分析、处理问题的基本方式也大致相同,这种同化是维系社会团结、凝聚人心的巨大力量。

4. 教化社会价值的功能　道德规范和法律制度具有鲜明的价值取向,是文化的一部分,对社会成员的观念、态度、行为等产生引导作用。而这种引导作用在本质上就是教化,也就是规范人们的行为准则、道德标准和价值观。

5. 推动经济发展的功能　文化对经济的影响作用主要表现在:①经济制度的选择、经济战略的提出、经济政策的制定等,均受到社会文化背景的影响。文化在一定程度上引导了物质的生产、交换、分配及消费,也影响了经济发展的方向和方式。②文化赋予经济发展良好的组织效能。人在文化的熏陶下相互认同,从而促成人与人之间的沟通,促进经济的发展。③文化赋予经济发展更强的竞争力。在经济活动中产生的产品,其文化含量越厚重,由此带来的附加值也就越高,在市场中实现的经济价值也就越大。

三、中医文化的指导思想

中医是中国传统文化的重要组成部分,能体现中华优秀传统文化特质。正如习近平主席所言:"中医药学凝聚着深邃的哲学智慧和中华民族几千年的健康养生理念及其实践经验,是中国古代科学的瑰宝""是打开中华文明宝库的钥匙"。中医以"天人合一"的整体观念和以阴阳五行学说为基础理论的"辨证论治"为指导思想,形成了独特的中医文化。

(一)"天人合一"的整体观念

1. 人体是一个有机整体　以五脏为中心,配合六腑,联系五体、五官、九窍等,并通过广泛纵横分布的经络,以贯通内外上下,运行气血津液,滋养并调节各组织器官的活动,功能上相互为用,病理上相互影响。人体局部的病理变化往往与全身脏腑、气血、阴阳的盛衰有关。诊断时,可以通过外在的变化判断内脏的病变。治疗时,对于局部的病变也从整体出发,确定治疗方法。

2. 人与自然界是一个有机整体　即"天人相应""天人合一"理念。人禀天地之气而生存,气候、时间(包括昼夜、年月、时辰)、地理因素与人体生理、病理及疾病转归息息相关。如一年间气候变化规律是春温、夏热、秋凉、冬寒,自然界的所有生物在这种规律性气候影响下出现春生、夏长、秋收、冬藏的适应性变化。

3. 人与社会环境的整体关系　《黄帝内经》强调,医生诊疗疾病要"上合于天,下合于地,中合于人事"。医学对社会的关注体现了对"人事"的重视。所谓"人事",反映的就是人与社会的关系。社会因素可直接或间接影响自然因素而致病,也可通过心理因素致病,它所侧重的对象是社会人群。

因此,在整体观念指导下,中医在诊疗疾病时需综合考虑疾病发生的季节、患者的生活条件、饮食嗜好等自然环境及社会环境。

(二)阴阳五行为基础理论的"辨证论治"

阴阳是宇宙中相互关联的事物或现象对立双方属性的概括。最初是指日光的向背,向日光为阳,背日光为阴。阴阳的交互作用包括:阴阳交感、对立制约、互根互用、消长平衡、相互转化。

五行学说是中国古代哲学的重要成就,五行中的"五"指构成宇宙万物的木、火、土、金、水五种物质;"行"指这五种物质的运动变化。中医运用五行学说来阐述人体五大器官系统的相互关系,木、火、土、金、水这五个符号分别代表肝、心、脾、肺、肾所统领的五大系统。五行的交互作用包括相生、相克、制化、胜复、相侮、相乘、母子相及。

"证"是机体在疾病发展过程中某一阶段的病理概括,包括病变的部位、原因、性质以及邪正关系。因而它比症状能更全面、更深刻、更准确地揭示出疾病的发展过程和本质。

"辨证",就是将四诊(望、闻、问、切)所收集的资料,即症状和体征,通过综合分析,辨清疾病的原因、性质、部位以及邪正之间的关系,从而概括、判断为某种性质证候的过程。

"论治",又叫施治,就是确定相应的治疗方法。

因此,通过阴阳五行学说,我们认识到人体分为阴、阳两部分,这两部分既相互对立制约,又互相联系以维持平衡。中医不是从微观角度研究病毒细菌如何作用于人体的理论,而是从宏观角度研究人体五大系统之间的关系,通过中药、按摩、针灸、情志治疗等方法调节各个系统之间的平衡,以此保持身体健康。中医治病首先着眼于证,而不是病的异同,故同一疾病的不同证候,治疗方法不同,即"同病异治";而不同疾病,只要证候相同,便可以用同一方法治疗,这就是"异病同治"。这种针对疾病发展过程中不同本质的矛盾用不同的方法解决的法则,就是辨证论治的精神实质。

(三)中医养生文化

《黄帝内经》指出:"故智者之养生也,必顺四时而适寒暑,和喜怒而安居处,节阴阳而调刚柔,如是则辟邪不至,长生久视。"中医养生是以中医传统理论为指导,遵循阴阳五行、生化收藏之变化规律,对人体进行科学调养,达到预防疾病、延年益寿的目的。所谓"养",即保养、调养、补养之意;所谓"生",就是生命、生存、生长之意;"养生"就是保养生命。中医养生方法包括食养、药养、针灸、按摩、保健功法、四季养生、体质养生等,中医养生文化主要有以下几个观点。

1. 未病先防、未老先养的预防观　人与其他生物一样,都离不开生、长、壮、老、已的自然规律,但通过人为的努力可以促进生长发育、增强体质、延缓衰老,关键在于积极预防和及时治疗。《黄帝内经》中提出"不治已病治未病"的观点,提示人们从生命开始就要注意养生,在健康或亚健康状态下,预先采取养生保健措施,才能保健防衰和防病于未然,这种居安思危、防微杜渐的哲学思想是中国文化的精华。

2. 天人相应、形神兼具的整体观　中医养生理论强调人和自然环境、社会环境的协调，讲究体内五脏六腑功能协调，以及心理与生理的协调一致。人既是自然界的人，又是社会的人。影响健康和疾病的因素，既有生物因素，又有社会和心理的因素，这是人们已经认识到的客观事实。人生活在自然界中，靠阴阳五行的作用来调节人与自然的平衡，要因人、因时、因地制宜，在不同地域、时间下通过不同方法进行调补，方能达到"天人相应"。"形"在人体即为脏腑、经络等组织器官，以及气、血、津、液等生命物质；"神"在人体即指情志、意识、思维等精神活动以及生命活动的外部表现。神和形是构成人体生命的两大要素，形态与功能缺一不可，"形恃神以立，神须形以存"，形是神之宅，而神为形之主。养生尤其注重先调神，"精神内守，病安从来"，强调神的健旺饱满是身体健康的必要保证，神的活动失调是疾病发生的内在依据。因此，中医养生要顺应自然环境变化的规律，"法于四时""四气调神""春夏养阳，秋冬养阴"，在气候变化时要"虚邪贼风，避之有时"。在中医理论中，喜、怒、思、悲、恐等五志虽分属于五脏，然总统于心，养生不但注意有形身体的锻炼保养，更注意心灵的修炼调养，即所谓"养生先养心"。

3. 调整阴阳、致中和的平衡观　《素问·至真要大论》曰："谨察阴阳之所在而调，以平为期。"中医学认为阴阳分别代表人体内相对的双方，《黄帝内经》说"生之本，本于阴阳"，说明人的形成和生长发展的规律离不开阴阳。人体是一个有机的整体，阴阳失调会导致脏腑功能紊乱，出现病理状态。在日常生活中，要提前预防体内的不利因素，调节平衡，使脏腑功能协调，气血运行正常，所谓"正气存内，邪不可干"；若病邪侵入人体时正气强盛，邪正相争之后，身体也将趋于好转、痊愈。防治衰老，贵在调和阴阳，以平为期。人的衰老，或为阴虚，或为阳虚，或阴阳俱虚。阴虚则阳亢，阳虚则阴盛。中医学认为治疗疾病应当"寒者热之，热者寒之，实者泻之，虚者补之"，这与老子的观点"天之道，损有余而补不足"不谋而合。中国传统文化注重对称，强调平衡。人体养生，无论是饮食起居精神调摄，还是自我锻炼、药物作用，都离不开平衡阴阳的宗旨，使"阴平阳秘，精神乃治"。

4. 动静有常、和谐适度的辩证观　《素问·上古天真论》指出养生需"法于阴阳，和于术数"。所谓"和于术数"，即包含体育锻炼等强身健体之法。中医讲究"动则生阳"，阳气是人体生殖、生长、发育、衰老和死亡的决定因素。我们每天有充沛的精力去学习和工作，身体对疾病的抵抗力，都需要阳气的支持，所谓"得阳者生，失阳者亡"，"阳气"越充足，人体越强壮。适当加强身体锻炼，是改善阳气虚弱的有效疗法。华佗是体育养生的集大成者，认为人体应当参加适度的运动，但不应该过度，提出了"过犹不及"的重要思想。"人体欲得劳动，但不当使极耳，动摇则谷气得消，血脉流通，病不得生。譬如户枢，终不朽也。"在锻炼时，应根据患者不同年龄、体质、患病季节及所患病的性质选择体育项目，采取最合适的运动方法，以提高锻炼的效果。中医运动养生有"动以养形，静以养神"之说，主张动静结合，形神共养，刚柔相济，古人云"动静适宜，气血和畅，百病不生，得尽天年"。

第二节　助　产　文　化

助产文化是伴随着助产实践的历史变迁而逐渐形成和发展的。我国助产学的发展经历原始自助式阶段、"旧产婆"助产阶段、助产职业化阶段、普及"新法接生"阶段和现代科学助产阶段。随着助产职业化和现代化的发展，助产士的职业素质和道德水平也从个人行为转变为职业文化现象。助产文化是医院文化的子部分，是社会文化的重要组成部分，是文化在健康领域的具体表现。

一、助产文化的含义

对于"助产文化"的定义,目前学界尚无定论。一般认为,助产文化是助产士在特定的助产环境下,逐渐形成的共同价值观、基本信念、行为准则、职业形象以及与之相对应的制度载体的总和。助产文化的含义反映了助产士的思想、价值标准、伦理道德、行为准则以及文化素养。

二、助产文化的特征

1. **普遍性**　助产文化是世界各国助产士在实践中创造和积累起来的,是社会文化财富的一部分。尽管各个地区、民族的文化有所不同,但助产文化中所蕴含的某些价值观,如尊重、交流、理解、互动,具有一定普遍性,被所有助产士推崇并践行。

2. **时代性**　助产文化在助产实践中不断发展,某一时期的助产文化应该是该时期助产士的文化观念、服务理念、职业价值观、职业素质等的综合体现,受到当时社会发展水平、医学(助产学)的发展状态、人们的生殖健康观念等的影响,不可避免地具有时代烙印。

3. **差异性**　助产服务对象可来自不同的国家、不同的民族,具有不同的文化背景、受教育程度、知识水平、健康观、宗教信仰、生活习惯等。因此,在面对不同服务对象时,助产文化表现出差异性。

4. **创新性**　一种文化如果缺乏创新性,就不可能保持它的先进品质。随着助产学科的深入发展,助产文化在继承的基础上不断创新、不断发展,展现出生机勃勃的面貌,符合时代发展与人们对优生优育的需求。

三、助产文化的功能

助产文化的功能不仅体现于外在的文化形象,更重要的是体现在文化管理上,具体表现如下。

1. **导向功能**　助产文化不仅可以统一助产士的职业价值观或价值取向,而且助产文化所倡导的精神、道德规范、行为准则等可以影响助产学科的发展方向,这就是助产文化的导向作用。

2. **激励功能**　助产文化中所蕴含的相互信任、相互关心、团结互助、团队合作、以人为本等精神激发了助产士的工作积极性及创造力,使助产士紧紧凝聚在一起,共同致力于保障母婴健康。

3. **调适功能**　在助产文化的建设中,人文环境的建设是必不可少的,良好的工作环境,有利于助产士调适紧张的工作心理、人际关系和工作氛围。

4. **辐射功能**　助产文化不仅在助产领域里发挥作用,而且可以通过助产服务对象、助产士自身的言行向社会辐射,也可以通过宣传、交流等方式传播。

四、助产文化的内容

助产文化是一个外延广泛的综合性概念,具体内容表现如下。

1. **助产宗旨**　是助产组织的目标和基本信念,是组织认定的、在长期的活动中应该遵循的根本原则和共同的信念与追求,它规定着助产士的行动和助产学的发展方向。例如,世界卫生组织提出的"保护、支持、促进自然分娩"的助产服务宗旨。

2. **助产理念**　是助产士的共同价值观，全体助产士在长期的实践活动中形成、内化并通过实际行动表现出来的共同信仰。例如，"保障母婴健康"就是助产理念。

3. **助产道德**　道德是社会调整人与人之间及个人与社会之间的行为规范的总和。助产道德就是助产士应当遵守的职业道德。因为助产工作关乎母婴健康，所以社会对于助产道德的要求很高。例如，"保护生命，减轻痛苦，促进健康"就是助产道德。

4. **助产制度**　包括各项管理制度和管理程序，可以是书面、非书面形式，或是约定俗成的标准及程序等，是助产士共同遵循的行为规范，也是实现工作目标的手段，体现助产管理的科学化与规范化。助产工作制度是一种硬性的管理手段，对助产士的行为具有强制性的作用，是维护正常工作秩序的保证，是杜绝差错事故的重要措施。

5. **助产作风**　是指助产的领导者及助产士在达成组织目标时表现出来的行为方式与个性特点。一般来说，一个组织的作风是具有普遍性、重复性和相对稳定性，是不同组织间最具特色、最突出和最典型的区别。例如，"严谨细致、冷静沉着"就是助产作风。

6. **助产形象**　是公众对助产士的感知印象，是助产文化的社会表现和社会评价。良好的助产形象首先来源于助产士的个体形象，在助产实践中，每个助产士的言谈举止和行为规范都十分重要，有了良好的个体形象，才会有良好的助产组织形象。

第三节　助产实践中的文化关怀

文化反映并影响着人的生理和心理，影响着人的身心健康。文化也可以体现人在社会中的地位、作用和影响力以及人对社会的适应能力，反映人类活动的结果，因而也折射出人的社会健康水平。在助产领域，往往通过孕产妇的生活方式、就医行为、分娩方式等来反映文化对母婴及其家庭的影响。

一、文化影响健康生活方式

文化背景的差异影响人们的生活方式与行为，影响人们看待健康的态度及解决健康问题的方法，进而影响人们的健康。多项科学研究表明，受过良好教育、有较高精神文明和卫生知识的群体健康状态更佳。

生活方式是一个相当广泛的概念，包括人们的衣、食、住、行、劳动工作、休息娱乐、社会交往、待人接物等物质生活，也包括精神生活的价值观、道德观、审美观以及与这些方式相关的内容，可以理解为在一定的历史时期与社会条件下，各个民族、阶级、群体、个人的生活模式。

无论是体现人们生活观的主观条件，还是反映人们物质生活的客观条件，不论是个人，还是群体，生活均是一种社会活动，需要借助一定形式和方法来表现。文化是生活方式的中介和导向，是文化赋予了人们一定的生活样式，教会了我们应该采取什么样的方法去生活。从这个意义上说，生活方式是文化样式的一种。科学、合理的生活方式不是人类一开始就懂得的，而是通过一定的社会文化教育，人们才慢慢懂得如何建立合理、科学的生活方式。文化对生活方式的影响是多方面的，是关系到整个社会生活系统的。一个国家或民族有什么样的文化，人们就会有什么样的生活方式。文化不仅影响生活方式的表现，更重要的是影响人们生活的价值取向和进步程度。一项发表在《英国医学杂志》（*British Medical Journal,*

BMJ）的研究发现,孕前保持健康的生活方式,如适量运动、多吃水果、保持血压和体重在正常范围,可降低发生先兆子痫、早产、产后并发症等意外状况的风险,有利于母婴健康。

二、文化影响就医行为

当一个人遭遇生理、心理或精神上的健康问题时,如何就医、寻找什么样的医疗服务、以何种方式寻求帮助等一系列的就医行为,常常受到人们文化背景的影响。文化对人们就医行为的影响,具体表现如下。

（一）文化影响人们看待疾病的态度

观念会影响人们对待疾病的态度。例如,在传统儒家文化中,"传宗接代"的思想根深蒂固,不孕不育症不仅仅是疾病,有时还会引发夫妇的罪恶感,他们在承受疾病痛苦的同时,还要面对来自外界的责备和羞辱,只能采取自我隔离来保护自己。

（二）文化影响人们对治疗的选择

当人们出现健康问题时,治疗方式的选择也受到文化的影响。例如,媒体屡屡报道,在孕期查出恶性疾病的孕妇,常常面临着两难选择:是将孩子引产治疗疾病,还是冒着延误诊治的危险生下孩子。不同文化背景下的孕妇可能会做出迥异的选择。在崇尚个人至上的社会文化中,个体本身具有最高价值,保全自身的生命高于一切,会倾向于引产;在推崇血脉延续的文化背景中,怀孕的绝症患者可能更坚持舍命生子。

（三）文化影响人们患病时的心理

患病时,人的心理会发生一些变化,如紧张、焦虑、否认、忧伤、愤怒、失望、无用感、无助感等,这种变化受文化背景的影响。例如,在中国,有心理疾病被认为是不光彩的事,因此患者就医时常常否认自己有心理或精神问题,而是用"躯体化"的症状来表现,如主诉"头痛、心悸、失眠、食欲差等";而西方人则认为看心理医生是很正常的事,不会因此对患者存在偏见。又如,中国男性往往认为自己是家庭的顶梁柱,一旦患病他们就很容易产生无用感。

（四）文化影响人们对医疗知情权的选择

是不是应该把病情完全告诉患者,患者的医疗知情权能否由家属代为执行,不同文化背景下的人们会选择不同的答案。例如,在美国,任何有关病情的信息都必须完整地告知患者本人,由患者自主做出选择,家属、医务人员都必须尊重患者的决定;而在中国,人们常常不愿意把不良的信息告诉患者,担心患者受不住打击,而是先将实情告知家属,家属也可以替患者作出决定。

三、分娩文化影响助产关怀

在助产领域,关怀的特征与分娩文化有关。分娩,自一开始即被认为是家庭、氏族、部落、民族、种族繁衍和兴旺发达的重要事件。在人类社会源远流长的变迁和社会、政治、经济发展过程中,形成了不同的分娩文化。

（一）原始社会的分娩文化

在原始社会,人就是生产力的全部,决定氏族或部落的兴衰,所以对妇女分娩十分重视。人们崇拜妇女们的生养能力,因此产生了生殖崇拜中的母亲崇拜。然而,随着人类社会从母系社会向父系社会变革中女性地位的变迁,分娩文化也出现了相应的变化,封建社会的女性承受着怀孕分娩的巨大痛苦、不洁偏见和重男轻女的压力。这种陈旧的分娩文化在某些国家或地区依然还有影响。

【知识拓展】

"坐月子"文化

"坐月子"文化可追溯至汉代。《礼记·内则》中已有关于"坐月子"的记载。当时称"坐月子"为"月内","月内"是孕妇在产后用一个月左右时间进行休息调养的习俗。传统"坐月子"有很多不成文的规定,例如"不洗头""不洗澡""卧床静养""不能受风""天天大补"等。现代医学认为,传统观念中的"坐月子"有其不合理之处,如"不吃盐"实际上会加重身体脱水,乙醇摄入理论上会通过母乳影响婴儿的正常发育。目前主张科学合理地"坐月子",应遵循慎寒温、适劳逸、勤清洁、调饮食、用腹带、收骨盆等原则。

(二)现代医学对分娩文化的影响

随着科技的发展,现代医学在健康维护和疾病诊治方面有了长足的进步。剖宫产、无菌环境、抗生素的应用和输血技术的使用有效地降低了孕产妇的死亡率。另外,为分娩中的妇女提供多种方式的分娩镇痛;通过模式的变革提供更多的支持选择空间;开放产房,让家人和陪伴者进入,共同见证分娩;一些医疗机构推出各种优质服务,让分娩更加安全、舒适和温馨。人类在享有科技带来好处的同时,也承受着不容忽视的危害。就分娩而言,过多的医疗技术干预已开始改变人类固有的生育模式,将人类的分娩导入一个极端的误区。医疗技术发展与循证结论的碰撞、信息偏差与供需的矛盾正在拷问分娩中"过多、过早"的医疗技术干预与"过少、过迟"的人文关怀,以及各种改变的文化、生物学和社会学意义。例如,非医学指征的剖宫产率增高、未进行严格指征控制的催产引产技术的实施等,已经引起全球性的关注,成为不能回避的问题。如何在妇女分娩的"得"与"失"中寻求新的平衡,保护、促进和支持自然分娩仍是助产士和产科医护人员的使命所在。

四、助产多元文化关怀实践

多元文化是指在一个区域、地域、社会、群体和阶层等特定的系统中,同时存在、相互联系且各自具有独立文化特征的多种文化。随着社会和经济的发展,人口流动不断增加,跨国交流日益频繁。助产学科的发展和实践也面临着文化差异,如何根据孕产妇文化需求的差异性以及社会文化的多样性,将多种文化渗透到助产服务过程中,提供多元文化关怀,以满足孕产妇身心、社会及精神文化需求,是助产士面临的一项新难题。因此,在助产实践中,助产士应根据孕产妇的国家、民族、语言和信仰等特点,采取相应的策略和方法,为其提供与文化一致的助产服务。

1. 一般性的多元文化关怀策略 首先,提高沟通语言的一致性。医院应加强助产士语言沟通能力的培训,建立语言沟通资源库,根据收治孕产妇的地域情况,选择合适的助产人员进行沟通,解决因语言不同而影响助产服务质量的问题。其次,尊重不同的价值观与习俗。助产士应根据孕产妇不同的文化背景和价值观采用不同的照顾方式,做到科学化、现代化、舒适化。此外,安排适合的个人空间。助产士应根据孕产妇对空间距离的要求,为其提供适合的住院环境。积极做好入院指导,使其尽快熟悉和适应病房环境,以减轻陌生感和孤独感。

2. 基于跨文化护理理论的关怀策略 在助产实践中,助产士可根据莱宁格(Madeleine M. Leininger)跨文化护理理论"日出模式"的4个层次,逐层评估孕产妇的社会环境和文化背景,了解她们的生活方式、信仰、道德、价值观和价值取向,对她们所需要的文化关怀进行诊断,从而实施与其文化相一致的高水平、全方位、多层次、多体系的有效助产服务。譬如,导入案例中的产妇,助产士可在跨文化护理理论的指导下,实施与其文化相适应的产后照护。在饮食上,给予符合民族饮食习惯的鸡、牛、羊肉,这属于护理照顾决策和行为层的保持和维护文化关怀;讲解母乳喂养的意义、正确方式,示教产妇对新生儿的护理,鼓励早期下床活动,定时开窗通风,属于文化关怀的重建;做好心理护理,减轻焦虑,这是文化关怀的调适。助产士通过文化关怀的保持、调适、重建,为孕产妇提供与文化一致的助产服务,从而提高孕产妇的满意度。

【心灵驿站】

文化的价值在于它对人类品性的影响。文化能使品性变为高尚、有力。文化的作用在于禅益人生,它的目标不是美,而是善。

——毛姆

【学习小结】

本章学习小结见图 4-1。

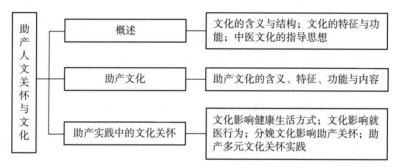

图 4-1　学习小结

【问题与讨论】

1. 阐述如何对外籍产妇进行跨文化的母婴照护。

2. 举例说明中医文化对孕产妇保健行为的影响。

【教学活动】

1. 教师分享自身的跨文化母婴照护经验。

2. 学生分组讨论并分享多元文化关怀的意义。

3. 学生寻找助产领域多元文化关怀的故事和名人名言,进行分析分享。

（应立英）

第五章

助产人文社会学修养

【学习目的】

学习本章的目的在于提高助产士学习、研究、实践中的社会学意识,正确理解和扮演助产工作中的社会角色,提高助产服务质量。

【学习要点】

本章介绍社会学的概念及其基本特征,助产社会学的研究对象与内容,助产学的社会属性,社会问题与助产,助产实践中的社会学修养。

【案例导入】

2016 年,权威医学期刊《柳叶刀》发布母乳喂养系列报道。报道指出,母乳喂养能够促进婴儿成长发育,包括降低婴儿日后的超重肥胖风险、改善早期肠道微生物菌群等好处。当全球科研人员还在不断发现母乳喂养的新益处时,中国发展研究基金会于 2019 年 2 月发布的《中国母乳喂养影响因素调查报告》却显示,中国婴儿 6 个月内纯母乳喂养率为 29%,低于 43% 的世界平均水平和 37% 的中低收入国家平均水平。其中,大城市的纯母乳喂养率最高,达到 36%;而最低的中小城市仅为 23%。这个数字与《国民营养计划(2017—2030 年)》中提出的到 2020 年婴儿纯母乳喂养率达 50% 以上的目标仍存在较大差距。

助产士是母婴健康的守护者,承担着提高国民人口素质的重任,与"健康中国"建设息息相关,是实现联合国千年发展目标之一——"改善妇幼保健"的主体。作为助产士,我们需要解读和理解社会学与助产实践的内在联系,通过学习进一步提高新时代新医学模式背景下的助产士社会学修养。

第一节　社会学概述

助产学是随着人类繁衍的需要和社会进步逐步发展而来的。随着助产实践社会化趋势的发展,助产工作除了在母婴健康中发挥着关键作用外,还是下一代发展和整个社会可持续发展的重要基石。在助产学与社会学的相互渗透中,产生了助产社会学。

一、社会学的概念及其基本特征

(一) 社会学的概念

社会学作为一门独立的学科,是 19 世纪法国著名的哲学家、社会学家奥古斯特·孔德创立的。"社会学"这一概念在他的著作《实证哲学教程》第四卷(1838 年)中正式提出。自此之后,社会学的整个理论与实际应用随着人类社会的变迁而不断丰富、发展。今天,它已成为社会学科中一门体系庞大、领域宽广、应用广泛的综合性学科。

关于社会学定义的界定,至今仍众说纷纭,各持己见。在我国,著名社会学家费孝通主编的《社会学概论》把社会整体作为社会学的研究对象,并明确了社会学的定义:"社会学是从变动着的社会系统的整体出发,通过人们的社会关系和社会行为来研究社会的结构、功能、发生、发展规律的一门综合性社会科学。"

(二)社会学的基本特征

1. 整体性　又称系统性,是指社会学在研究社会行动的过程中,从整体的有机性出发去研究社会的结构、功能,研究社会的运行与变革。早在 19 世纪中叶,西方社会学的创造人之一斯宾塞(Herbert Spencer)就已提出"社会有机论"。这一理论的基本思想,即把社会看作一个有机整体,社会学虽然已开展对社会各种具体问题的研究,但它始终注重从整体出发,联系整体研究部分,着眼于整体综合而立足于局部分析。

2. 现实性　直接面对社会现实中的社会行动是社会学的一个重要特点。社会行动是自然人成为社会人的一种条件和表现,社会行动是社会学的研究起点。就理论而言,人类社会的所有社会行动都可以进行社会学研究。但是,社会学研究的重点首先是显示社会中的社会行动。同样,由于社会学研究的是具体的现实社会,每个社会的文化不同,国情不同,其社会结构及运行规律也不尽相同,所以社会学研究具有区域性和本土化倾向。

3. 实证性　"实证"是指知识来源于具体的经验研究。社会学虽然同其他学科一样离不开理论分析,但它的知识主要是依靠对"社会事实"进行具体的经验研究所获得。通过观察、调查、实验等实证途径获得"第一手"资料,从中校验理论假设,分析概括出理论知识。因此,社会学非常重视社会调查研究,这是社会学的一个突出特点。

4. 理论性　如果社会学仅仅是一种研究社会的方法,那么社会学就不会有自己特定的研究对象,社会学就不可能作为一个学科而存在。所以社会学的理论建构是社会学最基本的一个特点。同时,社会学实证研究的真正意义就是能够在具体调查与分析的基础上得出普适性的结论。

5. 客观性　社会学所解释与说明的社会是客观的。这种客观性首先表现在研究主题的客观性,社会学所研究的对象和对这种对象所进行的研究在研究者那里必须要保持价值中立。没有价值中立原则,社会学就不可能保持客观性。社会学的客观性还源于社会学发展的自主性。社会学作为一种知识类型,有其自身的发展规律,这种规律就是社会学知识演进的自主性。

二、助产社会学的研究对象与内容

助产社会学是社会学的分支学科,是运用社会学原理研究和探讨助产领域中的社会现象和社会问题的一门科学。它的产生,一方面体现了社会学的发展和深入,从一般到个别、从宏观进入到微观的社会学理论研究,另一方面也是助产学科进一步发展的必然结果。学习、研究助产社会学对助产学的发展和助产实践活动具有重要的指导意义。

(一)助产社会学的研究对象

一般而言,助产社会学研究的对象,是助产士在医疗活动中与众多因素,如孕产妇、医生、媒体、社会人群以及保健机构、医疗机构、社会机构等,之间相互关系。助产社会学,既从助产学的角度,又从社会学的角度,综合地研究助产母婴保健领域中的角色、角色行为和角色关系等问题,旨在帮助助产士在助产工作中较好地处理与社会诸方面的关系,从而提高助产士的自身修养,提高助产服务质量,提高母婴健康水平。

(二)助产社会学的研究内容

助产社会学的研究内容,是其研究对象的具体化或展开,它既取决于学科自身的性质,又与一定社会经济、政治制度密切相关。就学科共性而言,根据助产社会学所涉及的社会领域及问题,可将其研究内容归纳为以下三个方面。

1. **助产与社会发展的互动关系**　助产发展受社会发展诸因素的影响和制约,又影响社会的发展。把助产作为整个社会的一个子系统,研究助产发展与整个社会大系统及大系统其他诸要素之间的互动关系,阐述社会政治、经济、文化、科技等因素对助产发展的影响和作用,揭示助产发展的社会动因和社会学规律,使助产更好地适应社会发展的需要,与社会发展的趋势协调一致。

2. **助产工作领域的社会学问题**　这是对助产实践中的社会现象、社会问题的研究。具体包括:孕产妇、助产士等社会角色的权利与义务及其社会行为;助产士人际关系及沟通技巧;助产士组织结构与管理体制的建立与改革;助产文化的内涵与建设;助产士的职业流动及改善,和优化助产工作的社会环境等内容。

3. **助产学科与特殊人群助产中的社会学问题**　这是运用社会学方法对助产学科和特殊人群,如孕产妇、婴幼儿等助产实践中反映的社会学问题进行考察分析。例如,对生殖健康社会内涵的界定;对婴幼儿免疫接种、母乳喂养、生殖医学等方向社会属性的研究。

第二节　助产学的社会属性

医学科学是重要的社会生产力,助产学是其中的一部分,它是通过维护和促进母婴健康、提高人口质量,进一步增加人类物质生产力,从而促进人类社会的进步。

一、助产学发展的社会动因

(一)人类的健康需求决定助产学的产生和发展

自社会形成以来,人类在环境的刺激下,为维持生存和发展而产生了各种各样的需要。美国心理学家马斯洛(A.H. Maslow)将人的基本需求归纳为七类,并且按照发生顺序和重要性排成一个需求等级,分别为生理需求、安全需求、爱与归属的需求、尊重需求、求知需求、审美需求及自我实现需求。他认为,当人的低层次需求满足后,才会向高层次发展。而人类的健康需求属于低层次需求。当人类解决了温饱问题之后,预防疾病、促进健康、维护生命安全的需求就突显出来,为了满足这种需求,人类萌生了最初的医疗活动,并推动了医学、助产学的产生和发展。

(二)社会生产保护劳动力的需求推动助产学不断发展

社会生产和发展需要健康的劳动力,而劳动者的健康又需要医疗卫生保健的维持。社会生产对医学、助产学发展的推动作用具体体现在以下两个方面:一是社会生产发展和保护劳动力的需要,这决定了医学、助产学发展的方向。二是社会发展为医学、助产学发展提供经济基础和技术支持。科学研究需要一定的经济基础做后盾,医学、助产学研究所需的仪器、技术设备等,只有通过发展生产,在不断提高社会经济实力的基础上才能得到解决。

（三）医学模式转变的需要促进助产学发展

医学模式即医学观，是人们观察、分析、处理人类健康和疾病问题的基本观点和方法，反映了医学科学在特定历史时期的总特征。在人类长期的医疗实践中，医学模式经历了从神灵主义医学模式、自然哲学医学模式、机械论医学模式、生物医学模式到生物-心理-社会医学模式的多次转变，受各种医学模式的影响和要求，助产工作及助产学发展呈现不同的特点。生物-心理-社会医学模式要求把传统的以医务人员为主体的干预模式转变为以产妇为中心，保护、支持和促进母婴健康的新模式，鼓励和提倡自然分娩。

（四）新科技革命对助产学发展的促进作用

现代科技革命的发展，使医学研究由细胞水平深入到分子水平，人体内部的有机联系和生命的深刻本质被进一步揭示出来，越来越证实人体是高度完善、复杂、统一的整体。与此同时，由于系统论、控制论、信息论、生态科学、环境科学、行为科学的兴起和发展，进一步揭示了人作为生理、心理、社会因素综合体的复杂性质。传统的生物医学模式受到冲击，系统论、整体观开始成为现代助产学的理论基础和方法论。

新科技革命成果及其在临床护理工作中的应用，是实现临床护理现代化的重要条件。比如：电子计算机技术的发展，尤其是微处理器的大批生产，医用电脑在临床工作中的广泛应用，有利于提高助产工作的质量。现代化诊疗仪器，敏感度、精确度和工作效率较高，有利于对疾病的及时诊断、治疗、保健和康复，能帮助医务人员在较短时间内，以较高质量完成诊疗任务，大大降低助产士的劳动强度，提高效率，节约人力资源。此外，新科技仪器的应用，有利于促使助产士为适应医学技术发展和新的工作条件要求，积极主动地学习多学科的专业理论知识和先进技术，从而提高了助产队伍的科技素质水平和社会地位。

二、助产学在社会中的地位与作用

（一）自从有了人类就有了助产

巴甫洛夫说过："有了人类就有了医疗活动。"生育分娩使人类得以繁衍生息，助产学也应运而生，其发展离不开人类社会发展和医疗助产实践。在其短短百余年的发展过程中，已为促进母婴健康，维护家庭、社会稳定，提高国民基本素质做出了积极贡献。

（二）衡量指标

据《中国妇女发展纲要（2021—2030年）》和《中国儿童发展纲要（2021—2030年）》，我国女性人口超 6.88 亿，0~17 周岁的人口约 2.98 亿，两者合计约占总人口的 2/3。妇女儿童的生存状况和健康指标，能反映一个国家的总体国民健康水平、社会文明程度以及民族未来发展的潜力。保护孕产妇及婴幼儿的身心健康是党和国家的方针政策，也是妇幼卫生事业的崇高宗旨。同时，妇女儿童的健康状况是衡量国家综合国力和社会发展水平的重要指标。

三、助产社会化

（一）社会化

《心理学名词》中，关于"社会化"定义为：个体接受社会教化，习得语言、行为及其内在心理结构，从自然人转化为合格社会成员的过程。经过这一过程，个人走向群体，进入社会，理解和认同社会规范和制度，逐渐成为社会合格成员。社会化过程包括两个相互联系的方面：其一是社会建构个人的过程，即个人通过在社会中学习、接受教育等各种手段，了解和掌握社会知识、技能、价值标准和行为规范的过程；其二是个人建构社会的过程，即个人积极介入社会生活,参加社会实践,对已有的社会经验和社会观念进行再生产和再创造的过程。由此看来,人的社会化过程,实质上就是作为一个"社会学习者"和一个"社会参与者"的人的个性和社会性全面发展的过程。

(二)助产工作的社会化趋势

1. 助产服务的社会化 第一,服务对象从孕产妇个体扩展到社会群体。助产服务不仅局限于女性特殊生理时期的保健需求,还关注以孕产妇及其家庭为单位的社会群体。第二,服务项目从单一扩展到多样。例如,对孕产期保健、饮食结构、精神卫生等方面的保健指导和咨询服务。第三,服务手段由技术扩展到社会和心理。随着社会文明的发展,人们在生理需求基础上更注重心理与社会方面的健康需求。第四,服务范围由医院闭锁式服务,延伸到院外的开放式服务,如产后家庭访视、社区母婴保健指导等。

2. 助产组织的社会化 助产(妇幼)组织就是以维护和增进母婴健康为目标而建立起来的工作群体,它与其他医疗组织构成更大的社会卫生组织系统。1950年,第一次妇幼卫生工作座谈会上提出"改造旧产婆,推行新法接生"的工作方针,在政府的高度重视和大力支持下,助产组织得到了专业发展。至此,一种具有中国特色的助产管理、教育、培训机制及相关执业法规、制度均已初步形成。这也进一步推动了助产组织的社会化发展。

3. 助产传播的社会化 健康知识的传播是有效提高整个社会母婴健康水平的重要手段。因此,加强母婴健康教育,充分利用社会传媒渠道,动员各种社会力量,做好卫生保健知识的宣传、普及,提高其传播的社会化程度,是助产社会化的基本内容之一。对健康知识的传播,传播者的身份和素质十分重要,应重视"意见领袖"的作用;内容应具有科学性、针对性和实用性,根据母婴健康需求,选择贴近其自身实际、针对性较强的内容;传播形式应具有形象性、通俗性和趣味性,采用大众普遍接受、容易理解的宣教语言;传播渠道应具有多样性,充分利用传统媒体和新媒体,特别是结合即时通信工具的时效性,达到信息影响面广、受众多的效果。

四、助产实践中的社会角色

(一)社会角色

《社会学概论》书中对"社会角色",定义为"社会角色是一种行为模式,在该模式规范下,人们的社会身份、地位、权利与义务高度统一,它是成员对于指定角色行为习惯的一种期盼,它是构成群体和社会组织的基础"。在错综复杂的社会关系中,每个人都处于某种位置,居于某种地位,拥有某种身份,担任某种职务,即扮演着不同的社会角色。例如:在医院里,有人以患者的身份出现,这是患者角色;也有人以诊断、治疗者的身份出现,这是医生角色;还有人以助产者的身份出现,这是助产士角色。所以,社会角色可表明人们在社会组织系统中的地位,以及在组织活动中的行为方式和社会作用。

(二)助产士角色

助产士角色正在经历从传统到现代,再到未来的演变过程。传统的助产士被视为类似修女、侍女等角色。随着现代医学模式的改变,助产士从以往单一的照护者角色向多重角色转变,例如决策者、计划者、沟通者、管理者及协调者、教育者及咨询者、研究者及著作者等。助产士担任的角色延伸至更为广阔的领域。

(三)助产士角色的社会化

角色的社会化,是社会通过对个人角色和能力进行规范培养和影响,使其逐渐了解自己在群体和社会结构中的关系和地位,领悟并遵从群体和社会对自己的角色期待,学会顺利完成角色义务的过程。它具有符合一定社会期望的品质特质,是按照社会规定的角色要求支配个人行为的过程。成功的角色社会化,能使人领悟角色的目标期望,把握角色扮演的分寸,并将所扮演的角色规范自觉融入每一项行动之中,减少角色冲突。

社会对助产士角色的权利、义务、职责和行为模式都有较为明确的规范和期望。例如:孕产妇除了对助产士的业务技术有一定的要求外,对助产士的非技术方面因素如仪表、态度、修养、情感等也有普遍合理的期望。那么,如何帮助个人学会开始扮演这一社会角色,并最终成为一名合格的助产士呢? 这就是所谓的助产士角色的社会化问题。助产士角色的社会化,就是通过对助产专业学生的助产伦理道德、职业理念、专业知识技能、心理素质、人文素质等方面的系统教育和训练,逐步将助产职业的行为方式和行为规范内化为学生自身素质的过程。助产教育是帮助个人完成助产士角色社会化的重要手段,包括学校教育和毕业后继续教育两部分。

第三节　社会问题与助产

医学模式的变化标志着人类对生命的认识又向前跨了一步,使人们突破了只从人的生物属性来研究疾病与健康的范畴,丰富了助产学的内涵与外延。因此,必须站在社会学的角度审视社会问题与助产的关系,才能体现助产工作的社会性和重要的社会作用。

一、社会问题的界定

社会问题有广义和狭义之分。人们一般总是把所见所闻的某些消极和不健康的社会现象,或者是自己不能充分理解但又感兴趣的社会现象笼统地称之为社会问题,这就是广义的社会问题,泛指一切与社会生活有关的问题。而狭义的社会问题特指社会的病态或失调现象。

本节具体来谈狭义的社会问题,指在社会运行过程中,由于存在某些使社会结构和社会环境失调的障碍因素,影响社会群体成员或部分成员的共同生活,对社会正常秩序甚至社会运行安全构成一定威胁,需要动员社会力量进行干预的社会现象。可以这样理解:①社会问题是一种超出正常状态的社会现象,偏离了社会正常标准,比如性暴力犯罪;②社会问题对社会全体成员或相当一部分成员有害或不利,比如弱势儿童、贫富差距问题;③社会问题是引起社会公众普遍关注的社会现象,比如环境污染、新发 HIV 感染问题;④社会问题需要依靠社会的力量才能解决的问题,比如青少年犯罪问题。

二、常见的社会问题概述

(一) 人口问题

所谓人口问题,是指在一定区域内,人口的发展与自然资源状况和经济发展水平不相适应,从而影响社会的正常与发展。人口问题通常表现在三个方面:第一,人口数量问题,主要是指人口数量过大或过小,对发展造成一定阻碍作用的社会问题。第二,人口质量问题,反映人口总体认识和改造世界的条件及能力,亦称人口素质。第三,人口结构问题,是根据人口具有的各种不同的自然、社会、经济和生理特征把人口划分成的各组成部分所占比重,如人口的年龄结构、性别结构和地区结构等。

中国是目前世界上人口最多的国家,截至 2020 年约占世界人口 17.5%。我国人口年龄结构正经历着重大改变。生育率下降和人口预期寿命延长,使我国人口老龄化加剧。为缓解低生育率和人口老龄化,我国多次调整生育政策。2013 年 12 月起"一孩政策"被逐渐放开限制,2016 年 1 月起实施了"全面两孩"政策。然而,中国育龄夫妇的生育意愿并未如预期增长,政策调整未能扭转低迷生育趋势。

(二)环境问题

环境问题,是指由于人类活动引起的环境质量恶化或生态系统失调,以及这些变化对人类生产、生活以及健康和生命产生有害影响的现象。环境问题关系到全人类的生存发展。长期以来,人口和经济的快速增长所带来的环境问题让各国担忧。作为当前世界性社会问题之一,环境问题已经呈现出全球化的性质。

据世界卫生组织报道,2016 年全球全因死亡数中约 24% 与环境污染相关;全球每年约有 700 万人死于空气污染,约 91% 的人类居住地的空气中污染物超标。全球经济持续增长的同时,人类也为此付出了沉重的环境代价。一些地区不同程度地存在着水土流失、森林减少、草原退化、人均耕地减少、淡水资源短缺、各种污染严重等问题。环境既是人类生命起源的温床,也是人类进化的必要条件。目前,已有研究证实长期接触环境中的污染因素,可以干扰生殖发育的任何环节,危害生殖健康,从而导致性欲降低或丧失、不良妊娠结局、不孕不育、后代畸形与肿瘤等。环境因素又包括物理因素、化学因素、生物因素、行为因素以及社会因素。这些因素常常交叉重叠,多种因素可能同时产生不良影响。

(三)贫困问题

所谓贫困,从最基本的意义上说,是个人或家庭缺乏必要的资源,因而不能达到社会基本生活水准。但是,这只是一个抽象的概念,人们对于究竟什么是"必要的资源"以及什么是"基本生活水准"很难达成共识。然而,站在全球化角度分析贫困问题,需要国际化视野。

自 1994 年以来,中国先后启动了三轮的"国家扶贫计划",1994—2000 年、2001—2010 年和 2011—2020 年,妇女、儿童和其他弱势群体,尤其是农村和偏远地区被明确列为优先重点帮扶对象。研究表明,贫困或赤贫家庭不仅影响妇幼保健服务的可及性,而且还对儿童后续的认知和社会情绪发展、教育表现、成年后的收入和慢性病患病风险等均可产生负面影响。

(四)弱势儿童

截至 2020 年 11 月,中国完成了脱贫攻坚的艰巨任务,但部分地区不平等的状况依然存在。贫困地区儿童在早期认知和社会情感发展方面存在更多问题,并将影响其后续的学业成就。一项在陕西省贫困县开展的纵向研究发现,儿童发育迟缓在 6 月龄为 13.4%,到 30 月龄时已经增长到 50.4%,远高于同一时期国内城市地区报告的发生率。此外,缺乏清洁水和卫生设施也是生活在部分贫困地区儿童最为常见的环境风险。

另一个问题,受虐待和忽视的弱势儿童在中国并不罕见。2014 年国内调查综述提示,18 岁以下儿童中 32.4%~67.3% 受到躯体虐待,10.6%~67.1% 受到心理虐待,10.2%~25.5% 受到性虐待,22.4%~54.9% 受到忽视。为了改善弱势儿童的现状,政府制定了相应的儿童保护制度。例如,2016 年《中华人民共和国反家庭暴力法》首次从法律上明确儿童在自己家里也需要受到保护,首次提到了涉嫌虐待儿童的举报制度。

三、妇幼保健的意义与举措

妇女和儿童占我国人口的2/3,其身心健康直接关系到家庭、社会的健康与安宁,关系到民族的发展和国家的前途。

(一)妇幼保健的社会意义

1. **有利于优生优育及提高人口素质**　母亲的身心健康水平和文化教育程度将直接影响孩子的哺育和教育,影响着孩子的素质、将来的发展前途以及家庭的生活质量和健康水平。

2. **关系到人类繁衍和民族兴旺**　妇女和儿童的人口基数大,妇女、儿童生存状况和健康指标反映着一个国家的总体国民健康水平、社会文明程度以及民族未来发展的潜力。

3. **促进社会文明的发展**　社会生活的方方面面都是家庭生活的外延,妇幼保健问题不仅是个人和家庭的问题,还直接反映着一个国家的经济水平和发展状况,是衡量一个国家经济和文化发展的尺度。

(二)妇幼的社会保健措施

1. **健全各级妇幼保健机构,提高妇幼保健服务功能**　各级妇幼保健机构的任务是以保健为中心,面向基层,面向群体,在婚前检查、围产保健、计划生育、母乳喂养、儿童保健、健康教育等方面充分发挥作用。

2. **加强对常见病、多发病的社会防治**　开展妇女常见病和婴幼儿常见病、多发病的普查,及时了解和掌握发病的社会病因,制订疾病预防的社会学措施、重点和方向。

3. **提高文化教育水平**　坚持男女平等,提高妇女文化素质、科技素质、心理素质和对社会变化的适应能力,为妇女发展提供内在动力。

4. **改善生活和工作环境**　加强女工劳动保护,避免过重体力负荷、高空作业、井下或冷水作业等不适宜妇女的工种;改进女工劳动条件,改革工艺技术,加强职业卫生防护,消除和控制生产环境中各种有害因素。

四、助产与社会支持系统

(一)社会支持系统

1. **社会支持系统的概念**　社会支持系统是指个人在自己的社会关系网络中所能获得的、来自他人的物质和精神上的帮助和支援。一个完备的支持系统包括亲人、朋友、同学、同事、邻里、老师、合作伙伴及各种社会服务机构。

2. **社会支持系统的形式**　社会支持系统是由国家(政府)支持子系统、社会支持子系统和个体支持子系统组成的结构系统。社会支持对个体身心健康有直接促进作用,社会支持水平越高,则身心健康水平也越高。

(1)政府支持系统:即社会保障体系,是指国家为了保持经济发展和社会稳定,在公民年老、疾病、伤残、失业、遭遇灾害、面临生活困难等情况下,由政府和社会依法给予物质帮助,以保障公民基本生活需要的制度。

(2)社会支持系统:是指非政府团体或组织主导的支持系统,它们的参与程度关系到社会支持系统能否持久地运行下去。如我国各级工会、妇联、共青团等群众团体及志愿者组成的各种社会服务机构等。

(3)个体支持系统:包括家庭成员、亲戚、朋友、同学、同事、邻里、同乡、合作伙伴等。其中以血缘关系为基础的个体支持系统是物质支持与精神支持相结合的典型形式。

（二）助产的社会支持系统

助产属于医疗卫生事业及社会系统中的一个子系统,在实际运行中,社会各因素对助产服务质量有着重要的影响。就我国当前的医疗结构与功能而言,个人、家庭、社区保健服务三者相互依赖、互相影响,具有突出的社会性,也是助产工作社会化趋势的集中体现。

1. 个人的自理能力与自我护理　自我护理,是指人类个体为保证自身的生存,维持和增进健康,而创造和采取的自我保护性行为,是调动个人积极性的自觉保健活动。自我护理一般是针对健康人群和有健康问题但没有自理缺陷的人而言,主要包括:提高自我保健意识,积极主动地进行维护和促进自我健康的各种健身、防病活动,科学、健康的生活习惯、方式的建立;产生疾病后的自我诊断、自我治疗、自我用药、自我休息等。但对于自理缺陷者,要积极地进行干预,如通过护理教育、帮助、引导、支持使其克服心理缺陷,完善患者在家庭、社会中的角色适应,获得自我护理知识与技能。自我护理是助产社会支持系统的首要环节,良好的自我护理状况有利于节约卫生资源,减轻家庭和社会负担。

2. 家庭与家庭护理　家庭是社会的细胞,是个体生活和维护个体健康最基本、最重要的社会环境。家庭护理是以家庭为服务对象,以家庭护理理论为指导,遵照护理程序,家庭护理护士与家庭成员共同参与,对有照护需求的个案及家庭,在自己的居家环境中获得定期性的专业健康照护服务,以达到维护、促进健康与预防疾病的一系列目标活动,包括家庭疾病护理和家庭健康护理。家庭疾病护理主要是为身心障碍、长期卧床及患慢性疾病的个体,提供家庭的健康和保健指导;家庭健康护理,主要是为有健康问题的个体提供维护促进其身心健康的家庭保健指导。家庭护理能够提供促进疾病康复的亲情环境,缓解医疗服务供需矛盾,减轻社会负担。

3. 社区与社区护理　社区是指以一定地域为基础的社会生活共同体,是人们共同生活的社会互动中形成的社会关系网络。社区护理是指综合应用护理学与公共卫生学的理论与技术,以社区为基础,以居民为对象,以家庭为单位,以卫生服务为中心,将医疗、预防、保健、康复、健康教育、计划免疫等融为一体,突出照顾个体生命全过程,提供连续、动态和综合的护理专业服务。社区护理强调促进健康、预防疾病、自我保健及全社会的共同参与,具有快捷、有效、经济等方面的优势。

第四节　助产实践中的社会学修养

基于助产的社会性,从宏观的角度,需要助产学系统、科学地认识助产实践中的各种社会现象、社会关系及有关的社会问题;必须使用科学的方法与手段开展助产实践,保证助产社会学研究的精确性和客观性。因此,社会学的研究方法为助产实践活动的开展提供了科学依据。从微观的角度,作为助产实践活动主体的助产士,需要具备良好的社会学知识、能力和素养,才能提高助产工作质量,满足社会对助产实践发展的需求。

一、助产实践工作的社会意义

（一）母婴健康关系到人类繁衍和民族兴旺

婴幼儿是一个民族、国家的希望,婴幼儿的健康成长关系到民族命运、国家前途和社会未来。儿童健康水平与母亲身体状况有密切联系。一个社会如果没有妇女,人类的生存、延续,社会的存在和发展都是不可能的;社会中妇女的数量、质量对人类的繁衍、民族的兴旺具有十分重要的意义。

(二) 妇幼保健以利于优生优育,提高人口素质

目前全世界已发现的遗传疾病有 7 000 余种,包括各种先天畸形、先天性耳聋、先天愚型、血友病、苯丙酮尿症、先天性心脏病、无脑儿等。据 2022 年研究报告《中国出生人口队列研究》,我国出生缺陷发生率为 2.5%~3.0%,其中最主要的三类出生缺陷疾病为先天性心脏病、泌尿系统和生殖器官畸形、染色体异常。出生缺陷患儿不仅自身终生痛苦,也给家庭和社会带来沉重负担。因此,提高人口素质已成为中国乃至整个世界极大关注的战略性问题,推行优生优育政策正是这种战略的具体体现。而社会人口素质与妇幼保健工作水平密切相关,高水平的妇幼保健工作和措施,能使社会人口的繁衍达到优生优育,从而实现提高社会人口质量的要求。

(三) 妇幼保健有利于社会经济发展

儿童是国家潜力最大的资源和未来的劳动力,儿童健康状况直接影响未来社会劳动力的整体健康状况,并由此制约社会经济的发展。妇女是社会的半边天,对经济发展和社会文明的进步具有突出的作用。社会上的保健及护理工作绝大部分由妇女承担,妇女成为家庭和社区医疗保健服务的主要提供者。妇女健康影响着人类生活的全过程,国民经济、社会和家庭都能从妇女的健康中获益。相反,因妇女健康问题及其造成的出生缺陷,将会给家庭和社会造成沉重的经济负担,成为影响经济发展的社会问题。

(四) 妇幼保健有利于卫生工作目标的实现和社会文明进步

随着全球经济的迅速发展和社会的进步,妇幼保健工作已发展到一个新的历史时期。妇女、儿童占世界人口的大多数,且妇女是生育的载体,儿童健康直接受妇女健康的影响,因此妇女保健更为重要。由于生理和社会原因,在生殖健康领域,妇女承担着比男性更高的健康风险;然而妇女在经济、文化、卫生保健等方面相对男性处于弱势地位,使溺弃女婴、早婚早育、不安全流产、家庭暴力、女性自杀等危害妇女、儿童健康的公共卫生问题十分突出。因此,妇幼卫生工作能否取得成效,妇女及儿童的健康状况好坏直接关系到世界卫生工作战略目标能否实现和社会精神文明能否进步。

【知识拓展】

"健康中国 2030"规划纲要

《"健康中国 2030"规划纲要》(简称《纲要》)是为推进健康中国建设,提高人民健康水平,根据党的十八届五中全会战略部署而制定,由中共中央、国务院于 2016 年 10 月 25 日印发并实施的。

《纲要》中提出,预计到 2030 年,婴儿死亡率由 2015 年的 8.1‰ 下降到 5.0‰,5 岁以下儿童死亡率由 2015 年的 10.7‰ 下降到 6.0‰,孕产妇死亡率由 2015 年的 20.1/10 万下降到12.0/10 万。同时,完善国家计划生育技术服务政策,加大再生育计划生育技术服务保障力度。全面推行知情选择,普及避孕节育和生殖健康知识。《纲要》中再次强调,提高妇幼健康水平,实施母婴安全计划,倡导优生优育。

二、助产实践中的社会学方法

(一) 助产社会学方法的含义

人是生物、心理、社会因素的综合体,而人的本质在于其社会属性。所谓助产社会学方

法,就是在助产实践中,针对孕产妇及婴幼儿的状况,找出影响母婴生理、心理健康的社会因素,并掌握各因素之间的相互关系所运用的社会学分析方法。在助产实践中能够掌握并运用社会学方法,是助产社会学修养的体现,有利于深化对健康本质的认识,丰富医疗、保健服务的手段,提高医疗服务质量、改善医患关系,促进助产学的发展。

(二)助产社会学方法的整体性原则

1. **社会整体性** 社会学分析立足于整体。社会整体性是指根据整个社会疾病谱、死因谱的新变化,着眼于主要由社会因素促成的孕产妇死亡、妊娠期及产褥期相关的慢性疾病、胎儿畸形、婴幼儿意外死亡等的社会综合防治。随着现代医学模式的转变,助产人员所要解决的是人类生命整体健康观问题,特别是帮助处于人类生命特殊阶段的孕产妇和婴幼儿避免死亡和伤残的风险。对上述问题的社会防治工作,单靠医务人员的力量和单纯的医学、助产技术手段远远不够,它需要卫生系统和社会其他部门共同参与,从整体上加以把握,才能取得最佳的社会效果。

2. **群体的整体性** 是指适应现代医学模式的整体医学观要求,把妇幼人群作为整体,着眼于对这类特定人群的疾病预防和健康保健工作,以有效地控制特定地区的孕产妇死亡率、儿童死亡率等,进一步保护和促进孕产妇和婴幼儿身心健康。既要给社区内孕产妇和婴幼儿提供全面的、系统的服务,又要对特殊孕产妇和婴幼儿提供针对性的措施。

3. **个体的整体性** 即把个人视为生物、心理、社会因素的综合整体,并以此当作分析、解决问题的出发点和基础。人们由于社会地位、社会经历、文化素养、人格特征等方面的不同,其社会、生物、心理因素会有种种特点。例如,不同孕产妇对待分娩均会产生不同的认知和态度,只有注意个人的差异、特点,具体问题具体分析,才能取得良好的实践效果。

4. **工作的整体性** 把握助产工作内部的各助产士、孕产妇、任务、程序、信息、管理等环节及各环节之间的联系;把握助产与医疗工作的整体性;把握助产与医院其他辅助业务、行政、后勤等部门工作之间的整体性。

(三)助产社会学研究程序

通常一项社会学研究都必须经历选择课题、拟定计划、实施调查和分析总结四大阶段。作为社会学的一个分支,助产社会学也遵循这样的研究程序。

1. **选题** 在选题阶段,研究者的主要任务是提出研究课题、确定研究题目,它包括选择课题、建立假设、概念操作化三个小阶段。课题和题目决定着研究的领域方向,而选题是否恰当是能否成功开展课题研究的前提条件。除了个人兴趣、能力、价值观之外,选题首先要考虑开展研究的必要性和可行性。

2. **设计** 设计阶段包括研究设计、抽样提纲设计两个小阶段。研究设计,要求研究人员在已选定的研究课题和研究假设的基础上,拟定调查研究的具体方案。抽样提纲设计,是研究设计的具体化,设计一个科学合理的抽样方法和调查提纲,是设计阶段的一项重要工作。

3. **实施** 实施阶段的主要工作是根据研究方案进行实地调查和资料收集。收集资料的方法有访谈法、问卷法、观察法、文献法等多种方式。

4. **总结** 总结阶段是将实施阶段中收集的资料进行整理、分析,并从中得出规律性的结论,包括资料整理、资料分析、撰写研究报告三个方面的内容。

(四)助产社会学研究的基本方法

1. **文献法** 是间接收集情报资料的方法,从档案、报纸、书刊、报表以及历史资料等各种文献资料中,采集研究所必需的资料,是利用第二手材料的方法。此法一般分两步:①收集各种可能记载有关资料的文献;②对文献内容进行分析。文献分析的关键在于找出真正能够用作经验研究基础的原始性质的事实资料。原始性质的事实资料是指未经思维加工而被直接记载在文献中的,反映事物本来面貌的材料。文献法适用于研究那些较长时间内较为稳定的现象,如人口、经济、教育、家庭等。

2. **访谈法** 是指调查者与被调查者通过有目的的谈话,而收集研究资料的方法。按照双方接触方式的不同,访谈法可以分为两种:一是直接访谈,即面谈,包括个别访谈、小组谈话及座谈等;二是间接访谈,即以电话等通讯手段作为媒介的谈话。调查者应注意以下几点:①在访谈之前,调查者应该熟悉问题和被访者;②调查者应该对问题保持中立态度,不能做引导性提问;③在访谈过程中,既要尽量保持活跃的气氛,又不脱离中心问题;④随时观察被调查者的情绪、态度的变化;⑤保持平等态度,尊重被调查者。

3. **问卷法** 是通过填写问卷或调查表来收集资料的方法。问卷法包括信函法、集中法和网络法。信函法是将调查表寄给调查对象,由调查对象填好后寄回调查者的方法。特点是代表性强,调查范围广,不受地点限制,但适应面较窄,回收率较低。集中法是将调查对象集中起来,当场发放调查问卷,应答者独立完成后交回,也可由访问员根据被调查对象的口头回答来填写问卷。特点是快速、成本低、回收率高。网络法是将调查问卷设计在网页上,或通过移动媒体发送的方式进行调查的方法。特点是费用低、便于分析,但难以保证样本的代表性。

4. **观察法** 是指观察者根据研究题目,有目的地利用感觉器官或借助科学仪器直接或间接对研究对象进行观察,以取得相关资料的方法。观察法是一切科学研究的基本方法之一,观察法要求观察活动要有系统性、计划性和目的性,观察者须进行培训,而且要求观察者对资料进行整理与分析,对所观察到的事实作出实质性和规律性的解释。

5. **参与法** 是现场观察法的另一种形式。调查者直接融入研究对象的日常生活中,与他们共同生活(如同吃、同住、同活动),以便进行观察,深入了解研究对象的活动规律和特点。参与法成功与否主要取决于观察者能否被观察者所接纳。

6. **实验法** 社会实验方法是人们根据研究目的,人为地控制和模拟社会现象,排除干扰,突出主要因素,按照设计的环境和程序,对研究对象加以观察、记录、分析以发现社会现象的因果关系、依存关系或比较各种变化结果的方法。实验法,有自然实验法和实验室实验法。自然实验法是在自然状态下进行的,实验过程中采用单盲法或双盲法,有效地减少主观因素的影响。实验室实验法是通过人为控制或改变某些条件,测定人或动物的具体心理现象,揭示实验对象的活动规律,考察某些社会现象之间因果关系的方法。

【**学习小结**】
本章学习小结见图5-1。

【**问题与讨论**】

1. 助产社会学的研究对象和主要内容是什么?

2. 如何发挥助产实践中的社会支持系统及作用?

3. 案例分析

患儿小虎,2岁时因主诉"坐不稳,不能爬行、行走,不会讲话,对外界反应稍迟钝"入院,后被诊断为"脑性瘫痪"。患儿母亲代诉,生产时由于胎儿头部过大,曾因难产导致孩子窒息缺氧,出生后孩子的面部与全身皮肤呈青紫色,在保温箱治疗两周后病情好转出院。之后家

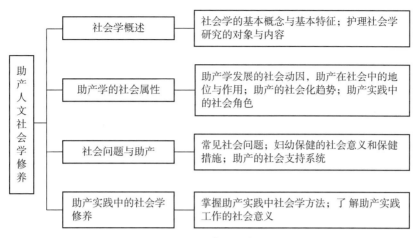

图 5-1　学习小结

人发现孩子运动发育迟缓。目前患儿已经 4 岁,一直在医院接受运动治疗、物理治疗和中医治疗等。母亲表示,"自从孩子得了脑性瘫痪,因为经常要带孩子去医院治疗,我就辞去了工作。只有孩子爸爸一个人打工赚钱,家庭经济压力很大""我出门走亲戚时,不敢带孩子,怕别人议论"。目前在我国 0~6 岁儿童脑瘫总患病率为 0.23%,且有逐年升高趋势。由于脑瘫病程长且护理难度大,类似小虎家庭的家长将面对经济、身体、心理和家庭关系等多重困难。

结合助产工作,我们如何提高脑瘫疾病的防治措施? 结合社会支持系统理论,如何从多方面帮助脑瘫患儿家庭减轻负担?

【教学活动】

本章学习主要采用课堂讲授法,通过讲授使学生掌握助产社会学修养的理论与知识;通过案例分析、小组讨论、课堂演讲等方法,能有效提升助产实践中的社会学意识和能力。

（屠乐微）

第六章

助产人文关怀中的美学修养

【学习目的】

学习本章的目的在于明确美学修养在助产士职业素养中的作用,通过学习,逐渐提高自身的美学修养,正确塑造美好的助产士专业形象,为今后的临床助产实践打下良好的基础。

【学习要点】

本章介绍美学修养的主要内容、助产士专业形象的塑造和助产人文关怀中的审美实践。具体包括美的定义、美的本质与特征、形式美、美的基本范畴、美感与审美、助产士专业形象美的塑造、助产工作中的审美实践等知识。

【案例导入】

35岁的小青是一位幼儿园教师,孕30周。近期发现脸上出现了妊娠斑,且因近期胎儿长得较快,有轻度贫血,脸色和唇色苍白。

今天又到了去医院检查的日子,她看着镜子中的自己,默默地叹了口气,决定给自己化个淡妆,抹点口红。小青的妈妈看到了,说:"都已经怀孕了就不要太在意自己的形象了,哪个女人怀孕是好看的?抹口红对宝宝不好。"坚持要小青把口红擦掉。小青听了很生气,觉得妈妈不理解自己,因为只请了半天假,家里又没有其他人,两个人气呼呼地来到产科门诊。

作为产科门诊的护士,你能帮着解决她们之间的矛盾吗?

在自然界中,任何物种的延续都离不开生命的孕育。女性,作为人类生命延续的主题,从受孕、怀孕到分娩,都离不开助产士的关怀、照顾。然而,孕期因体内激素水平的变化而导致的容貌和形体的改变,对于女性的身心都有不同程度的影响。因此,助产士应注重加强自身的美学修养,帮助孕产妇愉快地度过这人生中重要的时期。

第一节　概　　述

爱美之心,人皆有之,从生活中发现美、感受美、欣赏美、创造美,可以说是人类特有的心理和精神的需求。在现实生活中,到处存在着美,绚丽夺目的大自然风光、丰富多彩的社会生活、巧夺天工的艺术精品,令人神往和陶醉。美的领域和世界一样浩瀚,美的步履与人类的历史一样漫长。从某种意义上说,人类文明的历史就是人类对美的向往和追求的历史,是人类不断认识和把握美的规律、利用和发挥美的功能的历史。

一、美学的定义

真、善、美是人类文明的三大鼎足。人们对"美"的诸多问题的探讨、研究与认识,形成了一门独立的学科——美学。

从美学诞生之日起,关于美学的争论就一直存在,至今没有一个十分统一的意见,关于美学的争论主要有以下几种观点。

观点一:认为美学的研究对象是艺术,美学就是艺术哲学。古希腊亚里士多德的《诗学》,开以艺术作为美学研究对象之先河。黑格尔则把美学定义为"艺术哲学"或"美的艺术的哲学",认为美是对各种艺术一般原理的研究和概括。

观点二:认为除了艺术之外,美学还应该研究各种客观现实的美,要求把美学研究从艺术哲学的范围扩展到现实美的领域。

观点三:认为应以审美的态度去对待现实。人们在社会生活中感兴趣的所有事物,都包含着人对现实的审美关系。在这一关系中,审美主体在审美对象的作用下,必然会产生喜、怒、哀、乐等不同的感情和情绪。这些感情和情绪是一种愉悦的精神享受,使人们受到感染和教育,从而帮助人们认识和改造世界。

马克思主义的诞生为美学的发展开辟了广阔的前景。马克思主义美学为美学提供了一个科学的哲学基础,即辩证唯物主义和历史唯物主义;提出美学研究的原则,即理论与实践相统一,逻辑与历史相结合;提出美是社会实践的产物,是人的本质力量的对象化,是物化了的人的本质、个性和生命;提出"劳动创造美"的基本美学命题,并阐述创造美的规律,即对象的规律性与人的目的性的统一。

纵观美学的历史及其发展趋势,其可以概括为美学是以艺术与审美活动为主要对象,研究客观世界的美和人对美的感受的一门学科。

二、美的本质与特征

美是人类社会和历史发展的必然结果,是人类一直追求的精神需求。人类社会在欣赏美、追求美、创造美的过程中,不断思考问题,"美是什么""美能带给我们什么"。由于美形式的多样性以及对美主观感受的差异性,似乎任何一种定义都难以全面概括美的本质。马克思主义实践观点的出现,为解开美的本质之谜奠定了坚实的理论基础。

(一)美的本质

马克思认为,美是社会实践的产物。美既与对象的某种特殊性质有关,又离不开主体一定的心理条件。即应该从主体和客体的相互关系中揭示美学之谜。而联系主体与客体的桥梁就是人类的社会实践。在实践过程中,一方面,人的主观目的、计划、方案在审美对象中得到实现,转化为客观存在的物质;另一方面,客体被改造成为符合人的主观目的的审美对象。正是主、客体的这种相互作用、相互渗透,隐藏着美的本质。美的本质根源于社会实践,实践使一些客观事物的性能、形式具有审美性质,最终成为审美对象。

人类通过生产劳动,创造出自己所需的产品,这些产品上凝结了劳动者的智慧和才能,体现了人的本质力量,能给人带来喜悦和欢愉,并从中获得美的享受。这种愉悦和快感就是最本质意义上的美感,而引起这种快感的对象,就是美的对象。

简而言之,美的本质就是以人的物质形式显现出对人的本质力量的肯定和确证。

（二）美的特征

美的本质是内在的、抽象的，但美的现象则是丰富多彩、千姿百态的具体事物，与世上其他事物相比具有其自身特点，即具有客观社会性、形象性和感染愉悦性。

1. **美的客观社会性**　美是人类社会实践的产物，具有某种直接或间接对人类有益的、实用价值的特征，即美的客观社会性。由于社会发展和生产力水平的不同，人们的美感也是不同的。比如在原始社会，人们认为凡是有用的、有益于人类生存的就是美的；而到了现代社会，美逐渐摆脱了实用观念的束缚，人们更多追求精神层面的愉悦和享受，美更多表现在陶冶人的精神方面，丰富人们的精神生活，培养人们的高尚品格。这就是美的社会性所决定的。

美不仅具有社会性，还有客观性，是不以人的主观意识为转移的客观物质的存在。无论是一处优美的自然风景，还是一部小说、一幅名画，这些美好的事物总是独立存在的，并且具有事物的自然属性，正如音乐美离不开音符，绘画美离不开色彩，文学美离不开语言。因此，一切审美对象，都既有社会性因素，也有客观物质性因素，它的美学性质和意义是由于它的自然性处在人的社会关系之中而对人的生活起着积极作用的结果。

助产士在执业过程中往往面对产妇的整个家庭，根据对美的客观社会性的理解，凡是有利于孕产妇生理舒适和精神愉悦的情景、事物都可体现美的客观社会性。因此，通过学习美的客观社会性，就能发现问题的本质，理解孕产妇生活中那些不符合审美观念的现象，从而理解、包容他们，而不是批判，这样才能构建和谐的助产社会环境。

2. **美的形象性**　形象性是美最基本的属性，美的生命力在于形象的显现，人们要认识对象的美，必须以形象的直接方式去感知对象，而不是用抽象的感性形式。人们在欣赏美的时候，总是首先被审美对象的线条、色彩、节奏、韵律等形式因素所打动，并体验到其中的情感意蕴，激起种种审美感受。离开了事物的感性形象，也就无所谓审美了。古往今来，无数文人墨客在领略了黄山的美以后，写下大量的文章供我们阅读，我们从阅读中了解了黄山的美在于"奇松、怪石、云海"等，它可以引起我们的兴趣，但如果我们没有身临其境，是不能体验到真正的美感，享受那种愉悦的感觉。

在助产执业人际交往中，美的形象性与我们的外在和内在形象密切相关，作为专业人员，应正确树立符合人们审美观念的职业形象，因为并非有形象就是美好的，丑也是有形象的，美的形象是内容与形式的统一。助产士在人们心里有约定俗成的美的形象，被比作生命的守护神、天使，一袭白衣，纯洁无暇，有着纯洁的心灵、高尚的情操，带着一份微笑，穿梭在产房里，不求回报只求奉献。

3. **美的愉悦感染性**　美学之父康德认为"美感就是快感"，是"唯一无利害关系的自由的快感"。只有给人带来愉悦感的形象才是美的，而感染性是美最显著的特征，美诉诸于人的情感，能引起人们不由自主地喜爱、激动、心旷神怡，在精神上得到愉悦和满足。中国先秦有"美善相乐"，古希腊也将美善并论，当人们被审美对象深深感染时，会产生一种不含物质的、功利的、实用的、目的性的、主观的愉悦情感色彩。个体的精神愉悦性呈现一种逐渐深化的过程，中国古代文化将美感分为"应目""会心""畅神"三个境界，即"悦耳悦目""悦心悦意""悦神悦志"。

美的感染愉悦性在现实社会中被普遍应用，最近几年各行各业最美形象的评选活动，其目的就在于当我们在欣赏美好事物并被其深深感动时，能引导人们内心善的发现，并努力改变自身的形象使其向审美对象看齐、靠拢。助产学专业不同于其他专业，在照护孕产妇的过程中往往会感受到母亲的伟大,从听到的第一声新生儿啼哭中感悟到生命的力量和希望。这种专业美的感染性是其他专业所没有的,很多助产士的职业体验访谈中都提及这种专业美将内化成对专业的热爱。

三、形式美

形式美是在人类长期的生产劳动实践中形成并发展起来的,并不完全等同于美的事物的外在形式,而是内容和形式的统一,是人类社会对客观事物共同本质特征的抽象和概括的结果。

(一)形式美的概念

广义的形式美是以美的事物的感性外观作为独立的审美对象而显现出来的美。狭义的形式美是指构成事物的物质材料的自然属性(色彩、线条、形体、声音等)及其组合规律(比例、节奏、韵律等)所呈现出来的审美特性,是一种具有相对独立性的审美对象,具有抽象性和时代性。这里主要介绍狭义的形式美。

(二)形式美的基本要素

1. 色彩　色彩是光作用于物体所给予人的一种视觉反应,是构成形式美的重要因素。色彩具有情感性,能刺激影响人的情感或情绪。波长较长的色彩会引起扩张反应,较短的会引起收缩反应。暖色引人接近,如红色和黄色给人以温暖、热烈和喜庆的感觉;冷色让人冷静,如蓝色和紫色给人以寒冷、沉静的感觉,绿色则给人以生机盎然的感觉。鲜艳明亮的色彩可以使人兴奋,晦暗混浊的色彩则使人压抑。

2. 线条　线条可分为直线、曲线、折线三大类。直线中,粗直线具有厚重、强壮感,细直线则有明快、敏锐感,水平线有平静、安宁感。曲线能给人柔和、流畅的感受。折线给人的是动态和灵巧的感受。线条被较多地运用于建筑、雕塑、舞蹈、绘画、书法等领域。如在建筑艺术中,希腊式建筑多使用直线,罗马式建筑多使用弧线,而哥特式建筑多使用相交成尖角的斜线。

3. 形体　形体以线条为基础,由点、线、面按一定规律组合而成。不同的形体能给人不同的审美感受,圆形和球形给人以柔和完美之感,方形则给人以方正、刚直之感,正三角形给人以安稳的感觉,倒三角形则给人以倾危感。中国的太极图首尾相衔,彼此包容,象征周而复始、循环往复。

4. 声音　声音是由听觉器官所感知的美。古希腊人通过对声音的研究得出结论:A调高扬,B调哀愁,C调和谐,D调热情,E调安定,F调激荡,G调浮躁。近代实验研究显示,声音不仅影响人的神经,而且对血液循环、脉搏、呼吸都有一定的影响。不同声音的刺激会使人产生不同的情绪反应,低音凝重深沉,高音高昂激越;强音振奋,弱音柔和;急促的声音使人紧张,缓慢的声音让人舒缓,噪声则使人烦躁不安。

(三)形式美的基本规律

形式美的规律是人类在长期审美实践基础上总结而来的,主要有齐一与参差、对称与均衡、调和与对比、比例与尺度、节奏与韵律、多样与统一等。

1. 齐一与参差

(1)齐一:又称整齐一律、单纯齐一,是人类最早发现,也是最简单的形式美,它由各种物质材料按相同方式排列所形成,无论形体、色彩、声音或动作都无明显的差异和对立因素,能给人一种秩序感。如蔚蓝的天空、湛蓝的大海、皑皑的白雪,以色彩的单纯给人纯净感;又如受阅的队列,从人员的身材、服装到动作的整齐划一,让人感受到集体的力量。单纯齐一的形式美常被应用于商品造型和公共建筑中,它让人感觉规范,但也难免有单调之感。

(2)参差:是指各种形式材料的组合错综变化,但并不是杂乱无章、支离破碎,而是在齐一中求变化,使形式错落有致,富有变化和活力。

2. 对称与均衡

(1)对称:指其形式各要素在上下、前后、左右的相同或均等。左右对称是对称的基本形式,上下、前后对称是左右对称的移动。对称首先是生物体自身结构的一种符合规律的存在形式。如人的眼睛、耳朵、四肢的对称,蝴蝶的翅膀,鱼类的鳍,植物的叶脉等。对称形式之所以被认为是一种美,是因为它体现了生命体的正常发育状态。生物医学研究显示,人和生物依赖于视觉与神经网络的传导感知认识世界,而对称的形体、外表和图像最能为神经网络感知,并在神经网络中留下深刻烙印。同时,人类在长期的社会实践中也认识到对称的形式美具有平衡、稳定、协调、庄严、安全的特性,因此在现实生活中被广泛运用于建筑、绘画等艺术作品的创造。巴黎圣母院、埃菲尔铁塔、天安门前的华表与金水桥,无不显示出对称之美。

(2)均衡:均衡是对称的一种变体,处于中轴线两侧的形体量大体相等而形状并不完全等同,只是大小、虚实、轻重、粗细大体相当。均衡比对称显示出更多的变化,静中有动,给人以自由、活泼的感受,在绘画、雕塑、建筑等造型艺术中常被采用。我国诗词、对联艺术中十分讲究运用这种形式美的法则。

3. 调和与对比

(1)调和:调和是在矛盾差异中趋向一致。在调和中,各种形式因素基本上保持同一格调、同一基色。色彩中的红与橙、橙与黄、黄与绿、绿与蓝、蓝与青、青与紫、紫与红等,就属于调和色。音乐上的和声,声乐中的二重唱、四重唱属于声音的调和。调和给人以协调、融合、宁静之感。

(2)对比:对比是在矛盾差异中倾向于对立,有反差大、跳跃的特点,使人产生鲜明、醒目、振奋、活跃的感受。色彩的冷暖,光线的明暗,体积的大小,声音的高低,均可形成对比。"接天莲叶无穷碧,映日荷花别样红"是色彩的对比;"大漠孤烟直,长河落日圆"是形体的对比;"蝉噪林逾静,鸟鸣山更幽"是声音的对比。

4. 比例与尺度

(1)比例:比例是事物形式要素中部分与整体、部分与部分之间合乎一定数量的关系。匀称的比例关系,会使物体的形象呈现严整、和谐之美。如人体面部的"三庭五眼",黄金分割的比例关系,中国绘画中的"丈山、尺树、寸马、分人"之说等。日常生活中的许多物品,如报纸、图书、邮票、照片等,也大都采用一定的比例。

(2)尺度:尺度是同一事物形式中的整体与部分、部分与部分之间恰如其分的比例关系,以人的尺寸作为衡量标准,比人小的感觉优美,比人大的感觉壮美,大到把握不住的感觉崇高。

5. 节奏与韵律

(1)节奏:节奏是指事物运动过程中力的强弱变化有规律地组合起来。自然现象中的日出日落、月圆月缺、寒来暑往、潮涨潮落,人的日出而作、日落而息,均体现了节奏。

(2)韵律:韵律是一种富有情感色彩的节奏,比节奏内涵丰富,它在节奏基础上形成,并被赋予了一定的情调,呈现出特有的韵味和情趣。古典诗词押韵、平仄、对仗等形成诗词的韵律。音符的有机组合构成音乐的韵律。韵律使人感到生动、充满情趣。

6. 多样与统一

（1）多样：多样指构成整体的各个部分形成要素的差异性，体现各个事物个性的千差万别，构成变化无穷的大千世界。

（2）统一：统一则指这种差异性的协调一致，体现各个事物在形式上的共同性。多样与统一是把有差异的多种要素有机组合起来，在整体中融合，消除差异性，寓变化于统一，是对齐一参差、对称均衡、比例尺度、节奏韵律等规律的集中概括。

以上形式美的规律都不是绝对的，随着人类审美领域的不断扩大，审美能力的不断提高，形式美也会发展出新的规律。

四、美的基本范畴

美的基本范畴包括优美、崇高、悲剧和喜剧等。研究美的基本范畴有助于从各个角度进一步揭示美和审美的本质，使人们更加自觉地进行美的欣赏、美的创造和审美教育活动。

（一）优美

1. 优美的概念 优美是一种优雅的、柔性的偏于静态的美，是美最常见的形态之一。其基本特点在于和谐。

2. 优美的表现形式 优美的具体形式表现为清新、秀丽、柔媚、娇小、纤细、精巧、淡雅、幽静、轻盈等。在社会生活中、自然界中和艺术作品中，优美又有不同的特点。

（1）自然界中的优美：自然界中的优美侧重于和谐统一的形式，能唤起人们愉快情感的事物，都可认为是优美的。"水光潋滟晴方好，山色空蒙雨亦奇。欲把西湖比西子，浓妆淡抹总相宜。"苏轼从湖光、山色等自然形式来揭示和表达杭州西湖的优美。

（2）社会生活中的优美：社会生活中的优美侧重于内容。社会生活中的优美对象主要是人及其行为。优美的人既要有外在的形体美，又要有内在的心灵美。比如优雅文明的举止，和蔼可亲的态度和谈吐，自然灵活的动作等。社会生活中的优美是外在美和内在美的和谐统一，更重要的是内在的心灵美，是关乎人的人格魅力、思想情感、精神情操等方面的美。

（3）艺术作品中的优美：艺术作品中的优美是艺术家对现实中优美的提炼加工，因而更加鲜明。艺术中的优美体现在人物形象的塑造、场景描写、布局、风格、节奏、韵律等各个方面。如芭蕾舞《天鹅湖》、杨丽萍的《孔雀舞》、约翰·施特劳斯的《蓝色的多瑙河》等都是内容和形式相结合的优美艺术品。

3. 优美的本质和特征

（1）优美的本质：是主体和客体的和谐，是内容和形式的和谐。优美的本质不仅表现了人与自然、人与社会的和谐关系，更是说明了人与世界的和谐关系，是人对这种和谐状态的肯定。

（2）优美的特征：主要包括和谐感、自由感和纯形式感。

1）和谐感：是优美的根本特征。优美在形式或形态上显得完整、和谐、优雅。在内容上，优美事物的各要素处于一种和谐状态之中，相互交融，浑然一体。在整体感觉上是一种和谐感，如风和日丽、鸟语花香的自然景色，典雅文静的人物形象，柔和的线条，调和的颜色，舒缓的节奏等。它们给人的都是和谐、安静的审美享受。优美是人与自然、人自身内部处于和谐状态的一种美感经验，伴随着舒畅、轻松、欢快与明朗的感觉。

2）自由感：优美是一种规律性与目的性的统一，是人与客体两者关系的和谐统一，它的心理反应模式是一种自由自在、无忧无虑的感觉,这种一切都合乎人的存在目的的自由感,仿佛整个世界都是按人的存在目的而安排的,一切都那么安闲、平静而静穆。

3)纯形式感:唤起优美感的形式,多具小、柔、轻、媚、精、润、秀、纯等特征,它给人以轻松愉快、赏心悦目、心旷神怡的审美感受。无论是现实中或艺术中的优美都以其温和、柔弱、清秀、淡雅、轻盈、纤细等形式表现出来,给人以美的享受,这是优美最基本的表现形式和基本的审美属性。

(二)崇高

1. 崇高的概念　崇高指对象以其粗犷、博大的感性形态,强健的物质和精神力量,雄伟的气势,给人以心灵的震撼,进而受到强烈的鼓舞和激励,引发人们产生敬仰和赞叹的情怀。它近似阳刚之美的形态,但比阳刚之美更伟岸、更肃穆。

2. 崇高的本质和特征

(1)崇高的本质:马克思主义观点认为,崇高与优美一样,都是人的本质力量在对象世界的感性显现。它同优美的区别在于,优美体现了人的本质力量与客体在对象世界的和谐统一,而崇高则体现了这种本质力量与客体在对立冲突中的统一,这就是崇高的本质。

(2)崇高的美学特征:崇高的特征体现在实践的主体与客体处于激烈的矛盾状态中所显示出的伟大精神和力量,是一种圣洁的美、庄重的美、伟大的美。比如巍巍泰山、滔滔长江、万马奔腾等。崇高美的心理过程,在于人与对象之间的冲突和挣扎,并由此唤起人的理性、使命、勇气、理想和自我尊严,来抗衡对象形式上的无限和绝对并努力超越之,从而由恐惧转向愉悦,由惊赞转化为振奋,使人惊心动魄、心潮澎湃,催人奋进。康德对崇高所引起的心理特点做了比较准确的说明:"(崇高)把我们心灵的力量提高到超出惯常的凡庸。"主体在崇高对象面前感到凡俗平庸,从而唤起昂扬的情绪和奋发的意气,要去学习对象、赶上对象,从而提升了自己的精神境界。

(三)悲剧

1. 悲剧的概念　作为美学形态的悲剧,是指美的一种特定表现类型,是一种悲剧性的矛盾冲突。现实生活或艺术中那些作为实践主体的肯定性社会力量,在具有必然性的社会矛盾冲突中,遭到不应有但又不可避免的苦难或毁灭,从而引发悲痛、同情和感同身受的一种审美过程。悲剧的审美是从悲哀、恐惧、痛苦和怜悯等情绪开始,在短暂的情绪压抑之后,使人产生感动、惊奇甚至产生令人鼓舞、赞叹和钦佩的感情,从而使人的情绪得到宣泄、灵魂得到洗涤、思想得到提升,最终体验到悲剧审美的美感。

2. 悲剧的本质和特征

(1)悲剧的本质:作为美学范畴的一个概念,悲剧是美的一种独立存在形态。在美与丑的矛盾冲突中,它是以美暂时被压倒作为其基本点,以代表社会先进力量的实践主体暂时遭受挫败为其基本内容,从而展示斗争的艰巨性和主体的顽强性,以及美必定战胜丑的历史必然性,激发人们从中间接感受到实践主体的巨大本质力量,使人们心灵得到净化,精神得到提升,获得美的陶冶与享受。恩格斯在评论拉萨尔的剧本《济金根》时曾说:悲剧是"历史的必然要求和这个要求的实际上不可能实现之间的悲剧性的冲突"。悲剧本质在于客观现实中的矛盾冲突,这种冲突有其客观的历史必然性。

(2)悲剧的美学特征:悲剧是通过正义与非正义性质的冲突,显示强大的非正义力量对正义力量的暂时性压倒,具有一定的历史发展必然性。悲剧的特征主要有以下几种。

1)必然性:悲剧人物的不幸、痛苦和灭亡必须具有一定的历史条件下的社会必然性,不以人的主观意志为转移。

2）正面性:真正的悲剧人物往往在某些方面或多或少与特定历史时期的人民群众的精神性格、思想感情等正面素质相通。悲剧表现的是邪压倒正,假、恶、丑压倒真、善、美,是有价值的事物遭到毁灭,因此悲剧人物的思想性格应具有某种或某些正面值得肯定的东西。

3）乐观性:悲剧是对正面人物高贵品质的肯定,因而是充满乐观主义精神的。悲剧的结局虽然以美的毁灭而告终,但悲剧在本质上是乐观的而不是悲观的,是通过美的毁灭来达到肯定美、否定丑的目的,是用悲的方式来激发人们对美的追求。因此它是悲而不伤,痛而不绝,悲壮慷慨,充满乐观的。

（四）喜剧

1. 喜剧的概念　泛指艺术中乃至生活中一切令人可笑的对象。喜剧是通过美对丑的嘲弄、否定和揭露,真实地展示新事物淘汰旧事物、新生力量战胜腐朽势力的历史过程。

2. 喜剧的分类　喜剧的表现形式多种多样,一般说来可分为两种,即否定性喜剧和肯定性喜剧。

（1）否定性喜剧:通过滑稽、讽刺、诙谐等手法揭示陈旧的生活方式及丑的事物的伪装,使其原形毕露,产生喜剧效果,如莎士比亚的《威尼斯商人》。

【知识拓展】

一磅肉契约

高利贷者夏洛克是个极度贪婪自私的人,他诱使安东尼奥签下了"一磅肉契约",即不能还钱时要从借贷人身上割下肉来偿还。见义勇为的才女鲍西亚巧妙设计,允许夏洛克割下一磅肉,但不能多也不能少,而且不能见血,结果使夏洛克在法庭上败诉破产。

——莎士比亚《威尼斯商人》

否定性喜剧的审美机制在于丑的本质与美的假象之间的严重失调,否定了丑也就肯定了美,讽刺引出的笑声鞭挞和揭露了丑恶的本质。

（2）肯定性喜剧:通过善意的讽刺、幽默,运用巧合、误会等表现形式,对正面人物进行歌颂,如《三毛流浪记》《七品芝麻官》等。

肯定性喜剧的人物都是正面人物,喜剧中的丑往往是外形丑陋或言行倒错、背理等,而其本质是美好的、善良的。喜剧中引出的笑声是一种善意的、赞美的笑,歌颂生活中健康、新生的事物。

3. 喜剧的本质和特征

（1）喜剧的本质:喜剧是以笑为形式,否定生活中的不协调,从中肯定生活中美的艺术、美的社会现象。喜剧的本质特征是它在美与丑的矛盾中,以美压倒丑为其基本点,以内容与形式、动机和效果相互矛盾的行为、事件为基本内容,引起人们发笑,直接或间接地肯定人的本质力量,给人们以精神上的满足,获得某种审美感受。

（2）喜剧的美学特征:喜剧与悲剧不同,在美与丑的矛盾中,美居于主导地位、支配地位,通过美对丑的直接否定来肯定美,从而显示人的巨大本质和力量,其特征主要有以下几种。

1）引人发笑的表现形式:喜剧在其具体形式上,主要表现为以假乱真、当众出丑等。笑是喜剧的最基本表现形式,也是喜剧在欣赏者生理上的集中反映。从笑中肯定生活中的美的艺术、美的社会现象及生活现象,否定生活中不协调的现象。由于喜剧的多样性,笑也是各种各样的。但喜剧的笑不是纯粹的生理反应,而是人的心理活动的表现,是人们在感悟后而引发的带有强烈刺激性的笑。喜剧来自笑,通过笑的形式才得以实现人格的轻松。只有当笑用于否定丑、肯定美时,才构成喜剧。在笑中,现象缺陷遭到否定,而现象美的本质得到肯定。

2)在倒错中显真实:喜剧艺术的特点是"寓庄于谐"。"庄"是指喜剧的主体思想体现了深刻的社会内容,"谐"指的是主体思想的表现形式是诙谐可笑的。因此,喜剧艺术是用倒错、荒谬、背理等形式来表现事物的深刻社会内容。如陈佩斯和朱时茂的小品《警察与小偷》、卓别林的《摩登时代》等,以倒错的形式揭露本质,使讽刺的对象处于"欲盖弥彰"之下。说明喜剧艺术的魅力不仅引人发笑,还必须给人以智慧和启迪。在喜剧中,"庄"与"谐"处于辩证统一的关系,没有反映生活深刻本质的内容和思想,喜剧就失去了灵魂;没有诙谐可笑的形式,喜剧也不能成为具有独特审美效果的真正喜剧。

在健康领域,人们可以通过创造美和鉴赏美的过程,帮助解决隐藏在心灵深处的紧张和焦虑,这不仅仅是健康躯体的体验,而且是对待生命的姿态、爱的秩序、价值的位序,也会对生命、疾病、痛苦、死亡的理解与领悟更加深刻。这就是美在助产人文关怀中的意义所在。

五、美感与审美

审美感受是人们在审美欣赏和审美创造活动中的一种特殊的心理现象,是欣赏者对美好事物的一种情感体验。

(一)美感的概述

1. 美感的概念　"美感"一词有两种含义。一是广义的美感,是指"审美意识",它包括审美主体所反映的审美意识的各个方面和各种表现形态,如审美能力、审美趣味、审美观念、审美理想、审美感受等。二是狭义的美感,专指"审美感受",是指个体在审美活动中,由于审美对象刺激感觉器官而引起的感觉、知觉、想象、理解、情感等多种心理功能协调运动而产生的愉悦体验,是构成审美意识的基础和核心,也是审美意识中最基本、最主要的形式。这里主要介绍狭义的美感。

2. 美感的本质　美感是人们在对美的欣赏、感受、体验和评价中产生的一种内心的满足感、愉快感和幸福感,是事物的外在形式契合了人们的审美标准所产生的和谐感,是一种暂时超越物质束缚后而获得的精神上的自由感,是人类心灵所达到的最高境界。

3. 美感的特征

(1)美感的形象直觉性:是指审美主体在接受审美对象的刺激后,无须通过理智思考和逻辑思维即刻就能达到的把握与领悟。美学大师李泽厚说:"大家都有这种美感经验,无论是观赏梅花也好,看京剧也好,并不是先通过一大段理智的考虑才来决定是不是应该欣赏它,是不是应该产生美感,而是根本没有来得及考虑、推理,立刻就感到对象的美与不美,甚至还一时说不出个道理来。"即在审美主体接触审美对象的一瞬间,美以它特有的感染力吸引、感动审美主体的心灵,使审美主体整个身心沉浸在审美愉悦之中,专心于对美的体验和感受之中。值得强调的是,美感的这种直觉性中包含着深刻的理性内容。没有一定的理性思维和经验积累,则不能深刻认识美的内在本质与内容。美感中的理性因素不是与感性相对立的概念,而是渗透、沉淀在感性因素中。美感置于具体的形象中,却能给人以精神上的喜悦与快感,是一种理解后的愉悦感觉,是理性与感性的统一。

(2)美感的精神愉悦性:是指在审美活动中,当人们被审美对象深深感染时,产生的一种不含物质的、功利的、实用的、目的性的、主观的愉悦情感,是美感区别于其他意识形式的最主要、最突出的特征。对美的追求是人类社会一种积极的精神需要,是人们精神生活日益丰富的表现。当我们面对美的事物时,不仅能从美的事物中直观感受到人类自由创造的力量,还能体验到人类的智慧和才能,感受到人类理想的实现。因此,人们在审美过程中会产生一种情感上的愉快和舒畅,觉得自豪、兴奋。美有自然美、社会美、艺术美、科学美之分,无论人们欣赏哪一种美,所获得的审美感受总是带有精神的愉悦。当我们欣赏一幅美丽的图画,聆听一首动听的音乐时,所感受到的精神上的愉悦远远超过物质上的满足。

由此可见,美感的愉悦性是理智、意志、情感的统一。正是人的理性认识和情感在美感活动中的和谐统一,才使美感具有了震撼人心的力量,才使美感对人的精神世界产生深刻的影响。

(3)美感的情感体验性:情感体验是对客观对象是否符合人的需要而产生的一种特殊心理反应。当客观现实与人的理想、需要、主观态度一致时,人就会产生一种积极的、肯定的情感体验;反之,则产生消极否定的情感体验。比如藏品收藏家和集邮爱好者们,当他们得到一件自己想要的藏品或邮品时,在精神上获得一种满足和自由的喜悦感时,美感也就产生了。

在审美过程中,审美的情感体验不是单一的心理快感,而是融因求知而获得的理智感和因符合道德原则而获得的道德感于一体的复合情感,因而具有整体性特征。

(二)审美的概述

1. 审美的概念　所谓审美,就是审美主体通过感官对审美客体的体验与感受,并从中获取精神享受和启迪,是主体与客体相互作用的产物。审美的形成来源于人们的社会实践,是审美情感、认识及能力的总和。

2. 审美关系　审美关系由审美主体、审美客体和审美实践三要素构成。

(1)审美主体:当一个主体(人)面对特定的审美对象能与其发生审美关系,并且具有"美感定型"时,这个主体即为审美主体。

一个人的审美爱好既与个人的先天气质、性格特征有关,也与其日常审美经验的积累有关。审美主体对审美客体的感知是对自己本质的一种特殊的肯定方式和享受方式。马克思说:"对于没有音乐感的耳朵来说,最美的音乐也毫无意义。"因此,劳动者发挥自己的劳动能力,这是一种肯定和满足;艺术家创造艺术品,抒发自己的情感,也是一种肯定和享受;欣赏者欣赏艺术作品,满足自己的精神生活的需要,同样是一种肯定和享受的方式。

(2)审美客体:主体所感知的审美客体只能在审美关系中,离开审美主体,便没有客观存在的审美客体。审美主、客体不是实体性的概念,而是一种关系型的概念。客体是否能成为主体的审美对象,取决于客体具有审美属性以及主体具有欣赏这种属性的能力;审美客体不单纯是客观存在的事物,而是被主体内化了的一种存在。鲁迅说读《红楼梦》,"单因命意,就因读者的眼光而有种种:经学家看见易,道学家看见淫,才子看见缠绵,革命家看见排满,流言家看见宫闱秘事"。

(3)审美实践:劳动实践造就了客体的审美价值和主体的审美心理结构,在生产劳动中,人们一方面按照自己的审美意识和能力创造了客观的审美对象,另一方面在又创造客体的过程中也提升主体的审美意识,人类在"人化自然"的基础上也在改造着自身。对于审美主体来说,其审美心理结构是在漫长历史发展中逐渐形成的,并随着社会实践和审美活动的提高而不断提升的。审美实践是一个从低级的有序转化为无序,进而又导向更高级的有序过程。

3. 审美的社会学特征 美来源于社会实践,审美活动与人类的社会生活紧密相连,其社会学特征主要表现在以下几个方面。

(1)审美的民族性:不同的民族在审美习惯、审美趣味、审美情调上存在差异。为此,世界上的每一个民族在不同程度上保留和发展着本民族的美学思想。如各个国家、地区、民族中风格独特的建筑、舞蹈、音乐、绘画、服饰及民间的风俗、礼仪等,无不透露着本民族的审美特点。

(2)审美的阶层性:在不同的社会阶层中,审美主体在鉴赏和评价审美对象时会作出不同的审美评价。当然,不同的阶层也有共同的审美要求,不能把审美的阶层性与审美的共同性绝对对立起来。

(3)审美的时代性:随着时代的变化,即便同一国家、同一民族,在不同的时代也有着不同的审美标准。因此,审美内容、审美形式、审美观念及标准是随着时代的发展而发展变化的。

第二节 助产士的专业形象美

助产士,一个被大家熟知又不十分了解的职业,她们引领女性走过孕育生命的美丽旅程,帮助孕产妇完成初为人母的蜕变;她们见证新生命的诞生,聆听新生命的第一声啼哭;她们为宝宝盖好脚印,戴好腕带,将宝宝包在温暖的襁褓里,亲手递给宝宝的亲人。她们的最大愿望是母子平安,她们是生命之花的守护神。这就是人们心里期待的助产士角色定位和专业形象。了解并塑造助产士美好的专业形象,有利于孕产妇的身心健康,有利于助产专业的发展,有利于社会环境的优化。

助产职业形象是随着人类的繁衍而产生的,并随着助产专业的发展和社会的进步而不断变化。助产士在降低母婴死亡率方面发挥了关键性作用,因此助产士的专业形象价值引起了社会的广泛关注。为庆祝和传承助产士在卫生保健领域的贡献,自1992年起,国际助产士联盟(ICM)将每年的5月5日定为"国际助产士日"。

一、助产士专业形象美的塑造

助产士专业形象决定了其在社会中的地位和发展,主要为外在形象美和内在心灵美的完美结合。

(一)助产士的外在形象美

助产士的外在形象美是助产专业形象中不可缺少的因素,主要表现在仪表美和语言美。

1. 助产士的仪表美 仪表,即人的外表,是个人形象的外部特征和基础,包括容貌、服饰、姿态、身材和表情等。

孕产妇在接受服务时,首先感受的是助产士的仪表。良好的仪表能增强助产士的自信心,体现助产士的个人素质,维护个人尊严,给孕产妇留下美好的第一印象,为未来的助产护理实施打下良好的基础。助产士仪表美的要求是端庄、稳重、大方、利落,体现在着装整洁、姿态优美、服饰规范、修饰得体。

服饰具有美化生活的作用。助产士服饰应具有三种功能。第一,实用功能,服装款式、版型力求轻便、简洁,便于工作;第二,美学欣赏功能,以服务对象的美感需要为出发点;第三,表达内涵功能,代表助产专业的特征,具有表现助产士的纯洁、高雅、严谨、干练的特性。

以往,助产士的服饰和护士服一样,多为大家公认的白色,白色代表纯洁,给人以端庄、神圣的感觉。随着人们对色彩研究的深入,目前许多医院以美学理论为指导,以心理学研究为依据,将服装中的多元文化与色彩心理效应引入医院,助产士服装多以彩色或小碎花为主,可有效缓解孕产妇的紧张情绪,令其感觉温馨、安全、柔和。

由于助产士职业的特殊性,如长期的夜班,生活不规律,工作紧张劳累,会使面容逐渐变得暗淡、憔悴。因此,助产士在工作之余应注意做好脸部皮肤护理,具体步骤包括卸妆、洁面、脸部按摩、敷面膜、护肤;工作时还可以适当的化妆修饰,以美化容颜,显得精力充沛,有助于提高工作效率,但修饰不宜过分,应与医院整体环境和谐统一,呈现美观、整洁、得体、协调的自然美。

【知识拓展】

助产士的职业化妆基本步骤

洁面→修眉→润肤→涂抹粉底→定妆→涂眼影→画眉→涂腮红→画唇线→涂睫毛膏→妆面检查。

曾经有一位德国宫廷助产士用诗一般的语言说:"我柔和的手胜过坚硬的铁钳。"助产工作是一项技术性较强的工作,双手在技术完成过程中扮演着"主角"身份。新生儿的皮肤非常娇嫩,产妇分娩后抵抗力下降,因此助产士应做好双手的护理。养成良好手卫生习惯,勤洗手,温水为宜,选用弱碱性洗手液,尽量减少与消毒液的接触;常备护手霜,及时涂抹,防止手部皮肤干燥;可进行手指操练习,保持手指的灵动性;应注意修剪指甲,保持指甲的清洁光亮。

2. 助产士的语言美　语言是人们在社交中传递信息与感情交流的桥梁,也是展现个人素质与魅力的重要交际工具。

助产士使用语言的能力直接影响工作效果。助产士语言美的基本要求包括:第一,内容准确,做到言之有据,言之有理,言之有信;第二,表达艺术,做到逻辑严密,语言规范,语句生动,语音优美;第三,态度和蔼,做到语气和缓,谦逊诚恳,语调委婉。

交流是一门艺术,良好的语言艺术能让服务对象感受到被关爱、被照顾,格外舒服,这就是语言艺术的魅力。助产士在语言运用上要注意保护性、科学性、艺术性、安慰性、解释性、鼓励性相统一的原则。

(二)助产士的内在形象美

内在美是美的本质和核心,助产士的内在美是塑造助产士专业形象美的基础。

1. 道德美　助产士的工作牵动着两条生命,要求助产士必须具备良好的职业道德,培养高尚的职业情感和无私奉献的精神。

2. 性格美　要求助产士具备良好的职业性格,即具有爱心、耐心、细心;具备高度责任感,表现诚实的美德,还要有镇定果断的处事能力。另外,助产士每天面对诸多风险,来自孕产妇及其家属的压力非常大,有时家属的不理解,更使她们感觉委屈,但职业的要求让她们必须敬业,因此应注重培养热情、乐观、稳健、大度的性格品质和耐心、真诚、勤奋、刻苦的职业品格。

3. 素质美　包括思想素质、文化素质和专业素质。具有表现在:热爱本职工作,有强烈的事业心;忠于职守,有高度的责任心;刻苦钻研,有不断的进取心。

随着社会经济和医学技术的发展,要求助产士不仅要有精湛的助产技术及产后护理技能,更要有终身学习的理念,用不断探索和创新成果推动助产学科的前进,适应新时代的发展。

二、助产士的群体形象美

助产士的群体形象美需要通过每一位助产士的言行举止、工作态度、服务质量等共同塑造，每一位助产士的一言一行都直接影响着社会对助产职业的总体评价。助产士在群体内部要保持和谐关系，目标一致、配合协调，以良好的群体形象展现在社会面前，符合社会对助产角色的期盼。

1. 社会期望的角色形象　社会赋予助产士美丽、温柔、善良的专业形象期望，这种期望也寄托了人们对于生活的热爱、对美的向往与追求。

2. 助产专业的形象目标　随着社会经济的发展，人们对于健康服务的认识和期望不断提高，向着高质量、多元化、人性化的方向发展。现代助产专业的核心理念是以孕产妇为中心，提供人性化服务，减少不必要的医疗干预，其目的是促进自然分娩，保障母婴安全。助产士应明确自身的职业素质要求，以自立、理性、科学、坚韧与柔性为一体，塑造现代助产士的职业形象，不断提升助产学专业的形象内涵与社会地位，实现科学、艺术和爱心的完美结合。

第三节　助产人文关怀中的审美实践

对于一名助产士而言，助产实践中的一切活动都可以看作是创造美的过程。临床工作中的八大标准——安静、整洁、美观、舒适、及时、准确、安全、节约，都是美的体现。助产工作是以维护和促进母婴健康、平安为最高审美标准，因此，助产士应懂得什么是审美？在助产实践中应遵循哪些美学原则？如何进行审美实践。

在助产领域中，助产审美的主体除了助产人员、护理人员以外，还有孕产妇及其家属，以及医护管理人员等，不同的审美主体会产生不同的审美需求和审美理想，她们之间相互依存、相互转化。

审美实践主要体现在助产士的仪表美、操作中的技能美、面对孕产妇的关爱美、解决临床问题的科学美、提供入住环境的舒适美。其目标是维护服务对象的身心健康、促进其身心舒适。在助产工作中，助产士应按照美的原则，充分发挥美学在助产人文关怀中的作用。

一、助产工作中的美学原则

1. 科学美的原则　助产学作为一门专门的学科，其科学美的原则体现在人们对于优质生命的追求，在于求真、求善和求美。从胚胎在母体内孕育开始直到胎儿顺利娩出，都离不开助产士的帮助和关怀。在孕育生命的过程中，助产士既要关心孕产妇和胎儿的生理状况，又要为她们营造愉悦的心理环境，使服务对象在和谐、舒适的状态下享受新生命的诞生，这充分体现了助产士对人的生命、人的尊严和人的权利的尊重。这是科学美最好展现。

2. 环境美的原则　环境是人类生存的空间，助产工作环境不仅是助产士和服务对象的活动空间，同时还影响着人们的健康。因此，既要注重物理环境美的舒适，又要注重社会环境美的和谐。

3. 技术美的原则　助产是一门专门的技术，在临床实践中助产士应能表现出专业人员严谨、细致、敏捷和轻柔的专业特色，同时涉及孕产妇服务的每一项操作都需体现标准化、规范化和人性化的要求。

二、助产工作中的审美实践

助产工作中不仅蕴含着丰富的审美内涵,同时对于助产士自身的审美修养也有一定要求。助产工作中的审美实践主要包括助产环境的舒适美、孕产观察的科学美、技能操作的精进美、生活护理的精诚美、助产记录的规范美、健康教育的艺术美等方面。

(一)助产环境的舒适美

医院环境的高度医疗化,易引起孕产妇恐惧、焦虑和紧张等不良情绪,使产妇压力激素上升,阻碍产程进展。有研究显示,产妇需要在分娩中感受到安全和放松,而安全和放松的感受直接受到分娩环境的影响。另外,合适的视觉和听觉环境干预也可以提升产妇的分娩正向体验,增加正向激素(如褪黑素、催产素、内啡肽等)的分泌,从而提升自然分娩的成功率。因此应注重优化环境的布置,使孕产妇能产生美感效应,减轻身心的不适。

1. 注意产妇私密空间　在环境布局上应有足够的私密空间,保护服务对象的个人隐私,如足够的床间距、床与床之间有床帘遮挡。私密感可以让产妇的耐力增加,更专注于生产。

2. 应用光色美学影响　助产环境应整洁,物品摆放有序、便于拿取,床垫要舒适,床上用品清洁、柔软,配有呼叫对讲设备。光线色彩要柔和,以蓝色或粉色为主。研究显示,光照色彩、动态照明对于氛围感知和生理放松具有影响,尤其在生产过程中,柔和的光线可以为母婴带来舒适,可以使母婴人体感觉变得更加敏锐。

3. 营造视听舒适环境　特定旋律、节奏和强度的音乐可以达到镇静、镇痛和催眠的作用,尽量减少噪声的影响,助产士还应主动关心、尊重服务对象,宽容孕产妇因生理或心理因素而表现出来的一些不当言行,使其感觉舒适、安全。目前已有部分国家采用智能感觉式产房视听助产系统。

总之,通过光、声、颜色、音乐、影像等在产房营造安心且舒缓压力的环境可缓解疼痛。在不同的产程,可选取不同的主题,缓解分娩疼痛,改善分娩体验,促进自然分娩。

(二)孕产观察的科学美

孕育生命是人类的自然现象,也是女性的本能,但也可能出现一些意想不到的不良结局,如何帮助孕产妇顺利完成孕育生命的过程,孕产观察十分重要,这也是助产士的主要工作。产前检查、孕期教育、产程观察等离不开科学的知识体系,助产专业知识是助产士指导、发现和解决孕产妇问题的基础,是提供人文关怀的专业保障,也是助产科学与人文艺术的完美结合。产妇入住产科病房以后,助产士应加强对阴道出血、羊水性状、产程进展、胎心、宫缩等产科情况的观察,同时还需观察产妇的生命体征、自觉症状。在观察中应做到细致敏捷、全面及时、严谨慎独,一旦发现难产或分娩并发症预兆时,应及时报告医生,积极采取有效措施,以保证母婴平安。这些观察的关键参数来源于"科学和经验"以及"合乎情景的判断"。随着现代信息技术的发展,目前已有产程监护系统(产程三维导航仪)、母婴体温监测系统等,通过实时监测,精准数据,实现孕产妇的智能化监测管理,拓展了孕产观察科学美的路径,但最终还是离不开助产士的专业判断。

(三)技能操作的精进美

助产学是一门实践性很强的专业,助产技能操作直接关系到孕产妇的身心感受,应禁止"产房暴力"伤害,包括语言暴力、心理暴力和身体暴力。这些暴力在助产技能操作过程中往往表现为不恰当(没有循证医学证据或没有指征)、不知情(没有告知和知情同意)、不受控

（医务人员主导，孕产妇没有能力拒绝）。在助产实践中，倡导温柔分娩，遵守知情同意、有效沟通，操作娴熟、严谨规范，动作轻柔，减少不必要的创伤性操作，为产妇留下一个美好的分娩记忆，呈现助产技能操作的精进美。

（四）生活护理的精诚美

生活照护是孕产妇最基本的需求，所有的关怀也是在生活照护的一点一滴中慢慢渗透并体现出来的，如果缺乏对生活护理审美需求的理解，那么很难让孕产妇体会和享受生活照护中得到的舒适与愉悦。助产士除了专业照护外，应努力提高生活护理的美学效果。如第二产程，强烈的宫缩痛易使产妇烦躁不安、大吵大闹，出汗明显，体力消耗较大，用力屏气可致床单位的污染，助产士应调整自己的心态，积极鼓励产妇进食进饮，递一杯可口的饮料，给一个温暖的拥抱，换一件干净的衣物，说一句鼓励的语言，变一个舒适的体位，都可以稳定产妇的情绪，增加分娩的信心。因此，生活照护与专业照护同样重要，应做到耐心体贴、态度真诚、周到细心、陪伴支持。

（五）助产记录的规范美

助产记录是临床衡量助产服务质量的主要资料，是观察诊疗效果、调整分娩方案的重要依据，具有法律效力。助产记录的美体现在反映孕产妇妊娠分娩变化的客观、及时、准确、真实，记录治疗、助产服务的及时连续，医学术语应用规范，相关资料、时间一致，能体现助产的专科性和产妇的个体性；在记录形式上做到语句通顺、条理清晰、标点准确、记录完整。目前，基于产科临床路径的产科电子护理记录系统能显著提高"助产士 - 母婴护士"的工作效率，体现助产护理程序，实现助产质量精细化管理，提升助产效率。

（六）健康教育的艺术美

为保证孕产妇健康，及早防治妊娠期合并症及并发症，评估孕妇及胎儿的安危，确定分娩时机和分娩方式，应积极开展围生期健康教育。作为助产士应利用艺术美的表现来实施健康教育，做到因人施教，根据孕产妇的个体特征，根据孕期不同，选择不同的教育内容和教育方式，注重教育氛围的营造；可以应用音乐、图画、海报、视频等艺术手法来传播生命孕育的过程和保健知识，提高健康教育的效果。助产士还应积极与孕产妇及其家人建立良好的教育关系，鼓励家庭成员参与健康教育的全过程，协调好家庭关系，让孕产妇在一个美好和谐的人际氛围里享受妇幼保健教育。

总之，提高助产士的美学修养是助产人文关怀实践的必由之路，助产士应自觉加强美学理论学习，主动了解在助产领域中丰富的审美内涵，并积极提高自身的美学修养，为将来在临床实践中施展美和创造美提供思路和方法。

【心灵驿站】

一个小小的生命降临人间，你的生与死、苦与乐，都像一粒种子，种在亲人的心间，也种在我们的心里。

唯有你的哭声是世界上最美好的。

【学习小结】

本章学习小结见图 6-1。

【问题与讨论】

1. 请用美的客观社会性特征分析家庭代沟产生的原因。

2. 请举例说明优美和崇高的区别。

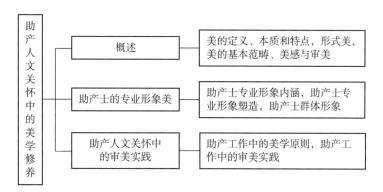

图 6-1　学习小结

3. 案例讨论

林女士,37 岁,本科学历,中学教师,孕 40 周。因胎动减少收入院,拟在硬膜外麻醉下行急诊剖宫产术。医嘱予以禁食、禁饮,术前常规准备。

助产士张梅和刘佳,针对急诊剖宫产术,与林女士进行了沟通,请看两位助产士交谈的语言,并作出评判和分析。

助产士张梅:"是叫林某某吗? 我是你的责任护士张梅,医生说你马上要手术,我要跟你做一下入院介绍和术前准备……"

助产士刘佳:"林老师您好,我是您的责任护士刘佳,您可以叫我小刘或佳佳,因宝宝胎动有所减少,需要马上手术,您不要太担心,我们一起努力,现在我要向您说明几件事情……"

【教学活动】

1. 教师分享自身的审美实践经验。

2. 学生发掘生活中的美并进行分享,进一步理解审美的意义。

3. 学生结合案例讨论在助产实践中,树立美好职业形象、帮助孕产妇顺利完成分娩的现实意义。

(蔡华娟)

第七章

助产人文关怀中的礼仪修养

【学习目的】

通过本章学习,能了解礼仪的概念、原则和作用,能熟练运用助产士的工作礼仪,进一步提高自身的礼仪修养,为今后的临床实践奠定良好的基础。

【学习要点】

本章介绍礼仪修养的主要内容及助产实践中的工作礼仪,具体包括礼仪的概念、原则和作用,助产士的交接班礼仪、护理查房礼仪、出入院接待礼仪、助产操作礼仪等知识。

【案例导入】

马女士,37岁,结婚10年一直未怀孕。去年经试管婴儿技术受孕,今经剖宫产产下一女婴,母女平安。术后6小时,马女士感觉伤口和宫缩疼痛明显,宝宝又在哭吵,马女士母亲对女儿说:"宝宝可能饿了,你赶紧给她喂点奶。"马女士勉强起身喂奶,但因为缺乏经验,宝宝吮吸力又大,乳头的剧烈疼痛让马女士痛得叫了起来,对妈妈说:"赶紧把她拿走!"妈妈既心疼女儿,又心疼宝宝,急得团团转。

作为助产士,应如何正确指导马女士进行哺乳,在操作中体现助产士的礼仪修养。

人际交往中,礼仪既是人们行为的规范要求,又是人际关系的润滑剂。礼仪是社会文明化过程的产物,是衡量社会文明的标尺,也是个人思想觉悟、道德修养、精神面貌和文化教养的综合反映。助产士为孕产妇提供健康服务时,必须与孕产妇及其家属以及其他参与健康服务的医护人员建立良好的合作关系,注重助产士的礼仪修养,不仅能树立助产士良好的职业形象,还有助于提高助产士的健康服务质量。因此,加强助产士的礼仪教育,已成为高等护理教育中不可或缺的重要内容。

第一节　概　　述

礼仪是人类文明的表现形式之一,是人类文明进步的重要标志,它是衡量一个国家、一个民族文明进步的重要标志。中国是世界四大文明古国之一,素以"礼仪之邦"著称于世,礼仪文化是中国传统文化的重要组成部分。

一、礼仪的概念

礼仪是指人们在社会交往中,相互之间为了表示尊重、敬意和友好,约定俗成的、共同遵守的行为规范和交往程序,是一个民族道德修养和文明程度的外在表现,可体现为礼貌、礼节、仪表、仪式等具体形式。从广义上看,礼仪是一个社会的典章制度。从狭义上讲,礼仪指的是人们在社会交往中由历史传统、宗教信仰、风俗习惯、时代潮流等因素的影响而形成,既为人们所认可,又为人们所遵守,以建立和谐关系为目的的各种符合礼的精神、要求的行为准则或规范的总和。礼仪的上述定义主要表达了以下两层含义。

1. **礼仪是一种行为准则或规范**　在社会实践中,礼仪首先表现为一些不成文的规矩、习惯,然后逐渐上升为大家认可的,可以用语言、文字、动作进行准确描述和规定的行为准则,并成为人们有章可循、可以自觉学习和遵守的行为规范。

2. **礼仪是实现社会和谐、融洽人际关系的重要途径和方法**　孔子云:"礼之用,和为贵。"说明礼仪是为了实现社会交往各方的互相尊重,从而达到人与人之间关系的和谐。礼仪可以有效地展现施礼者和受礼者的个人教养、风度与魅力,体现着一个人对社会和他人的尊重程度和认知水平,是一个人的学识、修养和价值的外在表现。个体只有在尊重他人的前提下,自己才会被他人尊重,也只有在这种互相尊重的过程中,人与人之间和谐关系才会逐步建立起来。

二、礼仪的原则

在人际交往中应自觉遵守礼仪的基本原则,否则不利于进一步交往。

1. **尊重原则**　尊重是礼仪的核心原则。尊重包含着自尊和尊敬他人。自尊是指保持自己的人格和尊严,注意自身的修养,自强不息,学会尊重他人,才能赢得他人的尊重;尊敬他人则是要以礼待人,尊重他人的信仰、习惯、人格等。在人际交往中人与人之间彼此尊重才能保持和谐愉快的关系。

2. **遵守原则**　礼仪规范是为了保持社会生活的稳定而形成和存在的,实际上是反映了人们共同利益的要求。在人际交往中,每一个社会成员都应当自觉遵照执行,以礼仪去规范自己在交际活动中的一言一行。社会中各个民族、各个党派、各个阶层的人都应自觉遵守礼仪原则,否则易受到社会舆论的谴责,交际难以成功。

3. **适度原则**　在人际交往中运用礼仪时,应把握好分寸,合乎规范,既要彬彬有礼,又不能低三下四,应做到不卑不亢,落落大方。

4. **自律原则**　在应用礼仪时,应把礼仪当作一面"镜子",经常对照礼仪这面"镜子",规范自己的言行,不断提高自我约束、自我控制的能力,在生活中处处自觉遵守礼仪规范,做一个受大家欢迎的人。

5. **从俗原则**　礼仪带有民族、国家和地域文化色彩。古人云:"百里不同风,千里不同俗。"因此要尊重各民族、各地域的习俗,做到入乡随俗,这样才能发挥更大的礼仪交往作用,切不要自高自大,唯我独尊。

三、礼仪的功能

中国明代著名思想家颜元曾就礼仪的价值做过如下描述:"国尚礼则国昌,家尚礼则家大,身有礼则身正,心有礼则心泰。"礼仪的功能是多方面的,主要表现在以下几个方面。

1. **有助于塑造良好形象**　讲究礼仪有助于塑造良好的社会公众形象,包括个人形象、组织形象和国家形象。

一个国家在国际舞台上地位的高低,在处理国际事务中能力的大小,一方面取决于国家的实力,另一方面还取决于该国在国际上的整体形象。礼仪是树立国家良好形象的重要手段。最典型的表现是外交辞令的使用,不卑不亢是外交礼仪中的典型方式。

一个团队若拥有良好的组织形象,则更容易被社会所认同。所谓组织形象,主要由"知名度"和"美誉度"两项指标来表示。知名度高并不意味美誉度高,它可以"誉满全球",也可以"臭名远扬",因而一个组织要拥有良好的组织形象,应当是知名度和美誉度两者并驾齐驱。

个人形象是指个体通过自己的言谈举止在他人心目中树立起的对其个人的评价。良好的公众形象不仅是公民尊严和修养的体现,也是进一步发展各种社会关系的重要条件。举止得体、以礼待人,才能给人留下良好的印象,赢得公众的好感和尊重。

2. 有助于促进人际交往　马克思说过:"社会是人们交往作用的产物。"没有社交活动,人类的生活是不可想象的。礼仪就是人际交往的润滑剂,懂礼、守礼能促进人际交往。古人给我们留下了许多以礼结交、以礼待友的佳话,至今仍给人以深深的启迪。

【知识拓展】

孔子尊师

公元前 521 年春,孔子得知他的学生南宫敬叔奉鲁国国君之命,要前往周朝京都洛阳去朝拜天子,觉得这是个向周朝守藏史老子请教"礼制"学识的好机会,于是征得鲁昭公的同意后,与南宫敬叔同行。到达京都的第二天,孔子便徒步前往守藏史府去拜望老子。正在书写《道德经》的老子听说誉满天下的孔丘前来求教,赶忙放下手中刀笔,整顿衣冠出迎。孔子见大门里出来一位年逾古稀、精神矍铄的老人,料想便是老子,急趋向前,恭恭敬敬地向老子行了弟子礼。进入大厅后,孔子再拜后才坐下来。老子问孔子为何事而来,孔子离座回答:"我学识浅薄,对古代的'礼制'一无所知,特地向老师请教。"老子见孔子这样诚恳,便详细地抒发了自己的见解。

回到鲁国后,孔子的学生们请求他讲解老子的学识。孔子说:"老子博古通今,通礼乐之源,明道德之归,确实是我的好老师。"同时还打比方赞扬老子,他说:"鸟儿,我知道它能飞;鱼儿,我知道它能游;野兽,我知道它能跑。善跑的野兽我可以结网来逮住它,会游的鱼儿我可以用丝条缚在鱼钩上来钓到它,高飞的鸟儿我可以用良箭把它射下来。至于龙,我却不知道它是如何乘风云而上天的。老子,其犹龙邪!"

从心理学的角度来讲,人际交往初期,由于交往双方缺乏了解,难免会彼此戒备。一方面,如果交往双方在交往之初都能做到施之以礼、还之以仪,则可以消除当事人之间的心理隔阂,拉近双方的距离。另一方面,每个人都有获得他人尊重的心理需求,而相互尊重又是良好人际交往的根本性条件。在中国古代,见面时的跪拜礼、作揖礼,现代人的握手、微笑礼,以及西方人见面的拥抱、亲吻礼等,无疑都是向对方表示友好的方式。初次见面的好感,往往成为以后双方能否继续交往、建立友谊的关键。

由于利益的冲突,当人际交往中出现矛盾纷争时,首先应当发扬"礼让"的美德。如果不属于原则问题,当事双方应相互谦让以化解矛盾、平息事态。即便是原则性问题,也应以理服人,以礼感人。中国古代"将相和"的典故便是一个古人讲究礼让、调解矛盾的经典案例。

3. 有助于促进事业成功　当今社会,无论是政治的竞争、经济的竞争、军事的竞争还是科学技术的竞争,归根结底是人才素质的竞争。而人的礼仪修养是人才素质的重要组成部分。从一定意义上讲,能否妥善处理好人际关系,直接决定着事业的兴衰成败,大至国家大事,小至个人生活,无不如此。美国著名成人教育家卡耐基曾经说过这样一句话:一个人事业的成功,15% 由专业技术决定,另外的 85% 则靠人际关系。对于一个组织来讲,领导者礼贤下士无疑是网罗人才、谋取事业成功的重要条件；对个人来说，举止文明、待人有礼，无疑会赢得他人尊重，有利于个人事业的发展。可见，礼仪在事业成功中的作用是不可缺少的。

第二节　助产实践中的工作礼仪

随着人类文明的进步，各行各业都十分注重工作礼仪，尤其是服务行业。助产士在工作中需与多方人群交往，如孕产妇及其家属、医生护士等医技人员、行政后勤人员、社会工作者等，应加强服务理念，自觉遵守礼仪规范，它反映了助产士在工作中的专业素质、修养、行为和气质，这不仅是助产士个人修养的外在表现，也是助产士职业道德、内在知识积累的具体体现。良好的助产士工作礼仪既可以美化工作环境，满足孕产妇的心理需求，促进良好护患关系的建立，同时也可协调医护关系，提高护理服务质量。因此，加强助产士职业礼仪的培养，已经成为提升助产士综合素质的重要方面。

助产士常用的工作礼仪有交接班礼仪、查房礼仪、入出院接待礼仪和操作礼仪、社外礼仪等。

一、交接班礼仪

为了保护孕产妇及胎儿的生命安全，助产士对孕产妇进行 24 小时连续不间断的病情观察和治疗护理，这意味着在助产实践中换人不脱岗、长年昼夜值勤。为了延续医疗护理工作，保持有效的信息沟通，及时处理工作中的偏差和不足，确保安全、及时、准确地对孕产妇实施治疗与护理，医护人员和助产士需履行交接班制度。临床上常见的交接班形式有科室大交接班和床旁交接班。

1. 科室大交接班礼仪　各病区每天早晨常规开晨会，即科室大交班，一般进行 20 分钟左右，要求全体医护人员参加，包括科室主任、护士长、医生、助产士、进修人员、实习生等。参加交接班的所有人员都应准时到场，准备好笔记本和笔，对交接班中提出的问题进行必要的记录。科主任和护士长站于一侧，其他人员或站立于对侧，或所有人围成一圈，注意高年资和高职称的医护人员站位靠前。晨会通常由科主任或护士长主持，先听取夜班工作人员的详细汇报，包括前一天病区的出入院人数、死亡人数、病区孕产妇的情况（着重汇报危重特殊治疗护理、分娩、当日需要手术和术后患者等情况）、医嘱执行情况等，再由值班医生汇报夜间有病情变化的孕产妇情况、已给予的处理和处理后的结果等，科主任和护士长根据需要进行补充、小结。随后科主任传达医院文件和会议精神，布置当天的工作。

科室大交接班开始前，交班人员应完成各项工作，并做好个人的修饰，交班时做到声音洪亮，内容条理清晰，重点突出，用医学规范词语表述。无论是坐姿或站姿均要身姿端正，精神饱满。接班人员应集中注意力倾听，适当做笔记，交班期间不得接听私人电话或做其他事情，但交接班时如遇到需要立即抢救的情况，应及时处理。

2. 床旁交接班礼仪　晨会结束后，一般由护士长带领夜班及当日接班工作人员巡视病房，进行床旁交接班。通过每日晨间的床旁交接班，可使接班人员全面掌握病区的情况，明确需要继续观察的问题及有效的护理措施，提高助产士分析问题和判断问题的能力，同时让孕产妇感受到安全和温馨，从而达到令人满意的护理效果。进行床旁交接班的主要对象是危重、术后、当日需要手术、有特殊治疗的孕产妇。按照护理工作礼仪，床旁交接班过程中各班人员的站位大致如下，护士长和接班者站于床的右侧，其余人员站于床的左侧。

3. 转科交接礼仪（病房与产房）

（1）产前：孕妇入院后责任护士应及时进行全面评估，了解孕妇的需求、心理及社会状况，针对孕妇的实际情况进行相应的健康教育；创造温馨、整洁的住院环境，适当满足孕妇的需求；让孕妇了解诊疗过程，将检查的结果及时予以反馈，消除孕妇顾虑，增强分娩信心。

（2）分娩期：病房护士与助产士严格交接班，充分保护孕妇隐私，避免不必要的身体暴露。宫缩阵痛时指导孕妇进行拉玛泽呼吸，或听音乐以减轻分娩痛，为孕妇提供物理镇痛、陪伴分娩、无痛分娩等措施。胎儿娩出后立即告知产妇婴儿的情况，及时告知家属产房内产妇和婴儿的基本信息，让产妇及其家人充分拥有知情权。让新生婴儿尽早与母体进行接触，增加新生儿的安全感和产妇的幸福感。

（3）产后：产房护士护送产妇回病房并详细告知产妇产后注意事项。病房护士主动、热情迎接产妇与新生儿，与产房护士、家属做好三方交接后讲解饮食、活动、卫生、母婴安全、母乳喂养等相关知识，指导乳房按摩、新生儿护理、盆底功能锻炼等技能，并提供相关视频。同时鼓励家属多关心产妇，预防产后抑郁。

4. 注意事项

（1）准时参与：参加交、接班人员需准时参加，一般接班者应提前5~10分钟到岗。交接班时应注意力集中，不要谈论与交班无关的事情。

（2）规范交接：交班人员需在交班前完成各项工作，如各项护理措施到位，治疗室、病区环境整洁，各项记录清楚；如果有特殊情况致工作未完成，需向接班人员交接清楚；还应对科室的物品、器械等的数量和位置交接清楚，不可匆忙、草率交接班。交、接班人员需衣帽整洁，规范站立，不可依床靠壁；交接班时，需将手机调为静音或振动状态，不宜接听电话。

（3）体现人文：交接班如需进行查体时应征得服务对象的同意，注意保护孕产妇的隐私，尽可能减少暴露，体现人文关怀。

二、查房礼仪

查房是检查护理质量、规章制度执行情况的重要环节，也是培养各级护士、助产士的专业能力和提高护理质量的重要手段。其目的在于了解服务对象的病情、思想、生活情况，制订出合理的护理方案，检查护理工作完成情况，发现问题及时调整，提高服务质量，这对提高护士和助产士的临床评判性思维、业务素质有着很大作用。现介绍临床工作中常见的业务查房、教学查房的内容及礼仪规范。

1. **业务查房** 是以服务对象为中心，以对孕产妇实施的护理对策为主线，按照护理程序进行的查房。业务查房通常选择的是罕见、危重、疑难、新业务、新技术及医疗护理问题较多的病例。通过业务查房可以集思广益，较好地解决医疗护理工作中遇到的难题。业务查房由资深护理人员或助产士主持，全科护士或助产士均要参加，通过查房可以使护理、助产人员明确服务对象的问题和应采取的措施，护理计划的执行效果，提高护士或助产士的专业知识及技能，从而提高服务质量。

（1）业务查房程序及礼仪要求

1）进出顺序：按照职称或年资由高到低进出，教授或主任护师→副主任护师→主管护师→护士或助产士→实习生。

2）站位礼仪：查房主持者站在床右侧（床头柜方），便于体检。全体护士和助产士位于病床左侧，其中主查者位于排首，便于回答问题及协助查房主持者实施查体；年资高者立于床尾,以便全面观察并补充发言。这种站位使参与者感受到查房的严肃性。

3)查房内容:由主查者向查房主持者汇报病史、治疗护理情况及目前状况,其他人员可以做补充说明。查房主持者听取汇报后亲自询问病情,做必要的体格检查,主要检查基础护理、专科护理、心理护理、技术操作、护理制度的落实情况。查房主持者就医疗护理方案及措施给予评价,并针对一些问题进行提问,先由主查者给予解答,其他参加人员可做补充说明。主查者可提出该病例的护理或产科难点,咨询专家给予指导和建议。

4)有效评价:查房主持者结合被查者的具体情况,从理论和实践上进一步阐述查房病例的特点,并作适当分析,对护理计划进行指导,对护理措施给予评价,同时介绍该病的治疗护理最新进展;主查者应认真做好查房记录,根据查房讨论情况对诊疗护理进行适当调整。查房主持人进行查房总结后宣布查房结束,工作人员按照进入病房的顺序退出。

(2)注意事项

1)充分准备:主查者须在查房前选择好合适的病例。事先与孕产妇及其家属进行必要的沟通,取得配合。选择好病例后要向护士长汇报,护士长要提前做好协调工作,通知参加查房人员,便于大家了解病例相关知识,查阅相关资料,做好查房的准备。

2)择时合理:查房时间要避开工作高峰时期,选择在不影响服务对象休息和安全的情况下进行。

3)注意保护:护理查房以床边查房为主,也可根据具体情况进行调整,尤其是须实施保护性措施的病例,可采取床边查房与示教室相结合的形式进行,病例讨论宜在示教室进行。查房时如果需要对患者进行体检,要注意保护患者的隐私,尽可能少地暴露患者。

4)物品齐全:责任护士须在查房前准备好病历、听诊器、血压计、专科检查用物、查房记录本等,并将所备物品放于治疗车上。

5)礼仪规范:查房人员应准时参加,按序站位,仪表端庄大方,衣帽整洁,精神饱满,言语表达清晰、准确、简洁,使用礼貌性语言和保护性语言,沟通自如有效,示范动作规范。

2. 教学查房　教学查房主要是针对实习学生开展的临床教学活动,按照教学大纲和教学目标,以临床直观的教学方法,帮助学生了解疾病的特点、发展与转归的动态过程,掌握专科疾病的临床表现,学会正确运用护理程序对服务对象进行护理。它能指导学生理论联系实际,巩固课堂知识。一般分为三个步骤:学生汇报病历、详细回顾专业知识内容、教师指导纠偏。

(1)护理教学查房程序及礼仪要求

1)采集病史资料:在查房之前,带教老师指导学生运用护理程序进行病史资料采集,从入院评估到制订护理计划给予指导。

2)查房内容:第一步,报告病史。由学生向查房主持者汇报被查者的简要病史、护理诊断、护理措施及效果。第二步,进行查体。学生进行体格检查,查房主持者观察学生的操作手法和顺序,并作出评价和示范。第三步,病例分析与讲解(该阶段大多在示教室进行)。查房主持者结合疾病的诊断讲解其发病原因、临床表现、治疗及护理原则、特殊用药观察等,或者是对该疾病的某一部分内容进行分析与讲解,引导学生按护理程序思维方法去解决服务对象的健康问题,训练其评判性思维和创造性思维的能力。护理部主任或护士长提出问题和意见。第四步,总结与评价。结束查房前,教师对讨论的病例进行追踪回顾,归纳总结,肯定学生的正确思路和对疾病的认知,纠正学生的不足之处并给予正确的指导,使学生通过教学查房掌握教学准备、计划目标、护理操作、教学仪态等知识,提高学生的临床思维能力。护理部主任或护士长总结评价,宣布查房结束。

（2）注意事项

1）充分准备:承担教学查房的教师应事先做好准备,集体示教、示范,以培养学生系统的临床思维方法;各科室安排教学查房应以学生为讲解对象,以教材为讲解规范。教学查房病例宜选择有教学意义的典型病例,确保教学查房质量。

2）礼仪规范:参加查房的实习生应提前到达,实习生仪容仪表要符合护士职业规范,精神状态饱满,并按照查房的站位排列;教学查房前实习生应熟悉患者的病因及病情,带好笔记本,并认真做好笔记。查房时注意保护查房对象的隐私,尽可能少地暴露。移动查房对象的物品前须征求其意见。发现查房对象的生理异常勿大惊小怪,更不能歧视和嘲笑。

三、入出院接待礼仪

随着医疗管理体制改革的不断深化,人们对健康需求的不断提高,医院面临的主要压力是医疗服务质量。给服务对象提供全面优质的护理和助产服务,不仅限于精良的医疗护理技术,更在于人文关怀的体现。产科的入出院接待是助产人际关系的开端和结束,助产质量的优劣直接影响孕产妇及其家人对于服务质量体验的好坏,因此助产士应重视入出院接待礼仪,给服务对象留下美好的体验。

1. **入院接待礼仪** 在接待孕产妇及其家属时的第一印象对建立良好的助产人际关系至关重要,它直接关系到整个住院期间的工作开展。孕产妇,尤其是待产妇,刚入院时难免会有焦虑,主要原因有对于分娩痛的担忧、家人的暂时分离、陌生环境的影响等。助产士应仪表端庄、举止文雅、亲切和蔼、热情周到、言谈礼貌,给服务对象留下良好的第一印象。

当孕产妇来到病区时,主班人员应放下手中的工作,起身相迎,面带微笑,致以问候,让其坐下,并进行自我介绍:"您好！我是负责接待您入院的××,请把您的住院证及病历交给我,好吗？我现在马上为您安排床位,便于您休息。"此时需展示助产士优雅的仪态礼仪,亲切友好的态度。待安排好床位后,及时通知责任护士,并向孕产妇介绍,由责任助产士带领孕产妇到病房。责任助产士做自我介绍并介绍主管医生:"您好！我是您的责任助产士××,主管医生是××,我一会就去通知医生来为您诊疗,您住院期间有什么问题和困难都可以找我,我会尽力为您解决的。"然后介绍入院须知和病室环境等。在整个接待入院的过程中,应体现专业人员的热情周到,充满对服务对象的关爱。

2. **出院指导礼仪** 孕产妇在出院前,工作人员应对孕产妇及其家属作细致的出院指导,包括如何办理出院手续、出院后的健康教育、定期复诊等。离院时助产士应对孕产妇及其家属表示祝贺,并对孕产妇及其家属给予医院工作的支持和配合表示感谢,对工作中的不足之处表示歉意,行挥手礼或握手礼道别,必要时将孕产妇及其家属人送到门口、电梯口或车上。

3. **常用的出院前祝辞** 请问住院期间您对我们的护理和助产工作感觉如何？对我们的工作有什么意见吗？谢谢您的宝贵意见,我们一定设法改进！谢谢您住院期间对我们工作的理解与配合,如有关照不周,请多包涵！祝贺您和宝宝顺利出院！出院后别忘了按照指导坚持锻炼和调养,回去后要注意休息,有任何不适和疑问可以随时联系我们。请慢走！请多保重！

四、操作礼仪

助产士在临床实践中除了按照医嘱完成各项治疗护理操作外,还需在操作中处处体现对服务对象的人文关怀,做到操作前充分解释,操作中及时指导,操作后细致嘱咐。

1. 操作前的礼仪

（1）举止得体,仪表端庄:助产士的举止行为常常直接影响到孕产妇对其的信任乃至护理效果。在对孕产妇进行护理操作前,助产士应严格参照相关礼仪规范要求,做到保持得体举止:如行走时轻快敏捷;推车（或持盘）时动作规范;入病房时,应先轻声敲门,再推门入内,随手轻轻将房门关好;进入病房后,应主动点头微笑、问好、打招呼,然后再开展操作前各项准备工作。助产士得体的仪容举止不论是在操作前、操作中还是操作后,都应持续保持。

（2）以人为本,知情同意:助产士在进行每一项操作前都应做好充分的准备,应知晓孕产妇的具体情况,执行操作的目的、所需的物品、具体操作的方法、操作时的注意事项等。在执行操作时要有得体的仪容举止、礼貌的言谈,在操作前要向孕产妇清晰地解释操作目的、配合方法、可能出现的不适、如何配合等。操作前解释可消除孕产妇的顾虑,使之积极配合护理工作,同时也体现了对孕产妇的尊重,履行知情同意权。

操作前的常用解释用语:如刘女士,您好! 根据您的病情,遵医嘱现在要为您进行输液,您现在需要上洗手间吗? 需要我帮助吗? 请让我看一下您的静脉好吗? 选用这个静脉好吗? 请您在病房稍等,我去准备用物。肖女士,您昨晚睡得好吗? 我现在要为您测量血压,这侧的手臂可以吗? 小李,您好,可能由于麻醉的作用,现在您排尿有困难,我们已经试了很多办法了,目前看只能为你进行导尿了,它可以很快解决你无法自行排尿的痛苦,您看可以吗? 王女士,您好,我现在需要为您实施会阴护理,可以预防尿路感染,床帘已经拉上了,我们现在可以开始了吗?

2. 操作中的礼仪

（1）态度和蔼,真诚关怀:在操作过程中,助产士对孕产妇的态度要和蔼、真诚,通过言谈、表情、体态来显示出对其由衷的关怀,而不是应付了事。同时,应主动与孕产妇沟通,通过耐心解释、动态询问、及时消除疑惑、适当给予安慰,以获得孕产妇及其家属的理解、合作和友谊。例如:穿刺时要和孕产妇进行解释沟通,如我已为您选好了静脉,现在正在为您消毒,我争取一针见血,稍微有点痛,您忍一下,我会尽量轻点,请您别紧张。如穿刺失败了需真诚致歉:对不起,给您增加了痛苦,我可能有点紧张,我去找其他老师为您操作。

（2）操作娴熟,动作轻柔:娴熟的操作技术、扎实的护理知识,是对一名合格助产士的基本要求,也是对服务对象尊重和礼貌。因此,助产士进行各项操作时,不仅要态度和蔼、动作准确、技术娴熟、反应敏捷,使孕产妇深感其备受尊重,而且应该指导孕产妇配合,消除顾虑、鼓励协作、减轻痛苦,真正提高护理操作的质量和效率。

操作中的常用礼貌用语:如徐女士,目前胎动有点偏少,我已经给您吸氧了,可以让宝宝有充分的氧供,您和我一样用鼻子深呼吸……您配合得很好,就这样保持住。马女士,现在胎儿已经开始下降了,宫缩会逐渐加强,你要配合宫缩用力,宫缩停止时一定要放松,好好休息,保存实力,马上我们就能看到宝宝了,你很勇敢,我们一起加油。

3. 操作后的礼仪

（1）尊重患者,诚恳致谢:护理操作完毕后,助产士应对孕产妇的支持和配合表示谢意,同时也让其进一步明确这种积极的配合将非常有利于其健康的恢复。诚恳的致谢,反映了助产士良好的礼仪修养和高尚的职业道德。

（2）亲切嘱咐，真诚安慰：操作完毕后，还应给予孕产妇亲切的嘱咐和真诚的安慰。一方面是对孕产妇的礼貌和关心，另一方面也是护理操作实施中的必要程序。通过慰问，可以了解孕产妇接受操作后的感受，交代操作后的相关注意事项，减轻孕产妇的顾虑。

操作后的常用嘱咐用语：如张女士，针已经为您打好了，您配合得很好，谢谢！根据您的病情，我为您调节的滴数是每分钟60滴，请您不要随便调节滴数；如果您有什么不适，床头铃在这儿，您可随时喊我。好了，现在请您安心休息，我一会儿会来看您的。小李，尿管已为你插好了，你在翻身、活动时不要把管子压住了，动作幅度不宜过大，不要牵拉和抬高尿管，以免造成尿管堵塞、脱落和尿液回流，而引起的逆行感染。你不必担心，我们会来观察并处理尿袋中的尿液的，有什么不适可按床头铃告诉我们。

五、涉外礼仪

由于世界各国文化背景不同，在礼仪习俗上有各自独特的要求。随着我国改革开放的持续推进，国际交流不断加强，医务人员与外籍人员接触机会越来越多，了解各国最基本的风俗礼仪知识，可以减少麻烦，增进国际友谊，也可促进医疗、护理、助产的交流合作。

【心灵驿站】

文明礼仪是人类进步的标志，是人类历史长河中的一盏明灯。文明礼仪是我们学习、生活的根基，是我们健康成长的臂膀。没有了文明，我们就失去了做人的根本，我们的生活也就失去了光彩！

【学习小结】

本章学习小结见图7-1。

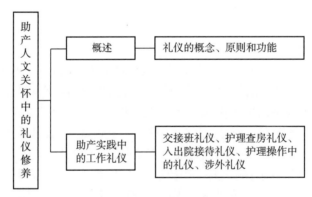

图 7-1　学习小结

【问题与讨论】

1. 结合现代生活见闻，阐述礼仪的现实意义。

2. 简述礼仪的原则。

3. 案例讨论

商女士，36岁，公司职员，孕6周，阴道反复出血，门诊B超检查示"葡萄胎"，收入院拟行"刮宫术"。

入院后商女士情绪非常低落，担心手术的安全性，担心以后是否能怀上健康的宝宝，希望由最优秀的医生和助产士为其服务，对工作人员非常挑剔。

助产士萧红今天将为商女士实施静脉输液,商女士认为萧红太年轻,缺乏临床经验,拒绝萧红为其实施操作。

试分析商女士拒绝操作的原因,并运用助产士工作礼仪对商女士进行操作前的解释,使其配合治疗。

【教学活动】

1. 教师分享礼仪在现实生活中的作用。

2. 组织学生讨论案例,分析助产士工作礼仪在临床实践中的意义。

3. 学生自行编写助产士工作礼仪情景剧,在课堂上进行演示,教师结合学生演示情况进行多维评价。

（蔡华娟）

第八章

助产人际关系

【学习目的】

学习本章的目的在于明确人际关系的概念及特征,理解人际交往的社会心理学基础,应用建立良好人际关系的策略指导人际交往和助产实践。

【学习要点】

本章主要介绍人际关系的概念、特征及建立良好人际关系的策略;人际交往的动机与需求、人际认知理论、认知形成的心理效应及人际吸引理论;助产人际关系的概念及特征、助产人际关系的影响因素、建立良好助产人际关系的意义、促进助产人际关系的方法及助产工作中的其他人际关系。

【案例导入】

小李和小徐是某医学院校助产学专业的学生,大四时两人在同一家妇产科医院实习。实习期间,两人都严格遵守医院的规章制度,按质按量地完成实习任务。但不同的是小李下班后经常独自回到宿舍,很少参加实习医院的集体活动,与带教老师和其他工作人员关系平淡;而小徐平时与带教老师和其他工作人员经常沟通,工作之余乐于参加医院和科室的活动,别人需要时也经常提供力所能及的帮助,人际关系融洽。后来妇产科医院招聘,小徐如愿以偿被录取,小李却落选了。小李百思不得其解,在校期间自己成绩比小徐好,实习期间的操作技能也不比小李差,为什么没有被录取呢? 小徐在就业竞争中的胜出对你有何启示?

人类处于人际关系耦合的社会体系中,任何个体都不可能完全脱离他人而独立存在。人际关系渗透至社会生活的各个方面,不仅对群体的凝聚力及心理环境有重要意义,而且直接影响个体的微观心理环境。助产职业活动的过程中同样会建立各种人际关系。因此,助产士有必要明确人际关系的概念及特征,理解人际交往的社会心理学基础,以便更好地建立和发展良好的人际关系,满足不同服务对象的需求。

第一节 概　　述

人际关系是人与社会相互作用的基本形态,反映个体或团体寻求社会需要满足的心理状态。

一、人际关系的概念与特征

（一）人际关系的概念

人际关系（interpersonal relationship）是指人们在社会生活中，通过相互认知、情感互动和交往行为所形成和发展起来的人与人之间的相互关系。相互认知是建立人际关系的前提，情感互动是人际关系的重要特征，而交往行为是人际关系的沟通手段。

人际关系的系统研究始于20世纪20年代后期美国心理学家梅奥等学者进行的"霍桑实验"，随后不同学科对其进行了不同的阐释。社会学家认为，人际关系是在社会生活中人们直接交往而形成的社会关系；社会心理学家认为，人际关系是人与人心理上的关系，表示心理距离的远近；行为科学家认为，人际关系是人与人之间的行为关系，体现人们社会交往及联系的状况。

（二）人际关系的特征

人际关系经过漫长的发展，形成了一系列基本特征，主要内容如下。

1. **社会性**　是指通过人的社会关系表现出来的属性，它是人际关系的本质属性，它把人的群体关系与动物的群体关系区别开来，把社会与自然界区别开来。首先，人际关系的社会性体现在人们生存的劳动过程中结成了相互依存的社会关系。其次，随着社会的发展进步，人们生活活动的社会化程度逐渐提高，人际关系的社会性也大大增强。

2. **心理性**　人际关系反映的是人与人之间的心理距离，这种心理距离由个体社会需要的满足程度决定。如果双方在交往过程中都获得了社会需要的满足，相互之间就能产生人际间接近或友好的心理关系；相反，则会产生疏远或敌对的心理关系。

3. **渐进性**　是指人际关系的发展具有的循序渐进的特征。社会心理学家研究证明，人际关系的发展需要经过一系列有规律的阶段或顺序。如果人们之间的关系没有按照预料的顺序发展，就会引起其中一个或多个当事人的恐慌不安，阻碍人际关系的发展。例如，如果某助产士在工作中初次与孕产妇接触，就询问其诸多个人问题，可能会引起孕产妇的不安甚至反感。

4. **多重性**　是指人际关系具有多角色和多因素的特点。每个人都是一个多重角色的角色集，这决定了人际关系的多重性。从纵向来看，人一出生就会自然构成亲子等血缘关系，上学后形成同学、师生关系，工作后会形成上下级、同事等关系，到婚嫁年龄会形成恋爱、夫妻等关系。从横向看，每个人在同一时期，还可能同时扮演着多种角色，同时处于多种人际关系中，作为一个自然人可能同时既为人子女又为人父母，作为一个工作角色可能同时既被别人领导又领导别人。此外，人际关系还受多种因素影响，比如时间、地点、人物、环境、方式等，也造成了人际关系的多重性。

5. **多面性**　是指人际关系所涉及的个体层次及社会层面的多样性。它包括个人的多面性及社会人际关系的多面性。由于每个人的社会生活受多方面因素的影响，其文化背景、生活经历、知识结构、人物性格、社会需要等多方面的因素具有一定的差异，必然会表现为人际关系中个人的思维、情感、需要及行为的多面性及多层次性。同时，人际关系所涉及的绝不单纯是交往者两个人之间的因素，可能会涉及第三者、第四者或者更多的因素。

6. **复杂性**　首先，人际关系本身的构成纷繁复杂。交往层次错综复杂、交往内容丰富多彩、交往形式多种多样，无不使人际关系变得复杂而难以理清。其次，人际关系的社会性、多重性及多面性导致了人际关系的复杂性。人是自然及社会的统一体，在现实生活中，每个社会个体都会有不同的人际角色,并且根据不同的交往对象随时变换着角色身份,这种不同人际角色的变化,复杂的生理、心理及社会因素均使人际关系呈现出复杂性。

二、建立良好人际关系的策略

1. **重视印象管理**　印象管理(impression management),又称印象整饰,是指行为者采取语言与非语言信息的表达,对自我表现进行控制和调节,以影响别人对自己看法的过程。在人际交往时,要根据对方的特征,交往的目的和情境,选择合适的装束、得体的行为,甚至事先对所交流的知识、言辞、表情和动作进行一番必要的准备,以保证交往活动顺利进行,给对方留下美好印象。

2. **主动建立交往**　在人际交往中以主动热情的态度和行为影响交往对象,更容易获得交往的成功。人际交往时许多人不愿主动发起交往活动,不做始动者,而是被动等待别人的接纳,只作响应者。然而根据人际关系的交互原则,别人是不会无缘无故地对我们感兴趣的。因此要想建立良好的人际关系,需要克服羞怯、自卑等心理,大胆主动地与他人建立交往。

3. **经常互致问候**　人际关系是以情感联系为纽带,双方的密切交往是维持情感联系的手段。人们常说"远亲不如近邻",这是由于远亲之间虽然有血缘关系,但因为距离较远,彼此交往存在不便因素,造成双方之间的熟悉、密切程度甚至不如经常交往的邻居。可见彼此之间的经常交往对维持和增进人际关系至关重要。

4. **主动提供帮助**　社会交换理论认为,任何人际关系的建立,只有当双方感觉对自己有益时才会愿意建立及维持。因此要想与别人建立良好的人际关系,主动提供帮助是十分必要的。帮助应是广泛的,既包括情感上的支持,也包括解决困难上的协助和物质上的支持。以帮助或相互帮助开端的人际关系,不仅容易确立良好的第一印象,而且可以迅速缩短人与人之间的心理距离。

5. **关注彼此兴趣**　人际双方处于不同的情感和理解基点,具有不同的兴趣爱好。只有双方的兴趣和关注点相互汇聚时,交际才能成为双方同等进入的过程,才能真正起到有效沟通和加强相互关系的作用。相反,如果交往一方只关注自己的事情,以自己的理解和情感作为出发点,忽视对方的兴趣和爱好,将会影响彼此交往。

6. **肯定对方价值**　每个人都有强烈的自我价值保护倾向。当自我价值面临威胁时,机体会处于自我防卫状态,对否定自我价值的人存有强烈的排斥情绪,这是一种焦虑状态,与人们的不愉快情绪直接关联。相反,在自尊心高度满足的情况下,人们会产生愉悦感,会乐于接受对方的态度和观点。因此,选择恰当的时机和适当的方式表达对对方的肯定和赞许,是增进彼此情感的催化剂。肯定和赞许的实质是尊重对方,它传递的是信任和情感,化解的是隔阂与摩擦,有助于建立良好的人际关系。

7. **学会感激报恩**　古人云:"施恩慎勿念,受施慎勿忘""滴水之恩,当涌泉相报"。感恩,是人之常情,是人生智慧和哲学,更是学会做人、构建和谐人际关系的支点。懂得感恩,才会主动付出,才能得到别人的尊重与爱戴,才能营造和谐的人际氛围。

8. **掌握批评艺术**　在人际交往中,难免会有错误发生,尤其是出现关系裂痕时,要保持人与人之间的协调,为别人的错误提供必要的反馈。批评是负性刺激,通常只有当用意善良、符合事实、方法得当时,才会产生正面效果,才能促进对方的进步。批评可以从称赞和诚挚感谢入手,可以间接提醒他人注意自己的错误;批评要注意场合和环境,对事不对人,措辞真诚、委婉、友好,否则会挫伤对方的自尊心与积极性;批评也可以适当选择幽默的方式,幽默可以使人际关系变得亲切、自然、和谐。

第二节 人际交往的社会心理学基础

人际关系发展过程中会受到许多心理因素的影响。因此,掌握相关的社会心理学知识是处理好人际关系的基础。

一、人际交往的动机与需求

人际交往是一个复杂的过程,只有从各方面对交往过程进行深入分析,才能真正认识其规律性。下面从人际交往的起点——交往动机,开始分析。

(一)人际交往的动机

动机是激发、维持、调节人们从事某种活动,并引导活动朝向目标方向发展的心理过程或内在动力。正是由于存在各种动机,才产生了人际交往和沟通,形成了人际关系。常被人们引用的人际交往动机理论有三种。

1. **社会交换理论**（social exchange theory） 是解释人际交往动机的理论中最具影响力的。人为什么需要交往？尽管每个人交往的具体动机各不相同,但最基本的动机是从交往对象那里满足自己的某些需求。

美国社会学家霍曼斯受经济交易理论的启发,采用经济学的概念来解释人的社会行为,提出了社会交换理论。该理论指出人类的一切行为都受到某种或明或暗的、能够带来奖励或报酬的交换活动的支配。当个体做出某种行为时,会引起交往对象相应的行为反应,而人和动物都有寻求奖励、快乐并尽量少付出代价的倾向。所以,如果某一特定行为获得的奖励越多,个体就越会表现这种行为;反之,则不会继续从事这种行为。在社会互动过程中,人的社会行为实际上就是一种商品交换。社会交换不仅是物质交换,还包括赞许、荣誉、地位、声望等非物质的交换及心理财富的交换。

社会交换理论认为,人们对一个人喜欢与否,是基于成本与利益所作的评价。当人们认识到从人际交往中得到的报酬超过其成本时,便会喜欢与对方交往。社会交往理论过于强调交往中的利益和报偿,忽视了人际交往中的心理估价问题,忽视了有时个人在交往时表现出的无私和付出远大于报酬的代价,但这一理论毕竟注意到了人们在交往中有时会产生功利因素。

2. **自我呈现理论**（self-presentation theory） 由社会学家戈夫曼于 1959 年提出。其观点体现在三个方面:一是指出了人际交往是交往者借助自己的言语、行动向对方叙述有关自己的事情,向他人呈现自己;二是认为人在交往中可能有不同的动机和目的;三是强调自我呈现是社会影响的一种手段。

戈夫曼对自我呈现理论做了系统地阐述,他认为每个人都在向他人表现自己的问题,交往者把自己的形象呈现给对方,不但希望给他人一个可接受的角色形象,而且还希望对方提出相应的报答行为。每个人都试图在社会情境中保持适当的印象,以求得到肯定的评价;同时,社会生活也要求每个社会成员都通过合适的自我呈现,给他人一个可以接受的角色形象。因而,每个人都有自我呈现的范围和策略来控制别人对自己的印象,并期望在社会活动中通过适当调节来保持良好印象。

自我呈现理论过于强调在交往中树立自我形象,以达到对他人行为的控制,而没有看到在交往中存在许多并不关心自己形象,也不企图对他人进行控制的现象,但自我呈现理论说明了个人在交往中所起的主导作用以及对他人产生的影响。

3. **社会比较理论**（social comparison theory） 美国社会心理学家费斯汀格用社会实在性观点来解释人际交往,这里的社会实在性即社会比较。他认为个体的能力评价、体验,直至人格特征的形成,均是通过与他人能力的比较而实现的,是一个"社会比较过程"。为了维护和发展某一群体,其个体通过人际交往参照他人标准,使自己的态度、行动与他人保持一致,避免认知失调。

当人们对自己的态度和意见正确与否的判断无确定标准时,往往将周围人的态度、意见、行动作为暂时性的评判标准,以使自己的认识与周围人保持一致。费斯汀格认为,当社会团体内的态度和意见出现不一致时,除了容易导致团体活动产生盲目性外,团体内还会产生要求保持一致的压力。因此为了维护和发展有效的团体活动,必须在团体内开展人际交往,使团体活动协调而有序。

虽然社会实在理论过于强调个体的认知平衡受到威胁,担心团体活动将处于无秩序状态而产生交往,但它说明了人们交往中趋向于保持个体与团体认知的和谐,使团体活动能够保持和谐一致。

从以上分析发现,人际交往的动机是错综复杂的,三种理论分别从不同侧面予以阐述。实际上,人际交往动机不能用单一因素来解释,需要根据具体的交往情景综合分析。

（二）人际交往的需求

美国社会心理学家舒茨提出了人际需求的三维理论,指出人际交往的需求有三个维度,即包容的需求、控制的需求和情感的需求。

1. **包容的需求** 指希望和他人交往,建立和谐的人际关系。其行为表现是积极交往、参与、融合、归属。相反,缺乏这种需求和动机的人在人际交往中表现为退缩、孤立、排斥和忽视。

2. **控制的需求** 指希望在权利上与别人建立和维持良好的人际关系。其行为表现是运用权力和权威去积极影响、支配和超越他人;如果得不到满足,就表现出抗拒权力,忽视秩序。缺乏这种需求和动机的人表现为顺从,受人支配、追随别人。控制的需求是每个社会成员都共有的,并非身居高位者独有,是社会成员相互交往的特点之一。

3. **情感的需求** 指希望在情感上与别人建立良好的关系。其行为表现是对他人亲密、友好、热心、照顾等。缺乏这种需求和动机的人表现为对他人冷淡、厌恶和憎恨。

【知识拓展】

美国社会心理学家舒茨在《人际行为三维理论》一书中指出,人们对人际关系的需求有三个维度,即包容的需求、控制的需求和情感的需求;同时呈现两种行为方式,即主动型人格特质的行为方式和被动型人格特质的行为方式。舒茨根据这三种需求和两种行为方式将人分为六种基本的人际关系类型,如表8-1。

表8-1　舒茨的人际关系类型

需求	行为方式	
	主动型	被动型
包容的需求	主动与他人交往	期待与他人交往
控制的需求	支配他人	期待他人支配
情感的需求	主动表示友好	期待他人情感表达

二、人际认知理论

人际交往是主体同他人的交互行为,成功的交往必须是建立在相互认知基础上的,即交往主体既知己,又知彼。人际认知就是研究人际交往中对人的认知及其规律的部分,它是人际关系学的一个重要领域。

(一)人际认知的概念

人际认知是个体对他人的心理状态、行为动机和意向作出的理论分析与判断的过程,包括主体根据以往的经验和最新获得的印象所进行的信息加工、归纳、分析、推理、判断的一系列心理活动过程。只有认知判断正确,交往的态度、方法才能得体、适宜。人际认知是个体社会行为的基础,是决定人际关系的重要环节。

(二)人际认知的特征

1. **知觉信息的选择性**　在人际交往过程中,个体通过其外表、神态、言语、能力、行为等方面的特征,向他人传递个体的信息。但交往对象并不是全盘接受这些信息的,个体的某些信息更易被选择性接受而对其印象的形成起关键作用。这种选择性受认知者的主观状态(即需要、兴趣、知识、经验、情绪等)的影响,也受认知对象的刺激强度和新颖度的影响。

2. **认知行为的互动性**　人际认知是认知者和被认知者之间的互动过程。在互动过程中,被认知者不是被动地等待被感知,而是通过对自己的修饰、言谈、举止的选择,来改变认知者对自己的印象。这种有意控制认知者对自己形成印象的过程,即前文介绍过的印象管理。成功的印象管理能赢得认知者的良好印象,是建立良好人际关系的有效策略。

3. **印象形成的片面性**　人对他人的总体印象是在有限的信息资料基础上形成的。人际交往过程中,双方的认知会受许多复杂因素的影响,如主观感受、环境、文化背景、当时的心理状态等。人们如果仅从某些方面来看待或评价认知对象,这就会造成印象形成的片面性。

(三)人际认知的内容

从结构上说,人际认知的内容包括三个方面。

1. **自我认知(self-consciousness)**　古人云"人贵有自知之明",意在告诫世人学会自我认知。自我认知是人在社会实践中,对自己生理、心理、社会活动以及对自己与周围事物的关系进行认知。人具有物质属性、精神属性和社会属性,因此自我认知包含三个方面:物质的自我、精神的自我和社会的自我。自我认知是人际认知的基础和前提,自我认知的过程是通过社会生活的实践与体验,从社会交往中认识自己,使自己适应社会环境,建立良好人际关系。

自我认知离不开他人,离不开与他人的交往。一方面,自我认知要以他人为参照系,在与别人的对比中认识自己;另一方面,人们从他人对自己的态度与评价以及他人对自己行为的反应中寻找真实的自我,并且自我认知的结果还要经受与他人交往的检验。因此,真正深刻的自我认知是在交往过程中逐渐实现的。

2. **他人认知(others-consciousness)**　社会交往中,认知主体和客体在认知互动中凭借认知素质来认识对方,为了使自己在人际交往中作出正确的判断,必须对交往对象作出全面正确的认识,即对他人的认知。

对他人的认知包括五个方面的内容:一是对他人情感的认知,可通过面部表情、姿势动作和语调等直接获得交往信息;二是对他人情绪的认知,包括对他人心境、激情和应激等三种心理行为进行认知,通常主要是对他人心境进行认知;三是对他人能力的认知,如对他人的思维、学习、工作、组织、生活、交际、创造、应变等能力的认知;四是对个人倾向的认知,即对他人的需要、动机、兴趣、理想、信念与世界观的认知;五是对他人个性特征的认知,即对他人的气质、性格、智力等方面的认知。然而在实际交往中,人的心理和行为具有复杂性,内心情感与外表、行动有时存在一定差异,这增加了认知的难度。常言所说的"知人知面不知心",就从一定程度上说明了对他人认知的困难。

3. 人际环境认知(interpersonal environment consciousness)　指对自身交往的小环境、小空间进行有目的地观察,包括自己与他人的关系以及他人与他人之间人际关系的认知,以此判断了解自我和他人在共同生活空间群体中的整合性、选择性。

人际认知是个相互感知的过程,人们按照自己的动机、价值系统去感知他人,同时观察他人对自己的看法和态度,判断相互之间的关系,并以此来修饰自己的行为,决定如何发展关系等。对人际环境的正确认知,是处理复杂的人际关系必不可少的内容。孙子兵法中的"知己知彼,百战不殆"同样告诉我们,有良好的人际环境认知,才能获得人际交往的成功。

三、认知形成的心理效应

心理效应是指由于社会心理现象、心理规律的作用,使人们在社会认识过程中形成的对人或事所特有的反应。人们认知过程中的典型错误多数是由心理效应造成的。

(一)首因效应

首因效应(primacy effect),指个体在与他人交往过程中,最先接收到的信息比后续信息对形成印象影响更大的现象。最先接收的认知线索主要是外貌、表情、姿态、服饰、语言等外部的属性特征,而这些最先输入的信息,往往会成为人们日后认知和评价的重要依据。因为最初印象有着高度的稳定性,后继信息甚至不能使其发生根本性的改变。"一见钟情""先入为主"描述的都是首因效应。

(二)近因效应

近因效应(recency effect),是指个体与他人交往过程中,最近接收到的信息对形成印象影响更大的现象。在人际交往中,当原有信息相对模糊时,人们常常会比较重视新近的信息,会因为新近信息的影响而改变之前的某些印象。

首因效应及近因效应在人际认知过程中都起着非常重要的作用,但它们在不同条件下具有不同的作用。研究表明,当两种信息连续被感知时,人们一般倾向于相信前一种信息,并对其印象较深,即首因效应具有重要作用;而当两种信息断续被感知时,近因效应更为突出。首因效应在感知陌生人时起重要的作用;近因效应在感知熟悉的人时具有重要作用。首因效应及近因效应还与认知主体的个性特点有关,一个人缺乏足够的适应性和应变能力,首因效应占优势;而一个人心理上开放、灵活,则倾向于产生更多的近因效应。

(三)晕轮效应

晕轮效应(halo effect),又称光环效应,指对交往对象的某种人格特征形成印象后,依此来推测个体其他方面的特征,包括正晕轮和副晕轮。正晕轮是对个体好印象的推广,如对外表姣好的人赋予较多理想的人格品质;副晕轮是对个体坏印象的泛化。

晕轮效应是人际交往中个体主观判断泛化、扩张和定型的结果,是一种盲目的心理倾向,它从局部信息形成一个完整的印象或结论,容易出现以偏概全。这也提醒我们,认知时应更客观和全面,以免受到晕轮效应的影响而偏听偏信。

（四）社会刻板效应

社会刻板效应（social prejudice effect），是指社会上的一部分成员对于某一类事物或人物持一种固定不变、概括笼统、简单评价的现象。社会刻板现象不是一个个体现象，而是一种群体现象，它反映的是群体的共识。作为心理现象，"刻板"是它的根本特点，如社会的固定印象认为商人精明、教师严谨认真等。

社会刻板效应对人们的人际认知有积极的一面，也有消极的一面。它的积极面在于将群体的主要特征典型化，反映了群体的共性，有利于帮助人们对各群体差异的认识，降低社会认知的复杂性，简化人们认知过程，有助于人们迅速把握并适应社会生活环境。其消极作用表现在对一个群体形成社会刻板印象后，会直接影响并左右人们对该群体中的个别成员进行个性化的精细而正确地认知，抹杀了人的个性，严重时会导致较大的认知偏差。此外，社会刻板印象对客体的僵化性认知，也会妨碍人们对社会发展新事物属性及时正确地认知。

（五）投射效应

投射效应（projection effect）是指个体把自身的情感、意志、特征等投射至他人并强加于他人的认知倾向，即认为他人具备与自己相似特征的心理现象。投射效应的表现形式多种多样，其中较为典型的是情感投射与特性投射。情感投射，即认为别人的好恶与自己相同，如一些人认为自己喜欢的东西别人也会喜欢；特性投射，即把自己具有的某些心理特性投射到他人身上，如工于心计的人总觉得他人也同样时刻在算计自己。要克服投射效应，关键在于认清他人与自身的差异，避免推己及人。

【心灵驿站】

名言警句中蕴含的心理效应

一见钟情——首因效应

先入为主——首因效应

士别三日，当刮目相看——近因效应

情人眼里出西施——晕轮效应

爱屋及乌——晕轮效应

物以类聚，人以群分——社会刻板效应

以小人之心，度君子之腹——投射效应

四、人际吸引理论

（一）人际吸引的含义

人际吸引（interpersonal attraction），指人际关系中双方在情感方面相互亲近的现象。它是建立人际关系的第一步，是形成良好人际关系的重要基础。

理解人际吸引，从两方面入手：一是人际吸引以情感为主导，情感投入的多寡是人际吸引程度大小的重要标志；二是人际吸引具有对他人做肯定性评价的倾向。肯定性评价是人际吸引的前提和基础，喜欢、友谊、尊重等都是在肯定评价的基础上发展起来的。人际吸引力越大，人与人之间的心理距离就越小，就越容易建立密切的关系；反之，人际双方的关系就会疏远甚至相互排斥。

（二）人际吸引的过程

1. **注意（attention）**　是指对某一交往对象进行人际感知后，注意到对方的存在，对其产生了一定的兴趣并加以关注的过程。注意阶段包含着对交往对象的注意、抉择和准备初步沟通等多方面的心理活动。在通常情况下，只有那些具有某种会激起别人兴趣的特征的人，才会引起别人的特别注意。

2. **认同**（identification） 是指对选择出来的对象更进一步深入地交往，接纳和内化交往对象的行为及表现，并对其给予积极和正面的评价。这一阶段的目的是探索与对方在哪些方面可以建立真实的情感联系，而不是仅仅停留在一般的交往模式中。在这一阶段里，随着双方共同情感领域的发现，双方的沟通会越来越广泛，接近的欲望会越来越强，心理上的距离缩短，对与其有关的信息也会倍加关心，自我暴露的深度与广度也会逐渐增加。

3. **接纳**（acceptance） 是指双方在情感上相容，常以喜欢、同情、关心、好感等形式表达与对方的情感联系。在这一阶段，双方关系的性质开始出现实质性变化，人际关系安全感已经得到确立，因而谈话也开始广泛涉及自我的许多方面，并有较深的情感卷入。如果关系在这一阶段破裂，会给人带来相当大的心理压力。此时，人们会相互提供真实的评价性的反馈信息，提供建议，彼此进行真诚的赞赏和批评。

4. **交往**（association） 交往互动是人际吸引后的必然行动。它不仅反映了人际吸引已经形成，而且使人际吸引进一步发展。交往的初期，双方尽力约束自己，并努力通过行动显示自己的诚意。随着交往水平的提高，双方的关系便发展到心理上相互依赖的高级阶段，即形成了良好的关系，相互的吸引力进一步增强。此后，双方在心理上有一个重要的改变，开始将对方视为知己，愿意与对方分享信息、意见和感情。

（三）人际吸引的规律

1. **接近吸引** 是指交往双方存在着诸多的接近点，这些接近点能够缩小相互之间的时空距离和心理距离，因此彼此之间容易相互吸引。人际吸引的接近点主要包括如下。

（1）时间、空间接近：通常生活中经常接近的人们比较容易相互吸引。人们总是能够比较方便地与同学、同事或邻居接近，与邻近的人交往可以很快地满足自己多方的愿望。与空间接近相同，时间上的接近如同龄、同期毕业、同时入伍、同年进厂等，也容易在感情上相互吸引。

（2）观点、兴趣接近：在人际交往中，如果双方志趣相投、价值取向相同、态度观点一致，更容易相互吸引。我们平时说的"酒逢知己千杯少""惺惺相惜""情投意合"等都说明相似的人易结交成友。

（3）职业、背景接近：专业、国籍、民族、经历接近的人，容易找到共同的话语以缩短相互间的距离，进而相互吸引。古诗中的"同是天涯沦落人，相逢何必曾相识"表达的就是接近吸引。如在谈公务时偶尔得知双方曾在同一单位工作过或认识同一位朋友时，双方会立刻产生亲近感，再谈起公事，就会顺利。这启示我们：与他人初次交往时，应多谈双方感兴趣的话题，努力寻找双方的接近点和共鸣点，以深化关系，促进交往。

2. **互补吸引** 当双方的个性或需要及满足需要的途径正好成为互补关系时，就会产生强烈的吸引力。互相补偿的范围包括能力特长、人格特征、利益需要、思想观点等方面。如生活中我们常会发现，性格急躁的人与耐心随和的人容易成为好朋友，活泼健谈的人与沉默寡言的人容易结成亲密伙伴，这些都是因为双方的个性倾向和行为特征正好都满足了对方需要的结果。互补吸引的主要原因是人们都有追求自我完善的倾向，当这种追求个人无法实现时，便会设法从他人身上获得补偿，以达到个人需要的满足。

从表面上看，互补吸引与接近吸引是矛盾的，但事实上两者有时却起协同作用。在许多情况下，互补是建立在态度与价值观一致的基础上，此时互补与接近就获得了协同。

3. **互惠吸引**　如果交往的双方,能够给对方带来收益、酬偿,就能增加相互间的吸引。一般来说,估计得到报偿的概率越大,吸引力就越大;收益与付出的比值越大,吸引力就越大;越接近预期的报偿,吸引力就越大。互惠吸引表现在人的一切交往活动中,主要表现形式如下。

(1)感情互慰:是指交往的双方,都以自己的表情、言语动作给他人带来愉快的感情体验,从而增加相互吸引。在交往中,如果一方真情实意,而另一方却怀有戒心,城府很深,则会使对方产生失信感,造成心理隔阂。

(2)人格互尊:每个正常的人都有得到他人尊重、信任、认可的需要。因此,真诚地尊重他人是获得他人尊重的最佳方法。

(3)目标互促:人们之间的交往如果有助于双方有关目标的实现,则双方的吸引力就能增强,如通过行为接触和思想交流,彼此感到受益匪浅,达到"听君一席话,胜读十年书"的感觉,双方的交往水平就会提高。

(4)困境互助:当人遇到困难、经历失败时,往往对人情世态最为敏感,此时最需要友谊和帮助。如果对朋友的困难表现为冷漠麻木、小气吝啬,或者袖手旁观,就可能使对方产生失望或怨恨,由此中断交往。

(5)过失互谅:人非圣贤,孰能无过。因此,当对方偶有过失时,应以宽宏大度的态度去谅解。只有你不恤小耻、不拘小谅,才能赢得他人的尊敬,才能在你有过错时,得到对方的容忍和谅解。

互惠吸引启示我们,要增强自己的人际吸引力,必须在同对方来往时,尽力使自己的付出大于收益,使自己的言行给对方带去愉快和好处。

4. **诱发吸引**　是由自然的或人为的某一因素而引发的吸引力。在人际交往中,如人们受到某种诱因的刺激,而这种刺激正好投其所好,就会引起对方的注意和交往兴趣,从而相互吸引。诱发的因素和形式如下。

(1)自然诱发:是指由人的外貌、气质、风度等自然因素而诱发的吸引力。这种第一印象产生的吸引力能够促使人们进一步接触,从而结成良好关系。

(2)蓄意诱发:是指有意识地设置某些刺激因素,以引起对方的注意和兴趣,从而产生吸引力。如出席某种宴会,可以通过得体适宜的打扮、风趣幽默的言语等增强自身的吸引力。

(3)情感诱发:是指通过真诚的关怀、帮助、信任或容忍等因素来激发对方的情感,缩小双方的心理距离。如不失时机地帮助困难者、安慰失败者、祝贺成功者,这些都可以使对方产生强烈的情感体验,从而使双方的心灵更加亲密。

5. **光环吸引**　是指一个人在能力、特长、品质等某些方面比较突出,或者社会知名度较高,这些积极的特征就像光环一样使人产生晕轮效应,感到他的一切品质特点都富有魅力,从而愿意与他交往。光环吸引体现在以下几个方面。

(1)品质吸引:如果一个人品质高尚,待人真诚、热情,就会让人产生敬重感和亲切感,从而产生人际吸引力。帕里等人曾就友谊问题访问了4万多人,结果表明吸引朋友的良好品质有信任、忠诚、热情、支持、帮助、幽默感、宽容等11种,其中"忠诚"是友谊的灵魂和核心。

(2)能力吸引:通常人们都喜欢聪明能干的人,而讨厌愚蠢无知的人。但是不是人越聪明越能干,就越招人喜欢呢? 社会心理学家阿伦森等人的研究表明,一个极其聪明能干的人,会使他人产生屈尊感,从而敬而远之,降低吸引力;如果一个英雄或伟人偶尔暴露一些小缺点,或者遭受一些小挫折,往往会更招人喜欢。

（3）性格吸引:在人际交往中要给人以热情、温暖的感觉,即在对人、事、物等方面有正向的态度,表现出喜欢、欣赏、赞同等。研究表明,"热情"是吸引他人的核心特征,可以产生很强的光环效应,从而增强个体的吸引力。

（4）名望吸引:社会生活中有些人因具有某种专长或知名度而引起众人的倾慕和追求,此时即为名望吸引。

了解人际吸引的主要规律,可帮助人们在生活和工作中选择合适的交往对象,调整人际交往方式,充分利用自身优势,扬长避短,增强自身人际吸引力,获得人际交往的主动权。作为社会的一员,助产士十分有必要学习这些规律。

第三节 助产人际关系与关怀实践

在助产实践中,助产士不仅要与孕产妇及其家属维持良好的关系,还需要与医生、其他助产士、护士及其他的健康工作者互相协作,才能为服务对象提供整体性、关怀性的助产服务。

一、助产人际关系的概念及特征

（一）助产人际关系的概念

助产人际关系是指在助产职业活动中产生和发展的所有人际关系的总称。广义的助产人际关系包括助产士与孕产妇及其家属之间的关系、助产士与医生之间的关系、助产士与助产士之间的关系、助产士与护士之间的关系、助产士与其他健康工作者之间的关系等。狭义的助产人际关系主要指助产士与孕产妇及其家属之间在特定的环境及时间段内互动所形成和发展起来的一种特殊的人际关系。构建良好的助产人际关系是助产工作的重要内容。

（二）助产人际关系的特征

助产人际关系除具有一般人际关系的特征外,还具备其自身的特性,具体表现如下。

1. **工作关系** 助产人际关系是助产士为了满足助产工作的需要,以专业活动为中心的一种职业行为。不管孕产妇及其家属是何种身份、年龄、职业、性别,助产士都要一视同仁,建立并维持良好的助产人际关系,运用专业技能满足孕产妇生理、心理等多面的需求。

2. **帮助关系** 助产人际关系建立于孕产妇需要得到专业性帮助时,这种帮助关系发生于两个系统之间。帮助系统包括医生、助产士及其他健康工作者等,被帮助系统包括孕产妇及其家属、亲友等。这种专业性的帮助关系不同于普通的社交性人际关系,专业性的帮助关系不强调双方互利互惠,而是以孕产妇为中心履行其专业性的帮助职责,帮助系统代表医院组织的社会形象。同时,一旦发生矛盾,也不仅局限于个人,而是两个系统之间的纠纷。

3. **协作关系** 这是由助产服务工作的整体性及系统性所决定的。上述帮助系统中的医生、助产士、护士及其他健康工作者之间需要遵守所在医院组织的原则与纪律,互相协作,共同努力,才能更好地完成助产工作。

4. **暂时关系** 助产人际关系是在助产服务过程中存在的一种特殊的人际关系,助产服务结束,这种人际关系就随之结束。

二、助产人际关系的影响因素

（一）助产士、孕产妇及其家属的因素

1. **角色责任模糊** 助产士与孕产妇对自己承担的角色功能认识不清,造成双方不明确对方的权利和义务,导致双方责任冲突。一方面,部分助产士不主动了解孕产妇的需求、健康教育不到位、业务知识不专业、助产技术不熟练,甚至给孕产妇带来伤害,这势必会让孕产妇及其家属不满,影响助产人际关系;另一方面,孕产妇不了解自己的权利和义务,不知道自己能做什么、该做什么,无法积极配合。

2. **角色理解欠缺** 助产士与孕产妇及其家属之间缺乏相互理解,很容易产生矛盾冲突。我国医疗机构中护士和助产士普遍缺编,助产工作任务繁重,助产士长期处于超负荷的工作状态,且因医学的局限性,助产士不可能为孕产妇解决所有的问题。一方面,部分孕产妇及其家属不了解助产工作的特点,不理解助产士工作的难处,有时助产士工作稍有延迟,就会埋怨、指责,甚至暴力伤害。另一方面,有少数助产士,由于长期处于权威性的帮助者地位而形成了优越感,缺乏同理心,未注重沟通技巧,甚至对孕产妇及其家属流露出不耐烦的情绪,因而极易与孕产妇及其家属产生矛盾冲突。

3. **角色期望冲突** 孕产妇及其家属对助产士期望过高,很多人对分娩风险认知不全,认为分娩理应是母子平安,助产技术应该无懈可击,助产士应该为孕产妇解决一切健康问题。如果孕产妇及其家属用这种理想化的标准来衡量现实中的每一位助产士,当发现分娩结局或个别行为与其期望不相符时,就会产生不满、抱怨,甚至纠纷。

4. **其他因素** 包括理解分歧和沟通障碍、分娩文化冲突、经济压力过重等,这些都可能会影响助产士与孕产妇及其家属间的人际关系。

（二）医院因素

医院为更有序地保障诊疗秩序,制订了各项管理制度,这些制度却难免与部分孕产妇的个人习惯和需求相冲突。护士和助产士作为医院管理制度的主要执行人,常成为不满情绪的焦点,导致人际冲突的发生。另外,医院某些软、硬件条件不足也会引发孕产妇不满,如助产士与护士人手不够或医院床位紧张,导致孕产妇因等候过久而产生抱怨。

（三）社会因素

当前,我国医疗卫生事业的发展还不能完全满足人民群众的需求,主要表现为卫生资源不平衡不充分,使用分配不均衡,社会医疗保险制度改革和相关的卫生法律法规还有待完善,舆论对整个卫生行业所作贡献和取得成果的主流宣传不够等,这些因素都直接或间接影响着助产人际关系。

三、建立良好助产人际关系的意义

良好的助产人际关系不仅有利于解决孕产妇的各种问题,还有利于助产士的身心健康及助产事业的发展。

1. **有利于提高助产工作的质量及效率** 良好的助产人际关系是助产工作顺利开展的有效保障。它可以提升孕产妇及其家属对助产士的信任,从而积极主动地参与医疗和助产活动,还可以促使助产士之间的密切合作。试想如果助产士和其他医护人员之间、助产士和助产士之间态度冷漠、缺乏协作,甚至互相猜忌提防,势必会影响助产工作的质量,还会耗费助产士的精力去处理人际琐事。这种内耗的存在,会降低助产工作的效率。

2. **有利于营造和谐的健康服务氛围** 人际关系反映了个体或群体满足其社会需求的心理状态。在助产工作中,助产士与孕产妇及其家属之间相互理解和关怀,能促进良好心理氛围的形成。这种良好的心理氛围,一方面能促使助产士合理的心理需求得到不同程度的满足,进而产生愉悦、舒畅等积极情绪,激发其对助产工作的热情;另一方面能促使孕产妇及其家属在治疗或分娩等方面的需求尽可能得到满足,减轻或转移其焦虑、紧张、恐惧等消极心理,增强对治疗或分娩的信心。同时,良好的助产人际关系还有助于减少和防范医疗纠纷的发生。

3. **有利于发展助产士良好的品质和素养** 处于良好人际关系的助产士,心情愉悦舒畅、态度积极主动,精神、心理和社会等需求得到极大的满足,有助于其不断丰富和发展良好的品质,陶冶情操,培养健全的人格。同时,在与他人和谐相处的过程中,能不断发现和学习他人的长处,提升自身的修养和职业素质。

4. **有利于整体护理在助产工作中的落实** 整体护理倡导将孕产妇作为完整的人予以尊重,重视其生理、心理、社会及文化等多方面的需求,这其中亦包含人际交往的需求。助产人际交往中促使孕产妇保持积极的心态和情绪,关注孕产妇的社会文化需求,是良好的助产人际关系的要求之一。

四、促进助产人际关系的方法

在促进助产人际关系向良性方向发展的过程中,助产士起主导作用。因此,助产士必须掌握促进助产人际关系的方法与技巧。

1. **提高专业水平,维护双方权益** 精湛的专业水平不仅可以增加孕产妇的信任感,有助于助产人际关系的建立,而且是保障双方合法权益的重要条件。助产士是维护孕产妇权益的主导者,有义务为孕产妇提供安全的母婴照护。如果由于助产士的理论及技能因素为母婴照护下隐患,甚至导致不良后果,助产士将负有不可推卸的责任。

2. **强调循证和价值,指导助产实践** 随着医学由传统经验医学走向循证医学,助产学专业也提倡以科学、客观并经过论证的最佳证据指导助产实践。同时助产实践还将体现价值医学的内涵,基于最佳证据,以孕产妇利益为导向,最大限度地保护孕产妇的权益,避免责任冲突,促进和谐的助产人际关系。

3. **注重人文关怀,尊重孕产妇** 尽管当今社会医疗和助产技术飞速发展,但总有些情况会触及医疗和助产的边界,此时体现人文关怀、尊重孕产妇的意愿就显得尤为重要。助产士和孕产妇零距离接触,有人把助产士誉为"女人一生中最艰难时刻的最亲密伙伴",此时专业的人文关怀能让孕产妇在充满关爱的环境中迎接新生命。

4. **践行关怀性沟通,满足孕产妇需求** 关怀性沟通是助产人际关系的重要特征,助产士通过关怀性沟通能充分了解孕产妇的身心需求,舒缓其情绪,使孕产妇感受到被理解、尊重和赋能,还能增强孕产妇对助产士角色功能及助产工作的认识,有助于消除由于角色定位模糊对助产人际沟通造成的影响,更好地满足孕产妇的身心需求。

5. **讲究职业修养,克服交往阻抗** 助产士在工作中应不断提高自身的职业道德修养,注意控制不良情绪、平衡不良心理。在助产人际交往中,不可将助产士的观念强加给孕产妇,避免其阻抗心理。

五、助产工作中的其他人际关系

在助产工作中,助产士不仅要与孕产妇维系良好的关系,也需要与孕产妇家属、医生、护士、其他助产士、医技人员、导乐人员、行政人员及工勤人员等共同协作配合,才能为孕产妇提供整体的、连续的助产服务。

(一)助产士与孕产妇家属之间的关系

助产工作中涉及的人际关系较多,其中不可忽视的是助产士与孕产妇家属的关系。家属是联络孕产妇感情、调整助产人际关系的重要纽带。以家庭为中心的产科护理强调提供促进家庭成员间的凝聚力和维护身心安全的母婴照护。在许多情况下,母婴照护的工作是通过家属的配合来完成的。所以助产士与孕产妇家属之间的良好关系在助产实践中具有积极作用。助产士在建立和维持与孕产妇家属的关系时应做到以下几点。

1. 充分尊重,热情接待　助产士要尊重孕产妇及其家属,主动热情地接待,向其介绍病室环境和有关注意事项。

2. 耐心解答,提供帮助　孕产妇家属会经常向助产士询问有关问题,助产士应同理家属的心情,耐心倾听家属提出的疑虑和问题,给予详尽的解释,对面临的困难及时提供必要的帮助。

3. 携手家属,提供支持　助产士应充分调动家属的主观能动性,鼓励家属给予孕产妇心理支持,共同稳定孕产妇的焦虑、紧张等情绪。

(二)助产士与医生之间的关系

产科医生与助产士是助产工作中的两支主力军,是工作中经常合作的伙伴,处理好双方之间的人际关系是提高助产服务水平的重要保证。

1. 主动宣传,争取支持　为增加医生对助产士工作的理解和支持,助产士应适时主动地宣传助产专业的特征和内容,介绍助产士的新型角色功能。在日常工作中随时与医生进行沟通,解释助产工作中整体护理的内涵及具体方法,以争取医生的理解和支持。

2. 相互尊重,取长补短　医生与助产士是平等合作的关系,双方之间应以孕产妇为中心开展协作,助产士应尊重医疗方案的技术权威,医生也应尊重助产专业的自主性。比如实际工作中助产士应熟练掌握助产专业的理论知识和技能,遇到问题时虚心向医生请教;而助产士与孕产妇接触更频繁,对孕产妇的产程进展了解更细致,所以应加强与医生的交流,帮助医生获取更多的信息。

3. 相互理解,彼此信任　医生与助产士应理解彼此的专业特点,体谅彼此工作的辛苦,学会换位思考。当双方之间出现协调配合欠妥时,助产士应主动分析矛盾产生的原因,在坚持原则的前提下善意地提出合理化建议,协商解决。切忌在孕产妇及其家属面前议论医生的是非长短,这样不仅会损害医生和助产士的关系,还会影响医生和孕产妇及其家属之间的关系。

(三)助产士与其他助产士之间的关系

助产士与其他助产士之间的关系是反映助产士素质和工作状态的重要标志,包括同级助产士之间、助产士与上级助产管理者之间、助产士与实习生之间的关系。如果交往过程中不协调甚至出现矛盾冲突,不仅会破坏相互之间的人际情感,还会直接影响助产团队的凝聚力和整体功能的发挥。

1. 相互理解,互帮互学　助产士之间应注意相互交流与信息传递。作为管理者首先要严于律己、以身作则、一视同仁、平易近人、耐心热情,对待下级助产士要多用情、少用权,尽量用非权力因素的影响力去感召下属,体现人性化管理。作为普通助产士,也要体谅管理者工作的辛苦,尊重领导、服从管理。助产士之间应相互关心、爱护、尊重,不同资历护士之间互帮互学、教学相长,形成民主和谐的人际氛围。

2. 换位思考,团结协作　助产工作任务的完成,不仅有赖于助产士个人的综合素质,还需要相互之间的团结协调。各类助产士之间应有主动协作精神,当其他岗位的助产士出现困难时应主动协助,各班助产士之间也应多换位思考,力所能及地为其他班次的工作创造条件。不同级别的助产士在自己职权范围内工作,各司其职,方能保证助产工作井然有序。管理者不仅是助产管理工作的组织者和指挥者,也是助产士之间相互关系的协调者。因此,管理者应了解自己团队的所有成员,了解每位助产士的长处和短处,以及她们的个人情况。助产士也应尊重管理者,帮助管理者出谋划策,做好"贤内助"。

此外,助产士与护士之间的关系也十分密切,尤其是助产士与产科护士的工作可能存在部分交集和协作,在交往过程中也应遵循上述原则。

(四)助产士与其他健康工作者之间的关系

医院是一个有机整体,要给孕产妇提供优质服务不是任何一个部门所能单独完成的,而是全院各个部门相互配合的结果。因此,助产士还需要与医技人员、导乐人员、行政人员及工勤人员等建立工作协作关系,只有各方人员通力合作才能为孕产妇提供更优质和连续的服务。助产士在与这些健康工作者交往的过程中,要努力创设和谐的工作氛围,遵循人际关系、人际沟通的原则和策略,尊重对方,积极寻求相关部门的支持和帮助,对给予的支持和帮助表示真诚的感谢,这样才能全方位地提升助产工作质量。

【学习小结】

本章学习小结见图 8-1。

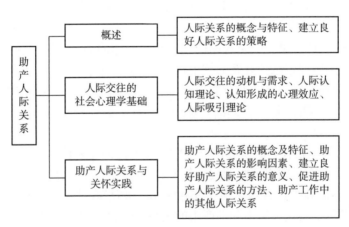

图 8-1　学习小结

【教学活动】

1. "盲人旅行"互动活动

将教室桌椅布置成几个障碍物。学生自主组队,两人一组,一人当盲者,盲者用布遮住眼睛,一人当领路者。要求绕过障碍物,到达目的地。

第一轮:领路者与盲者同行,用语言指导前行,但两者不可以有肢体接触。

第二轮:领路者与盲者同行,可以有肢体接触,但不能用任何的语言提醒。

活动结束后讨论:

(1)两轮活动中盲者的感受有何区别?

(提示:不同的人际关系)

(2)报名组队时被对方哪方面吸引而选择成为队友?

(提示:人际吸引的规律)

(3)对领路者提供的帮助有何评价?

(提示:建立良好人际关系的策略)

2. 角色扮演活动

产科门诊一位孕妇在等待产前检查,她走到分诊台小声对助产士小孙说:"我想等她们全部检查完了再做检查,可以吗?"小张听后不解,大声答道:"按顺序轮到您就进去,等到最后您不着急吗? 抓紧检查完了,回家休息。"该孕妇表情尴尬,回到了等候区。

请思考:

(1)分析小孙的做法是否妥当?

(2)进行角色扮演,如果你是小孙,遇到这样的场景如何处理?

3. 课外阅读威尔·鲍温的《不抱怨的世界》,分享和交流感想。

【问题与讨论】

1. 举例说明认知形成的心理效应。

2. 吴女士,36 岁,孕 1 产 0,孕 35^{+3} 周,因羊水过少入院。入院时吴女士表情紧张,一直向助产士追问胎儿是否有问题。从助产人际关系的角度分析,如何与吴女士沟通。

(王 莹)

第九章

关怀性沟通

【学习目的】

学习本章的目的在于明确关怀性沟通的含义及意义，学习和发展关怀性沟通的具体技巧，理解非暴力沟通的含义、要素及模式等。明确助产实践中治疗性沟通的原则和步骤，并将关怀性沟通和非暴力沟通融入治疗性沟通中，在沟通中传递关怀，满足孕产妇的身心需求。

【学习要点】

本章主要介绍了关怀性沟通的概述；倾听、同理与尊重、鼓励与赞美等关怀性沟通的技巧；非暴力沟通；助产实践中的治疗性沟通。

【案例导入】

孙女士，29岁，于上午9时行剖宫产术产一女婴，3 350g，新生儿Apgar评分10分。第二日上午，新生儿哭闹不止，体检无异常。产妇尚未泌乳，喂哺代乳品效果不佳。产妇十分焦虑，怀抱婴儿不停地哭泣："我真是这个世界上最失败的妈妈，连喂奶这个小小的要求都不能满足我的孩子！"

面对孙女士，助产士应该怎么做？

关怀是生命的基本要素之一，从叙事医学的观点看，疾病是一个故事，患者有故事要讲，有情绪要宣泄，有心理负担要解脱，有眼泪要流，患者的患病过程需要医护人员帮助其疗愈。而关怀性沟通正是一种通过动态沟通与对方建立及维持关系，了解并尊重患者的疾病故事，舒缓其情绪，进而达到疗愈和关怀目的的行为。

第一节　关怀性沟通概述

关怀性沟通需要让对方感受到被关心和关怀才有意义。本节主要从总体上探讨关怀性沟通的含义、基本要素、与社交性沟通的异同等问题。

一、关怀性沟通的含义

关怀性沟通（caring conservation）是指通过沟通表达对对方关心和关怀的一种动态的沟通过程。助产实践中的关怀行为之所以能够顺利完成，离不开关怀性沟通。

二、关怀性沟通的意义及目的

关怀性沟通在助产工作中具有重要的意义。在迎接新生命的过程中,孕产妇经历了生理和心理等多重变化,在这种情境中,关怀性沟通是展现爱心的具体方式,无微不至的关怀传递了助产士对每一个不同的、有尊严的个体所给予的博爱和尊重。

助产士自身坚信关怀性沟通的价值和意义,才会在沟通的过程中主动给予关怀。关怀性沟通是孕产妇的基本需求之一,助产士通过关怀性沟通与孕产妇建立并维持关怀性的人际关系,充分了解其存在的问题及身心需求,同理其感受,舒缓其情绪,并给予适时的鼓励和赞美,能使孕产妇感受到被理解、尊重和赋能,在充满关爱的环境中迎接新生命。

三、关怀性沟通的要素

根据 Hein 于 1973 年提出的理论,沟通的基本结构包括信息背景、信息发出者、信息、信息传递途径、信息接收者及反馈六个要素。

1. **信息背景(information background)** 指需要讨论的事物,互动发生的场所及环境,是引发沟通的"理由"。这些事物、环境、现象等反映在沟通者的头脑中,刺激沟通者产生沟通的愿望和需要。这种愿望和需要可能是清晰的,也可能是模糊的。客观存在的刺激是产生沟通的前提和依据。Hein 认为,一个信息的产生,常受信息发出者过去的经验、对目前环境的领会以及对未来的预期等影响,这些都称为信息的背景因素。因此,要了解一个信息所代表的意思,不能只接受信息表面的意义,还必须考虑信息的背景因素,注意其中可能的含义。关怀性沟通中充分考虑信息的背景因素,将有助于助产士更深入而准确地了解孕产妇的问题及需求。

2. **信息发出者(message sender)** 是指将信息编码并发出的人,也称为信息来源。所谓编码,就是信息发出者将要传送的意义信息符号化,编成一定的语言、文字、符号、表情或动作。在编码之前,信息发出者先将自己的想法进行整理,在此基础上找到恰当的表达形式。信息编码的方式受信息发出者个人的教育程度、价值观念、生活背景、抽象推理能力等因素影响。

3. **信息(message)** 是指信息发出者希望传达的思想、感情、意见、观点等。信息必有一定的内容意义,其内容意义可能会带有背景因素的色彩及信息形成者的风格,可以说是上述两者的具体化。信息是通过一定的信号(如语言、表情等)来显示的,这些信号又是按一定规则(如语法规则)组织起来的,这种有组织并能表达一定内容意义的信号称为代码。信号和代码都是信息的载体。

4. **信息传递途径(route of message transmission)** 又称信息渠道,是指发送者传递信息的工具或手段。我们的各种感觉器官都可以接受信息,但最大量的信息是通过视听途径获得的。沟通方式多种多样,不仅包括面对面的沟通,还有以不同媒体(如电视、广播、报纸、电话、网络等)为中介的沟通。如沟通渠道选择不当,或沟通渠道超载,以及沟通手段本身出现问题,都可能导致信息传递中断或失真。有效的沟通离不开可靠的信息传递渠道。一般说来,在沟通交流中,信息发出者在传递信息时使用的途径越多,对方越能更好、更多、更快地理解这些信息。比如,助产士在对孕产妇进行健康教育时,可以采用口头讲解、演示示范、放映录像片、发放教育手册等多种方式帮助孕产妇及其家属全面、准确地理解健康教育的内容。

5. **信息接收者**（message receiver）　是接收信息以及将信息解码的人。从传递途径传来的信息经过接收、解码和理解三个步骤。首先,信息接收者必须处于接收状态;其次,将收到的信息符号解码,即把符号信息还原为意义信息,译为可理解的内容;最后,用自己的思维方式去理解这一思想。只有当信息接收者对信息的理解与信息发送者传递出的信息的含义相同或相近时,才可能产生有效沟通。有效的关怀性沟通还要求助产士耐心地去接收,同理地去解码和理解孕产妇传来的信息。

6. **反馈**（feedback）　是指信息接收者对信息发出者发出的信息作出反应。信息发出者根据反应检验传播的效果,并据此调节后续的信息(包括信息内容、信息的符号形式和排除信息传递途中的干扰等)。信息发出后必然会引起接收者的某种变化(反应),包括生理、心理、思想或行为的改变等。不管这种改变多么微小,有时甚至从表面上看不出来(如某些心理反应等),但反应和改变是客观存在的,并且又会成为新的信息返回给信息的发出者,此时发出反馈的沟通者便从信息接收者的角色转变为信息发出者。这种信息发出者和接收者之间随时进行的角色互换,使人际沟通呈现出连续不断的过程。只有通过反馈,信息发出者才能最终确认和判断信息传递是否有效。

四、关怀性沟通与社交性沟通的异同

关怀性沟通的本质是让对方感受到被关怀,所以与一般的社交性沟通是有区别的。关怀性沟通与社交性沟通的区别见表9-1。

表 9-1　关怀性沟通与社交性沟通的区别

项目	关怀性沟通	社交性沟通
对象	需要被关怀者	感兴趣者
关注点	对方的问题及需求	自己及彼此的需求
目的	了解对方的问题及需求	满足自己或彼此的需求

关怀始于关注,在关怀性沟通的过程中,助产士应把关注点放在被关怀者的问题及需求上。比如一位孕妇对前来为她注射的助产士说:"打这些针让我很紧张,我不知道为什么,但我真的感到很不安。"助产士 A 说:"那我们抓紧时间快点打完针,那样的话,您就没时间继续担心了……"助产士 B 说:"您害怕这些注射……"通过对比我们发现,助产士 A 的关注点在自己的护理活动上,而助产士 B 的关注点在孕产妇所面临的问题及需求上。

第二节　关怀性沟通的技巧

在沟通过程中,让孕产妇感受到被关怀首先需要具备助产职业情感,只有发自内心的理解、关爱对方,才能真诚地传递关怀。其次应学习和发展关怀性沟通的技巧,包括倾听、同理与尊重、赞美与鼓励等。良好的倾听技巧有助于"读懂"孕产妇的故事及需求;唯有同理及尊重才能真正理解孕产妇的想法及感受;而激发孕产妇的积极行动,需要适时地提供赞美与鼓励。

一、倾听

助产士在关怀性沟通过程中首先要学会积极的倾听。倾听不同于一般的听或听见,倾听是一种艺术,也是一种技巧。

(一)倾听的目的与意义

倾听(listening)是关怀性沟通的重要组成和技巧,是集中注意力接收对方所有的语言和非语言信息,核实其含义并对其作出反应的主动过程。这要求倾听者不仅要听对方所说的语句,还应关注对方说话时的流畅程度、面部表情、身体姿势等非语言信息,善解其言外之意。

倾听的目的和意义包括:第一,有效的倾听有助于获取全面的信息,为关怀性沟通的进一步展开奠定基础;第二,倾听能表达关怀及尊重,当倾听者全神贯注地倾听对方诉说时,实际在传达"我很关心和尊重您,希望了解您的问题及需求,请您敞开心扉、畅所欲言";第三,倾听能舒缓对方的情绪,提供情感支持,帮助对方走出心理困境。

(二)倾听者的行为

当扮演倾听者的角色时,以下行为很重要:让对方知道你对他的谈话感兴趣,你会将注意力放在他身上,而不是在自己身上;倾听时不要预设答案(急于告诉对方你知道什么)或不恰当地转移话题,而应首先耐心倾听对方讲述;主动问些具体的或有助于深入探索的问题,帮助对方将其想法与感觉详细表达出来;核实对方的语言和非语言表达是否一致,核实倾听者是否真正了解对方所说的内容;尝试将"批评"搁置,从对方的立场去倾听。

(三)倾听的技巧

倾听不同于一般的听见,而是要全神贯注地用心倾听,才能真正达到倾听的目的与意义。

1. 创设环境　适宜倾听的环境首先是安静和私密的,尽量排除偶然因素的干扰,如噪声干扰、接打电话等。其次是鼓励的环境,倾听时要适时作出反应,传递"我愿意听""我正在关注"的信息,但应注意不可打断说话者的思维,可以通过点头微笑,或者加入一些简短的语言,如"嗯""哦""是这样""我知道了""然后呢",鼓励谈话者继续说下去。

2. 注意体态　身体正面朝向对方,身体姿势自然、开放、微微前倾,避免双臂交叉,让对方感受到被尊重和欢迎;面部表情自然,随对方的表情变化而变化;保持良好的目光接触,视线处于同一水平线,使双方有一种平等的感觉;避免分散注意力的动作,比如看表、翻看手机、东张西望等,因为这些动作可能使对方感到不被重视。此外,产程中的倾听是助产工作的重要组成,助产士在耐心倾听的同时可以适时使用非语言交流,如上述提及的微笑的表情、目光的接触等,还可以使用轻柔的触摸,这些都可为产妇带去温暖和关怀。

【知识拓展】

身体倾听的 5 要素(简称 SOLER)

Squarely(正面朝向对方)

Open(姿势开放)

Lean(微微前倾)

Eye(目光接触)

Relaxed(身体放松)

3. 核实信息　当倾听者认为有些情况仍不清楚时,则需要核实,核实的目的是证实听者的理解与对方想要表达的信息是否一致。具体方法包括以下几点。①复述:把对方的话重复说一遍,但不加任何判断。②改述:将对方的话用自己的语言重新叙述,但要保持原意,且重点突出。③澄清:将对方一些模糊的、不完整的或不明确的叙述弄清楚,通常会用问句进行。④总结:用简单、概括的方式总结对方的话。核实时可以用"我听到的是""听起来""您的意思是说""您当时感觉怎样""能不能给我讲得详细一些"等表述引出;但应注意语气,不应有质问、责问,不应使对方感到听者对其产生怀疑。

4. 保持耐心 倾听时要保持耐心,若非必需不要随意打断对方的谈话或不恰当地转移话题,而是先耐心听对方讲述,以避免信息流失,真正了解对方想要表达的全部信息,推进深入沟通。

助产士要用心倾听孕产妇的主诉,获取全面信息。比如一位孕妇说:"我从不喝牛奶。"助产士立刻说:"那是不对的,你应该每天喝500ml牛奶。"这位助产士急于单向灌输自己的思想,阻碍了孕妇诉说更多信息,也许这位孕妇还存在其他饮食问题。

【心灵驿站】

聪明的人,借助经验说话;而更聪明的人,根据经验不说话。

——古希腊民谚

人之缺乏交流能力乃是不善于听和误解他人的结果。

——卡尔·罗杰斯

二、同理与尊重

关怀性沟通中,同理与尊重互为伙伴,相互促进,扮演着重要角色。助产士巧妙地运用同理及尊重有助于真正理解孕产妇的感受及需求。

(一)同理

1. 同理的含义 同理是指设身处地地体验他人的处境,感受和理解他人的情绪及情感,并给予适当的反应,也就是"感同身受""换位思考",所以"同理"也被译为"同感""共情""移情""投情"。但是"同理"不是"同情","同情"是对他人的担忧和怜悯,更多的是一种站在自己的视角产生的情绪及情感反应;而"同理"是指能够进入他人的视角,去感受和理解他人的精神世界的能力。

2. 同理对助产工作的意义 助产士在沟通过程中善于运用同理,能让孕产妇感觉自己被关注、理解和尊重,促进孕产妇的自我表达。相反,如果助产士缺乏同理心,孕产妇会感觉不被理解,甚至受到伤害,导致助产士无法进一步感知和满足孕产妇的需求。因此,同理能力有助于建立信任和关怀的助产人际关系。

3. 同理的表达 沟通中可以根据具体的情境采取不同的同理反应。

第一种方式:对孕产妇的话语作出反应,让她感知到你正在关注和倾听她。比如"你患有妊娠糖尿病,这让你感觉有些焦虑……"。

第二种方式:告诉孕产妇你的感觉是"正常的"。比如"这是正常的,很多初产妇在临近预产期时都会有点紧张和害怕……"。

第三种方式:设身处地地帮助孕产妇解决问题。比如在产妇宫缩疼痛时,助产士温和地说:"我理解您现在由于子宫收缩导致疼痛,我会一直陪着您,试着跟我一起来调整一下自己的呼吸,每一次疼痛的来临就向目的地迈进了一步,疼痛的次数又减少了一次,您也就可以尽快见到宝宝了……"

4. 同理的技巧 有意识的、专业的同理能力是需要学习和培养的。

（1）用准确自然的语言表达同理：理想情况下，你的语言正是对方内心感受的表达，但同理不只是重复对方告诉你的话。一味重复只会让对方感觉你还没有真正走进她们，所以表达同理时需要组织语言，具体而自然地呈现同理。当然，在表达同理时还需要注意运用非语言方式。

（2）同理传达是真诚温暖的关怀：同理不能缺少温暖和真诚，有时语言可以准确地表达同理反应，但不一定能真正影响和感化对方。只有当你的同理伴随着温暖和真诚，对方才能真正感受到人文关怀。

（3）表达同理时应把握好角色：助产士只是设身处地地理解和表达对方的感受，不一定是完全赞成对方的观点或情感，因此不能过分沉浸在对方的情境中，以致完全忘记自己的角色，这样容易丧失独立性和客观公正的立场，影响对问题的判断。正如心理学家卡尔·罗杰斯所言，在使用同理时要好像你就是对方，但又永远不失去"好像"的状态。比如面对一位产后抑郁有轻生想法的产妇，助产士理解她的情绪和感受，但并不代表认可和支持她轻生的做法。

（二）尊重

1. 尊重的含义　尊重是指将对方视为一个独立的个体，允许其有自己的感受和经验，不管是好的或是不好的。尊重是维护个人尊严的重要组成部分，尊重本身就是一种关怀，得到尊重能让人感受到自身的重要性及价值感。

国际妇女保健组织越来越重视"有尊严的孕产妇医疗保健服务"。比如有尊严的循证卫生服务的一项指标是分娩女性应获得允许和鼓励来选择是否接受陪伴分娩。《柳叶刀》助产士系列的综述指出，女性看重的不仅是适宜的临床干预，也包括明确、及时的信息和支持，如此她们就能够保持尊严和自主。

2. 尊重的内容　助产士应尊重孕产妇的生命、人格尊严、知情权、自主权及隐私权等。

（1）尊重生命："安全分娩"和"温柔分娩"都是对生命的尊重。尊重孕产妇的生命权，一方面体现在最大限度地维护母婴安全，另一方面体现在通过良好的助产照护和关怀性沟通，改善孕产妇的分娩体验，维护其生命价值。

（2）尊重人格尊严：把孕产妇作为完整的人加以尊重，重视生理、心理和社会等因素对孕产妇的影响。助产士尊重每一位孕产妇作为独特个体的生命存在，体悟她的内心感受，尊重她的宗教信仰、价值理念、风俗习惯及文化差异。

（3）知情同意：医生和助产士提供照顾的同时，应尽告知责任，经同意后方可执行，紧急情况除外。通常医生和助产士的行为是出于善意的，但是有时由于习惯性的专业权威角色抑或繁忙的工作，导致缺乏与孕产妇的有效沟通，忽略了在干预前必要的知情同意程序，从而导致孕产妇感觉不被尊重，甚至造成心理和身体上的伤害。

（4）尊重自主权：女性对自己的分娩享有"发声权"，所以应尊重孕产妇自主做决定的权利。孕产妇的自主权与生命价值和人格尊严紧密相关。自主权需要具备一定的前提条件：医生和助产士应为孕产妇及其家属提供正确、适量、适度且能被理解的信息；孕产妇具备一定的自主能力，情绪处于稳定状态；自主决定必须是经过深思熟虑并和家属商量后的；这些自主决定不会与他人、社会的利益发生严重冲突。

（5）保护隐私：隐私包括身体隐私和信息隐私，助产士有义务在实施检查、助产治疗时保护孕产妇身体的隐秘部位不被他人随意观察，以及保护其个人资料和私密信息不被泄露。比如当涉及敏感话题或进行特殊检查前，注重环境的隐秘性；除非法律规定允许发布，信息公开前需获得知情同意和充分讨论；用于专业教学或写文章时应隐去其个人资料；在教学时应采用保护性措施等。

3. 尊重的表达　尊重是一种态度,亦是一种关怀行为。表达尊重时应注意以下几点。

(1)用整体护理的理念表达尊重:在整体护理理念的指导下,助产人员既要关注孕产妇的生理状态,又要关心她的心理及精神状态,尊重她的宗教信仰及文化差异等。比如随着社会的发展,交流合作日益增多,当助产士面对不同民族或不同国家的孕产妇时,应当关注生育文化的差异性,尊重并尽量满足孕产妇特殊的需求,把她们作为完整的人加以尊重。

(2)用不批判的态度表达尊重:不管双方的意见与价值观有多大差异,仍然要将对方视为独立的个体,克服个人偏见。"你可以不喜欢我,但请你一定要尊重我的人格",此处传递的就是满足尊重的基本需求。

(3)用平等表达尊重:每个生命个体都有权利得到善意和尊重,无论其年龄、社会地位、文化程度以及生命处于何种状态,助产士均应一视同仁,真诚地对待每一位孕产妇,分担她们的忧愁,分享她们的喜悦。对于一些特殊的孕产妇,比如有严重缺陷、残疾或艾滋病者,平等地表达尊重是最好的关怀。

(4)重视用非语言沟通表达尊重:助产士在与孕产妇沟通时,语言方面应使用敬称,言而有礼,言而有度。非语言方面做到仪表端庄、训练有素、认真倾听,注意眼神、沟通距离、身体姿势,保持专注度,避免不耐烦的表情和以繁忙为由置之不理的态度。这些都可以让孕产妇及其家属感受到被尊重。

【心灵驿站】

芭芭拉·哈珀《温柔分娩》中的尊重

温柔分娩意味着尊重母亲和婴儿与生俱来的能力,尊重母亲在生产中的核心地位。一场温柔的分娩,始于对母亲自身经历的关注,并将女性情感元素与她的身心需求结合在一起……

三、鼓励与赞美

心理学家威廉·詹姆士曾说:"人类本性中最殷切的渴求是被赞赏。"每个人都需要从别人的肯定、鼓励与赞美中发现自我存在的价值。我们倡导助产士对孕产妇多一点鼓励和赞美,少一点埋怨;多一份关怀,少一份冷漠。

(一)鼓励与赞美的意义

鼓励是指给予支持和加油,以激发对方表现出正向行为。赞美是指对对方表现的正向行为给予肯定和欣赏。通常,鼓励发生在正向行为出现之前,助产士适时的鼓励,可以给予孕产妇勇气和动力;而赞美发生在正向行为出现之后,真诚的赞美可以使孕产妇倍感愉悦,增强自信心和价值感。

(二)鼓励的技巧

1. 在逆境中给予鼓励　与顺境相比,人们更希望在逆境中得到支持和鼓励。在对方身处逆境时,适时的鼓励就如同"雪中送炭"。

2. 配合其他技巧共同使用　比如分娩前助产士鼓励一位紧张的初产妇说出自己的感受(倾听),然后边抚摸产妇的腹部(非语言关怀)边对她说:"我能理解您现在有点紧张,这是正常的(同理)。但请相信自己和宝宝,我也会一直陪着您,我们好好配合,共同迎接宝宝(鼓励)。"

3. 鼓励时避免相互比较　比如助产士对一位由于宫缩疼痛而大声叫喊的产妇说:"您不要大声喊叫,这样会消耗体力,还容易引起胀气,影响产程和宝宝的安危。我们要向邻床的产妇学习,不喊不叫。"这样相互比较式的鼓励会让产妇原本脆落的心理雪上加霜,甚至产生抵触和不满情绪。

（三）赞美的技巧

1. **赞美应恰如其分**　真诚、恰如其分的赞美会让人愉悦,增强自信心和价值感,而夸张、无度的赞美会让人感觉虚情假意,甚至心存戒备。

2. **赞美应有理有据**　赞美应针对具体事实或内容进行评价。比如一位助产士对分娩中的产妇说:"对,就是这样用力,您配合得非常好。我已经看到宝宝的头发了,再坚持一下,我们就胜利了,您真是一位坚强的妈妈。"助产士针对产妇用力正确这一具体事实,及时给予肯定和赞美,然后为产妇树立下一个目标"再坚持一下就胜利了"。这样的赞美有理有据,能激发产妇坚强的信念。

3. **赞美应注意效果**　与当时的赞美相比,人们更看重事后回顾性的赞美;与当面的赞美相比,背后的赞美所起的作用更强。因为当时或当面的赞美有时被认为是出于礼貌,而事后或背后的赞美会让人感觉更诚挚和珍贵,更能加强赞美的效果。

4. **赞美应注意场合**　在众人面前赞美,对于被赞美者而言,收到的鼓励是最大的。但要注意被赞美的人和事最好是大家一致认可的,否则可能引起公愤,适得其反。

第三节　非暴力沟通

非暴力沟通由美国著名的沟通专家、心理学博士马歇尔·卢森堡提出,它适用于各个层面的交流和各种环境,当然也适用于助产实践。助产士运用非暴力沟通聆听孕产妇心灵深处的需求,有助于以全新的眼光看待助产人际关系。

一、非暴力沟通的含义

非暴力沟通(nonviolent communication,NVC),又称为"爱的语言""长颈鹿语言"。这里借用甘地曾用过的"非暴力"一词,指暴力消退后,自然流露的爱。非暴力沟通鼓励倾听,培育彼此的尊重、关注与爱,使人情意相通,乐于互助。

二、非暴力沟通的要素和过程

非暴力沟通以观察、感受、需要和请求为沟通的四要素,鼓励真实表达自己和努力倾听对方,从而避免指责、嘲讽、说教、臆断等沟通不当带来的伤害、对立与隔膜。

非暴力沟通的过程包括:什么是我的观察;我的感受如何;哪些需要(或价值、愿望等)导致那样的感受;为了改善生活,我的请求是什么。

首先,留意发生的事情。我们此刻观察到什么? 不管是否喜欢,只是说出人们所做的事情,要点是清楚地表达观察结果,而不判断或评估。接着,表达感受,如受伤、害怕、喜悦、开心、气愤等。然后,说出哪些需要导致那样的感受。一旦运用非暴力沟通诚实地表达自己,前三个要素就会得到体现。举例来说,一位母亲可能对她处于青春期的儿子说:"费利克斯,看到咖啡桌下的两只脏袜子和电视机旁的三只,我不太高兴,因为我看重整洁。"接着她立即提出非暴力沟通的第四个要素——具体的请求:"你是否愿意将袜子拿到房间或放进洗衣机?"这一要素明确告知对方,我们期待他采取何种行动,来满足我们。这样,这位母亲就清楚地说出非暴力沟通的四个要素。借助这四个要素诚实地表达自己,是非暴力沟通的一个方面。非暴力沟通的另一方面是借助它们关切地倾听。我们首先通过体会他人此刻的观察、感受和需要，与他们建立联系，然后倾听他们的请求，来发现做什么可以帮助他们。

保持对这两方面的关注，并帮助他人也这么做，双方便可持续互动，直至情意相通：我此刻的观察、感受和需要是什么；为了改善生活，我的请求是什么；你此刻的观察、感受和需要是什么；为了改善生活，你的请求是什么。

使用非暴力沟通时，表达自己或倾听他人，都是好的开端。但需要牢记的是，非暴力沟通不是固定的公式，它可以适应不同的情况，并根据个人风格及文化环境作出调整。非暴力沟通的精髓在于对其四个要素的察觉，而不在于使用什么字眼进行交流。

三、非暴力沟通的模式

非暴力沟通不仅是一种有效的沟通方式，还是一种思考和生活的方式。它强调真诚地表达自己，关切地倾听他人，促成我们与自己、与他人建立真诚的联系。非暴力沟通的模式见表9-2。

表 9-2　非暴力沟通的模式

沟通要素	诚实地表达自己，而不批评、指责	关切地倾听他人，而不解读为批评或指责
观察	我所观察（看、听、回忆、想）到的有助于（或无助于）我的福祉的具体行为："当我（看到、听到、想到）……"	你所观察（看、听、回忆、想）到的有助于（或无助于）你的福祉的具体行为："当你（看到、听到、想到）……"
感受	对于这些行为，我有什么样的感受（情感而非思想）："我感到……"	对于这些行为，你有什么样的感受（情感而非思想）："你感到……吗？"
需要	什么样的需要或价值（而非偏好或某种具体的行为）导致我那样的感受："因为我需要/看重……"	什么样的需要或价值（而非偏好或某种具体的行为）导致你那样的感受："因为你需要/看重……"
请求	清楚地请求（而非命令）那些能丰富我生命的具体行为："你是否愿意……？"	关切地倾听那些能丰富你生命的具体请求，而不解读为命令："所以，你想……？"

第四节　助产实践中的治疗性沟通

助产实践中的治疗性沟通是一般性沟通在助产实践中的具体应用。治疗性沟通具备一般性沟通的特点，又有别于一般性沟通。

一、治疗性沟通的含义

治疗性沟通是围绕患者的健康问题，具有服务精神的、和谐的、有目的的、可以起到治疗作用的沟通行为。助产实践中治疗性沟通的内容是助产范畴内与健康有关的专业性内容，沟通的双方是助产士和孕产妇及其家属。

二、治疗性沟通的原则

1. 目的性原则　治疗性沟通是以沟通为治疗手段，解决孕产妇现存的或潜在的健康问题,目的是了解并满足孕产妇的需求、促进母婴健康。

2. 个性化原则 沟通时应根据孕产妇的年龄、职业、文化程度、身心特点、社会支持系统等,运用不同的沟通方式和技巧,使沟通更具针对性和个性化。

3. 通俗性原则 治疗性沟通有其特定的专业内容,但应注意将沟通的专业内容转化为通俗易懂的语言,便于孕产妇理解和接受。

4. 和谐原则 沟通应通过友善、礼貌的语言与孕产妇及其家属建立良好的助产人际关系,创建和谐的沟通氛围。

5. 尊重原则 助产士应认真倾听孕产妇的意见和建议,尊重其感受和选择,不可将助产士的主观意愿强加给孕产妇。

三、治疗性沟通的步骤

1. 准备阶段

(1)资料准备:详细的资料准备是有效沟通的前提。首先应熟悉孕产妇的基本资料,明确资料收集的范围。确保助产士准备的是孕产妇需要尽快解决的生理、心理、社会等相关健康问题。

(2)环境准备:良好的环境是治疗性沟通取得预期效果的保障。环境应满足以下条件:一是保持环境安静,尽量减少环境中分散注意力的因素;二是保护孕产妇隐私,以便消除沟通时的顾虑。

(3)时间选择:选择交谈时间一是以双方都感到方便为原则;二是避开检查和治疗时间;三是考虑孕产妇的身体状况,对状况不佳者应选择适宜的时机并尽量缩短交谈时间。

2. 开始阶段 助产士与孕产妇交谈时应有礼貌地称呼对方,主动介绍自己,说明交谈的目的,帮助孕产妇采取舒适的体位,让孕产妇在身体和心理上做好充分准备。

3. 进行阶段 此阶段是治疗性沟通的实质性阶段,交谈中应坚持以孕产妇为中心的原则。

(1)提出问题:提问的方式是引导交谈的沟通技巧。根据孕产妇的具体情况可采取开放式提问和闭合式提问两种方式。

(2)沟通技巧:采用语言和非语言沟通的方式,结合关怀性沟通的技巧,提升沟通效果。

(3)及时反馈:助产士应首先关注孕产妇是否听懂所沟通的内容,其次用恰当的方式及时答复孕产妇提出的问题。

4. 结束阶段 愉快地结束交谈有利于同孕产妇建立良好的助产人际关系,并为后续的沟通奠定坚实的基础。

(1)适时结束交谈:根据计划,在预计交谈结束前不再提出新问题,如果孕产妇提出新问题,如非紧急可以另外再约时间。

(2)总结评价沟通:交谈结束前,助产士简明扼要地总结交谈内容;有交谈记录时,助产士核实交谈内容。可以用提问或请孕产妇复述的方式,回顾此次治疗性沟通中的主要收获,助产士据此进行短期效果评价。

(3)预约沟通时间:如果需要,预约下次交谈时间,并对孕产妇的配合表示感谢。

(4)远期效果评价:结束阶段的短期效果评价主要目的是了解孕产妇及其家属对所传递信息的掌握情况。但治疗性沟通的最终目的是孕产妇是否基于知识产生了信念和行为的转变,所以远期效果评价更能真正体现治疗性沟通的价值。

【学习小结】

本章学习小结见图9-1。

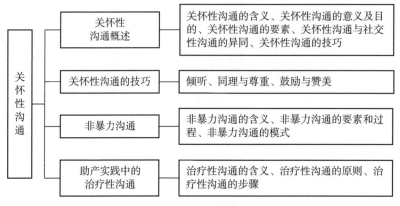

图9-1 学习小结

【教学活动】

1. 以小组为单位进行案例讨论,加深对关怀性沟通技巧的理解。

案例1:一位助产士听见病区走廊有人在哭泣,她立刻走过去询问产妇需要什么帮助。这位产妇哭着向她倾诉自己的丈夫发生了严重的车祸……这位助产士用关注的眼神注视着产妇,耐心听她诉说和哭泣,并在产妇哭泣时轻拍她的肩膀。就这样过了几分钟,有人叫这位助产士,产妇感激地说:"你去忙吧,我好多了,谢谢你。"

这位助产士做了什么?为什么产妇感觉好多了?

案例2:一位孕妇需接受阴道镜检查,她对助产士说:"我很害怕……现在做的是什么……检查……我有很多可怕的想法。"

助产士A说:"没关系的,不用担心,这个检查叫阴道镜检查,很多人都做过。"助产士B说:"您要进行的是阴道镜检查,我能理解您对这个检查不太了解,所以感觉有些害怕。我愿意跟您讲讲这个检查……"

哪位助产士的回答更合适?为什么?

案例3:一位孕妇产前检查后对丈夫说:我喜欢这位助产士,她居然记得我的名字,虽然她很忙,但是问我问题时很仔细,就坐在我对面,看着我,时不时地点头微笑,检查后第一时间给我盖好衣服,告诉我检查情况,还主动问我对生产有什么愿望和要求……

孕妇为什么会喜欢这位助产士?

2. 课后阅读芭芭拉·哈珀的《温柔分娩》,分享和交流感想。

【问题与讨论】

1. 关怀性沟通与社交性沟通有何不同?

2. 一位二胎孕妇对助产士说:"我的第一个孩子智力有些问题,我还想要一个,但是(孕妇欲言又止),如果第二个孩子也这样怎么办?"助产士回答:"哦,不要太担心。这次怀孕是一次很好的机会。"请应用关怀性沟通的技巧分析助产士的回答是否合适?为什么?

(王 莹)

第十章

助产操作中的人文关怀

【学习目的】

通过本章节内容的学习,能够了解助产操作中孕产妇(及婴幼儿)的各种需求和感受,能应用人文关怀的理念进行助产操作。

【学习要点】

本章介绍助产操作中的关怀式评估、关怀式确认、关怀式操作和延续性关怀。

【案例导入】

李芳,28 岁,公司职员,怀孕 39^{+2} 周,孕 1 产 0。临产 6 小时,现宫口开大 2cm,宫缩间隔 3~4 分钟,持续 45 秒。李女士希望能经阴道分娩,但主诉腰骶部酸痛,肛门坠胀,难以忍受。

作为一名助产士,在接产操作中如何实施人文关怀,指导产妇配合接生,帮助其顺利分娩。

助产士的工作性质决定了助产士需要集产科知识和护理技术于一身。助产士在其工作范围内会进行一些技术操作,如处理正常产程、新生儿照护、难产护理、急救处理等。如何在助产实践操作中体现人文关怀,让助产士的人文素养和关怀体现其中,也是当前助产士在实践中需要关注的一个重要领域。

第一节 关怀式评估

参照护理程序,助产操作中需要进行关怀式评估、关怀式确认、关怀式操作以及延续性关怀。评估是助产操作前的第一步,包括评估服务对象,评估环境、用物准备及自身等。

一、评估内容

(一)评估服务对象的需求

美国著名的护理理论家之一、注册助产士(CNM)威登贝克(E.Wiedenbach)在《以家庭为中心的产科护理》中提出了"帮助的需求"这个概念,并将其定义为"个体在其所处环境下,会对能提升其自身能力的措施或行为具有一定的需求,通过满足这些需求使个体能达到有效应对所处环境的目的",并提醒助产士当照护对象有需求存在时,会通过她们的生理、情绪或心理等行为表现出来。因此,要求助产士具备良好的洞察力去获取信息,并通过分析来理解和揭示这些信息所涵盖的深层次意义。例如:"监护仪"中所不能捕捉到"产妇恐慌";产妇哭泣背后的"无助";孕产妇及其家属对治疗意见有分歧时的那种纠结,分娩过程中的那种不安。但是，在助产实践中照护对象的需求可能被助产士感知，但并不等于被有效识别。当照护对象的需求被识别，并被照护对象所证实时，助产士需要确认其产生需求的原因，并提供适当的措施和帮助。

助产士的服务对象包括孕产妇、胎婴儿，甚至是孕产妇的家人，助产士需要处理其正常的生理问题，也包括处理异常的健康问题。毋庸置疑，这些服务对象的需求就是我们所有助产士工作的出发点和落脚点。只有满足孕产妇（胎婴儿、家人）需求的工作才是有效工作。在马斯洛的基本需求层次论中，生理的需求仅仅是最基本的需求，在这个需求之外，还有安全、爱与归属、尊重和自我实现等多个层次的需求。所有的需求放在一起，才是孕产妇（胎婴儿、家人）的全部需求，才能够构成其全部的体验、感受的来源。

在临床实践中，孕产妇（或新生儿）往往不只有一个需求，有时会有几个需求同时存在，助产士应分清轻重缓急，注重"首优"需求。这些"首优"需求无疑是助产士在助产操作中需要首先处理的内容，其可能是危及孕产妇生命的安全问题，也可能是孕产妇最迫切需要解决的问题。同时也要区分"首优"与"次优"需求这两个概念，不是"首要"与"次要"的问题。满足了"首优"需求不是解决了全部问题，同时也要满足"次优"需求。

（二）评估服务对象的整体

只有当我们清楚地看到孕产妇及婴幼儿的生命力和生命历程的时候，我们才能够完整地看到一个人，而不仅仅是她孕育生命时的身体表现。我们会去看这些分娩疼痛和焦虑等对于她来说意味着什么，去看她是如何看待它们、如何感受它们以及如何处理它们。这些身体表现的意义，给孕产妇及其家庭所带来的影响，其处理方式都根植于孕产妇这个人。这个人的感受、观点、期待、渴望以及她对自身的认知，在很大程度上影响着她对孕育生命的看法。而这个人，又根植于她的家庭、社会文化、所受的教育和经历过的生活。

二、评估方法

在助产操作中，我们需要首先评估操作的环境、孕产妇（或婴幼儿）的一般状况和局部情况（如皮肤情况、血管情况）、助产士自身的准备（如着装、用物）等。在必要的情况下，我们还需要使用一些专业的评估工具和仪器，如疼痛评分表、胎心监护仪等。然而，如果只评估这些，就无法让我们看到"完整的"人。因此，只有当我们使用相应的评估工具时，才能够真正在"人""人文""人性"的层面上与服务对象交流。

在传统的职业认知中，我们总是习惯性地把接产技术作为助产工作的全部，其实不然。铺好无菌台协助分娩的，是一个有情感、有思想、有文化、有知识的人。其实，这个人——助产士才是最好的评估工具。我们可能会看到"监护仪"中所不能捕捉到"产妇的恐慌"，当然也能"看到"无助而哭泣的产妇，也只有我们才能感受到孕产妇及其家属在对治疗意见有分歧时的那种纠结，在分娩结束前的那种不安。因为，我们和孕产妇一样，都是人，都曾经在同样的或者类似的境遇中摸爬滚打、彻夜徘徊。所以当铺好无菌台、做好接产准备的时候，请带上我们自己，我们的成长历程和在历程中砥砺出来的敏感和敏锐。只有带上自己，我们才能够接触到孕产妇的眼神，并真正地理解那些没有说出来的感受和需求。也只有带上自己，孕产妇才能看到我们在口罩后面隐藏着接纳的笑脸和包容的胸怀，让孕产妇把她的需求、感受以及渴望勇敢而信任地告诉我们。而我们始终相信，这种诉说和表达，既是一种评估，也是一次治疗。

第二节 关怀式确认

助产士和孕产妇,是一段旅程中的伙伴。这段旅程在孕产妇看来,或是渴望的,或是未知的,或是焦虑的,不同的孕产妇有不同的需求和反应。作为孕产妇的陪伴者和协助者,助产士不仅要识别孕产妇的表面行为,还要通过其表面行为去探索内在的"冰山",从中寻找出原因和解决之道,这就是关怀式确认,关怀式确认是温和的、自然的,是顺势而为的。

一、建立信任关系

建立信任关系是开启关怀式确认这扇门的钥匙。这种关系是通过助产技术活动建立起来的一种特殊的人际关系,是一种专业性的帮助关系,涉及多种因素,如双方的情感、态度、知识、技术、经验、需要、评价等,这些因素都会影响相互间的感觉和期望。

(一)相信技术

助产技术操作是助产士和孕产妇建立互动联结最常用的方式。而孕产妇在与助产士真正的交流之前,也往往把技术看得更重要一些。无论助产士是否已经具备了娴熟的人文关怀技术,都需要首先具备娴熟的专业操作技术。让操作进行得更轻柔一些,更娴熟一些,本身就是人文素养的体现。

(二)相信同理心

同理心,又称"共情",是指助产士在临床实践中,能够感同身受,站在服务对象的角度,正确地感知自己和服务对象的情绪,准确识别和评价其情感和状况,以满足服务对象的需要和减轻其心理痛苦的一种情感体验的能力。同理心是助产士与孕产妇之间沟通的精髓,是建立信任关系的关键。同理心可以是先天拥有的,更可以是后天习得的。助产人员运用同理心去了解孕产妇的感受、信念和态度,在倾听和帮助过程中建立同理心和信任的关系,就是关怀式确认的有力保障和良好开端。

二、借用冰山模型

维琴尼亚·萨提亚(Virginia Satir)是美国最具影响力的心理治疗大师之一。她的重要贡献是"萨提亚治疗模式"。"萨提亚治疗模式"创造性地提出了个人内在的"冰山模型"(图10-1)。实际上冰山是一个隐喻,它指一个人的"自我"就像一座冰山一样,我们看到的只是表面很少的一部分行为,而更大一部分的内在世界却藏在更深层次,不为人所见。在助产操作中,最常见的就是孕产妇和助产士的行为,但是如果要带着关怀的心,助产士就需要了解孕产妇(或婴幼儿)的感受、孕产妇所持有的观点、孕产妇的期待和渴望。如果助产士通过孕产妇的表面行为,去探索其内在"冰山",就能从中寻找出解决之道。

我们可以根据"冰山模型"理论的隐喻确认孕产妇的关怀式需求。

1. **应对** 应对是"冰山"的水平线及以上部分,是指人们在压力状态下应对他人、环境及自身的一种行为模式,是对事物的反应态度,具体分为讨好、指责、超理智、打岔和表里一致。对孕产妇而言,若她无法接纳即将发生的或已经发生的事件(如发生早产、妊娠合并症等),就会形成压力状态,以保护自己的自我价值感为主,使出惯用的方式进行事件应对,即用不一致的行为(如讨好、指责、超理智、打岔)来防卫或保护自己,掩饰、压抑或扭曲自己的情感,而不是面对。因此,助产士应主动与孕产妇沟通,取得她们的信任,了解其生活习惯、

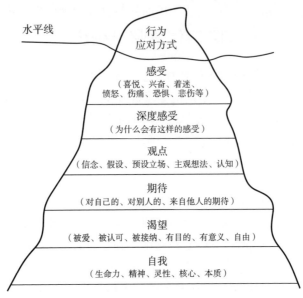

图 10-1　冰山模型

所经历的事情及心理状态,通过孕产妇的行为去探究"冰山"水平线以下的感受、观点、期待和渴望,看到孕产妇真正内在的个体,据此给予针对性的处理,向她们分析当前事件的利弊,引导孕产妇接纳自己和他人,从而兼顾自我、他人和环境,进行一致性的回应。

2. **感受**　感受是指人们在经历事件时所产生的情感体验,每时每刻都存在,并且不同的感受可以交杂在一起,包括生气、害怕、轻视、疼惜、委屈、嫉妒等。这种感受,有些是被人们接纳的,有些是不被接纳的。当人们不接纳感受,切断、掩盖或否认某些感受时,这些感受常常会以生理或心理的症状表现出来。作为助产士,要做到以下几点:首先,应该评估孕产妇的感受;其次,引导孕产妇去体验与接纳感受,因为感受被体验和意识到的时候,就会流动起来,而不会被压抑与堵塞,不会因感受的抗拒而消耗精力,当它被接纳时就会上升到一个最高点,然后渐渐淡化;再次,和孕产妇一起,共同了解这些感受包含的内容、固持的观念,是由哪些规条和非理性信念导致的,了解孕产妇产生强烈感受的根本原因以及想要对方及自己怎样做;最后,决定对感受的处理方式,并找到一个确切的方法去执行。可以选择转化、放下,或者改变自己的观点或期待;也可以让感受升华,化感受为动力;还可以选择释放,通过向好友倾诉、运动、大声喊叫、发泄等方式释放感受的能量。

3. **观点**　观点是指人们基于现在和过去的经验产生的,存在于大脑里的认知和对事物的态度,包括想法、思想、信念、规条、价值观、人生观、解释等。观念是人们思考的内容,是认识世界的规则,而不只是根据此刻所见所闻的事实。有些孕产妇可能会有一些不合理的信念,比如"妊娠期由于自己的忽视才会导致早产的发生,进一步影响到早产儿的健康",从而在身体遭受伤害的同时,孕产妇也会谴责自己。这种情况下,助产士应结合孕产妇的生活背景、生活方式及文化程度评估此观点产生的原因,以及这种不合理的观点曾经是如何影响孕产妇成长的,而现在又有什么副作用,在此基础上引导孕产妇正确地理解该事件,消除其内心疑虑,从而改变其观点,使其积极地面对。

4. **期待**　期待就是想要什么,想怎么做,希望怎么发生。包括对自己的期待、对别人的期待,以及来自他人的期待。如果期待没有被满足,而时间已经成为过去,原有的期待就会成为未满足的期待,人们就会一直背负它,进而让精神或生理付出代价。首先,从了解孕产妇对助产士的期待入手,能更好地回应孕产妇的期待。切记,是回应孕产妇的期待,而不是照单全收、完全满足。另外,还可了解孕产妇对她自己、对家人有什么样的期待,尤其是在妊娠期、分娩期、产褥期,这些期待会发生什么样的变化。当真正了解孕产妇的期待后,才可能知道如何理解孕产妇的感受和行为,如孕产妇对丈夫的愤怒和失望,对医务人员的挑剔等。当期待没有被满足且一直没有放下的时候,就会对个体产生很大的伤害。为此,萨提亚总结出了五种应对途径:放下尚未满足的期待、找出满足期待的其他替代法、决定依然保持这个可能一直无法满足的期待、回到渴望的层次解决、为满足期待而有所行动。

5. **渴望**　渴望是人类生存的共同的基本需要之一。萨提亚认为,人类普遍的心理需要主要有爱、价值、自由、尊重、认可、关注、接纳。人们满足渴望的方式有两种,一种是自己认可自己,自己满足自己;另外一种则是依赖于外在汲取。当一个人怀孕的时候,最强的渴望一般是关于安全感和被爱。一方面,对于分娩的恐惧可能会在临近预产期的时候更加明显,这时安全感的渴望就会更加强烈。另一方面,孕妇在妊娠期,往往会希望得到家人更多的关心和爱护。因此,助产士应鼓励孕产妇说出自己的内心感受及实际需求,给予有效的支持;与其家属沟通,增加对孕产妇的关心;同时给予专业的指导及技术支持,使其感受到关爱与尊重。

6. **自我**　自我是人的本质,是生命力,也是"冰山"的核心。它决定了"我是谁",如何看待自己,如何与自己的生命力互动,我存在于这个世界的意义等。当自己和自己在一起的时候,也就是自我价值的瓶子是满的时候,人们就能够和谐一致,处事不惊,坚定不移。但如果人们与原来的自己产生了偏离,就会怀疑自己,感觉不到存在,被情境拉走,开始向外去寻求装满自我价值的瓶子的方法。有些初产妇在初次生产时没有经验,找不到自我存在的意义,总是感觉自己无用,易出现产后抑郁。助产士在进行操作时,可以讲述他人成功恢复的案例或现身说法,帮助其正确认知自己,寻求自身价值,增强自我效能感,积极主动参与治疗,从而改善其抑郁症状。

第三节　关怀式操作

关怀式操作是程序的第三个步骤,是在关怀式评估基础上,经过关怀式确认后,针对孕产妇的生理、心理、社会需求来实施操作。助产士在这一过程中既要有专业技能,也要有关怀的技巧。

一、充分告知

孕产妇或其家属应有充分的知情权,助产士在助产技术操作前应做好解释和说明,如实向孕产妇或其家属告知助产护理措施的目的、作用、可能出现的效果、不良反应以及需要配合的要求,了解其心理反应,发现问题及时给予解释。

二、隐私保护

在助产操作中,有很多操作(如导尿、宫口检查等)需要暴露孕产妇的隐私部位。所以在这个时候,我们往往会要求家属离开,关闭门窗,遮挡屏风,从而保护孕产妇的隐私。在医院的楼道和电梯里,我们会经常看到各种提示,如"为了保护孕产妇的隐私,请不要在公共场所讨论孕产妇的病情"。在带教实习学生时,我们会反复叮嘱,病历汇报或科研报告中要隐去孕产妇的真实姓名和联系方式,从而保护孕产妇的隐私。

(一)隐私的定义

隐私,顾名思义,就是隐蔽、不公开的私事。《现代汉语词典》第 7 版中对"隐私"的解释为不愿告诉人的或不愿公开的个人的事。我们所界定的隐私不仅仅是隐私部位,但更看重孕产妇对于隐私的认定。隐私的主体是人,因此在助产操作过程中,除要遵循医疗活动规范所要求的隐私保护外,还需要咨询和了解孕产妇对于其隐私的界定和评估。

(二)保护孕产妇的隐私

在助产操作过程中,我们经常强调需要给予孕产妇独立的空间,关闭门窗,遮挡屏风。诚然,这是操作层面上对隐私的保护。在这里,需要添加的部分是,在我们进行某项操作(不仅仅是暴露隐私部分的操作)之前,需要征询孕产妇的建议和意见,做到知情同意。

其实,隐私的问题在很大程度上是"边界"是否清楚的问题。只有人和人之间、孕产妇和其家属之间、孕产妇和医务人员之间的边界清楚,关系才能更加顺畅,每一个人才能各司其职,不会越俎代庖。中国人非常重视亲情和家庭观念,这有利于孕产妇在妊娠/分娩过程中形成合力,发挥家庭的作用,但也会在无意中剥夺孕产妇自身的权利和义务,使孕产妇的隐私在没有征询之前就被暴露,同时也剥夺了孕产妇自己需要为其自身健康、疾病或者生活负责的权利。

三、接纳感受

孕产妇作为生命的一个特殊状态,同样存在着各种各样的感受,如喜、怒、哀、乐、忧、思、悲、恐。或许,正是因为妊娠和分娩,才使孕产妇的感受变得更加复杂和多变。而这种多变而复杂的感受也会反过来影响孕产妇的妊娠和分娩,从而进一步影响母儿的健康。因此,助产士在操作过程中,需要对孕产妇的感受保持开放、敏感、接纳的心态,让孕产妇在承受妊娠或分娩带来不适的同时,心情放松地躺在助产士为之准备的安全岛上,可以抒发,可以表达。

四、感恩信任

正如林巧稚教授所说,助产士陪伴产妇度过生命中最特殊的时刻,肩负着守望和迎接新生命的神圣使命。在孕产妇的心里,助产士就像天使,约定俗成的角色定位使她们会产生"把自己和宝宝的性命交给医院"这种强大的信任感和依赖感。所以,在助产操作过程中,就会发现孕产妇特别配合,因为其中有很多的信任和期待。面对这种沉甸甸的信任感,毋庸置疑,助产士需要保持感恩。同时,也应练好基本功,外树形象,内强素质,为孕产妇提供满意的服务。但是,新生命的孕育和诞生也受到各种因素的影响,满意的服务不一定就能带来满意的效果,承接了沉甸甸的信任不一定能承接孕产妇所有的期待。因此,在感恩信任的同时,也需要了解和接纳医学本身、助产本身的局限性。告诉自己,并在必要的时候告诉孕产妇:谢谢信任,我们一定尽我所能。虽然医学不是万能的,但是助产士的陪伴和支持会一直在。

五、陪伴恐惧

孕产妇进入医院需要面对陌生的环境、陌生的医生、陌生的助产士、陌生的待产和分娩过程、不确定的分娩结局。另外,有的产科操作有一定的创伤性,也会带给孕产妇一定的痛苦。这一切让多数孕产妇特别忐忑不安,产生恐惧。人们经常会因为恐惧而退缩,但是这种退缩可以抵挡危险来到安全地带。恐惧作为一种负面感受,它也有积极和正向的功能。恐惧可以无声无息地带给助产士很重要的讯息,助产士可以告诉孕产妇:"我知道您是害怕的,害怕也是可以的。我们可以看看,通过害怕,我们能有什么样的收获,或者听听,害怕这种感受想告诉我们什么。"当助产士来到一位即将临产的产妇床旁,进行会阴消毒、插入导尿管等操作时,如果看到产妇慌张的眼神,那么可以坐在她的床边,轻轻地握住她的手,告诉她:"担心和害怕是可以的,我们会一直陪伴你"。助产士的陪伴是一剂良药,助产士在面对妊娠、面对分娩过程的感受和所采取的行动,也一定是孕产妇及其家人的榜样。在操作过程中,除了遵守操作规程以外,还需要动作轻柔,有针对性地交流沟通,适时地安慰、鼓励和解释,切忌"产房暴力"。

六、积极鼓励

产妇在分娩期,可能随着产程的进展而产生不同的需要,对助产士所提供的措施有不同的反应。助产士应鼓励产妇表达自己内心的真实想法与感受,理解其宣泄情绪的行为,运用多种措施来促进产妇的舒适与放松,如鼓励产妇采取自由体位待产与分娩,运用拉玛泽呼吸法缓解宫缩而带来的阵痛等。

产妇入院待产后,陌生环境和逐渐增强的宫缩,都会让产妇对家人的依赖感增强。漫长的待产时间也会让产妇对自己能否顺产产生怀疑态度,其配合程度亦有所下降,影响产程进展。尤其是初产妇,因为没有分娩经验,焦虑感更加明显。很多产妇在没有家人陪伴的情况下,往往会逐渐失去顺产的信心,耐心逐渐消耗,甚至不愿意继续待产。而这个时候,助产士一直陪伴在产妇身边,同时给予积极鼓励;在宫缩间歇期讲解顺产的好处,能让产妇坚定顺产的信心,继续待产。助产士指导产妇使用拉玛泽呼吸法有助于减轻宫缩疼痛,也有助于产妇对助产士建立信任感。

在产妇分娩过程中,运用鼓励性语言,有益于自然分娩结局。第二产程时,产妇经历了漫长的待产时间,体力不支,精神亦达到了极限。而伴随的宫缩越来越强烈,胎头下降迫使排便感也越来越明显。这时候,助产士指导产妇正确、有效地用力,告诉她宝宝即将出来,给予产妇期待和希望。当产妇正确使用腹压用力时,要及时给予反馈和肯定,增强其信心。

产后产妇心理大多趋于平稳,面对新生宝宝欣喜之情溢于言表。但是很多产妇在母乳喂养方面存在困惑,很多产妇对自己是否能顺利母乳喂养持有怀疑。作为助产士,需要指导产妇母乳喂养的正确知识,并对产妇的行为表示肯定,助产士的微笑、肯定的眼神,能更加坚定产妇母乳喂养的信心。助产士的鼓励有利于产后康复,以及促进产后心理健康,降低产后抑郁的发生。

【知识拓展】

导乐分娩

"导乐"是希腊语"Doula"的音译,原意为"女性照顾女性"。导乐分娩是指一个有爱心、有分娩经历的妇女,在整个产程中给产妇以持续的生理、心理及感情上的科学支持;并采用适宜技术,帮助分娩妈妈渡过生产难关。"导乐"大多从有生育经历的优秀助产士中选拔,经过特殊的课程训练上岗,"一对一"地指导产妇分娩,为产妇打气鼓劲,还要为产妇进行心理疏导,帮助产妇克服恐惧心理。孩子出生后,导乐还要对新妈妈进行产后伤口修补、母乳喂养和科学育儿等专业指导。

第四节　延续性关怀

每一个环境的变化,都会带来新的调整。孕产妇从医院出院回家,她作为母亲的角色会慢慢突显。她会以崭新的母亲角色进入到她的生活领域中。此时出院指导中不仅应包括出院后的常规随访,还应包括指导孕产妇出院后新生儿居家护理、产后康复、母乳喂养等。

一、延续性关怀的内容

延续性关怀实质上就是"连续性助产护理"。"连续性助产护理"一词最早由英国政府在1993 年颁布的《分娩改革》中提出。大多数研究报告说,在助产士主导的连续护理模式中,孕产妇满意度较高。连续性助产护理是国际助产联盟积极倡导的能满足孕产妇和婴儿需求的最佳助产护理模式。其主要内涵包括三个方面:①孕产妇信息的延续,在不同医疗场所转诊过程中,确保孕产妇信息的精确性;②助产服务的延续,整个医疗服务系统中,确保孕产妇和新生儿得到延续性的健康照护;③助产护理者与孕产妇关系的延续,在接受不同的健康服务者提供服务的同时,应保持忠诚和信任的"助产护理与孕产妇"关系。

"连续性助产护理"主要是为孕产妇在产前、产时、产后提供全面、系统和持续的护理服务。产前护理,主要是社区或者医院的咨询门诊,为前来的孕产妇答疑解惑、宣教指导,以及进行产前检查;产时护理,主要是孕产妇进入医院,即从待产开始,随着产程的发展,助产士及时为孕妇提供营养支持、清洁护理、心理安慰、协助分娩等;产后护理,主要包括育婴常识、母乳喂养指导等。

二、延续性关怀的主要措施

延续性助产护理最重要的是体现在孕产妇从医院出院回家。出院后,产妇又会回到社区和家庭,由"以孕妇为中心"转变为"以母婴为中心",助产士为产妇在哺乳喂养和婴儿照顾以及产妇自身的健康和产后康复方面提供专业指导。要做好产后延续性关怀,需要做到"三个延续",即健康指导的延续、助产护理与孕产妇关系的延续、健康档案的延续,主要包括以下措施。

1. **健康指导的延续**　采用新颖易懂的方法为产妇及家属提供有效的知识宣教。健康教育内容主要为母乳喂养、产后康复、饮食营养、个人卫生及新生儿居家护理等。随时指导孕产妇养成良好的哺乳习惯,教会其注意新生儿的哭声、大小便变化,和必要的一些急救知识,同时向孕产妇介绍最新且有益的育儿方法。

2. **助产人际关系的延续**　通过随访延续社区护理人员和医院助产人员与孕产妇的关系。随访时间一般为出院后 3 天,产后 14 天,产后 28 天。有任何问题均可通过随访平台及时联系。另外,应协助建立护理人员与家庭成员以及家庭成员与产妇之间的良好关系,与家属分享思想、情感与信息,商讨护理问题和护理计划,为保障居家护理质量创造良好的人际关系环境。

3. **健康档案的延续**　主要是社区护理人员对孕产妇怀孕与生产过程要有充分了解,查看医院住院过程的资料;并通过常规随访建立随访档案。产后访视包括产妇乳房、子宫复旧、产妇心理以及新生儿等情况的检查,并记录在册,确保孕产妇与新生儿的健康资料的连续性。

总之,已有研究报道,延续性助产护理可以增加产妇分娩后的正性体验,提高产妇的哺乳技能及出院后纯母乳喂养率,还能有效降低产后抑郁的发生率。

【心灵驿站】

所谓的信任,就如同婴儿对抱他/她在怀的母亲的信任,可以安心地把一切交给母亲,而从来不知道担心是什么。

【学习小结】

本章学习小结见图 10-2。

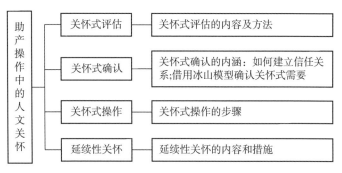

图 10-2 学习小结

【教学活动】

本章学习主要采用课堂讲授法,通过讲授使学生掌握关怀式评估、关怀式确认、关怀式操作及延续性关怀概念。通过案例分析、小组讨论、情景模拟等方法,应用人文关怀的理念和技巧进行助产操作。

【问题与讨论】

1. 在助产实践操作过程中,你认为有哪些方式可以表达对孕产妇的关怀?

2. 案例分析

李莹,28 岁,妊娠 38 周,臀位。入院第二天行剖宫产术,术后 1 小时阴道出血量达300ml,遵医嘱给予缩宫素静脉输液治疗,并按摩宫底。作为一名助产士,在这项操作中应如何实施关怀?

(屠乐微)

第十一章

孕期关怀实践

【学习目的】

通过本章学习，能了解并分析孕前期及孕期不同阶段孕妇的需求，明确其在孕前期、孕早期、孕中期、孕晚期各个阶段存在的问题，从而能够指导育龄妇女优生优育健康宝宝，为不同阶段的孕妇提供孕期保健关怀与帮助。

【学习要点】

本章介绍孕前期妇女的孕育环境、生理健康、孕前营养、社会心理、家庭支持、优生优育知识的需求以及特殊育龄妇女的需求，存在的问题以及如何为妇女提供全方面的优生优育关怀；介绍孕期不同阶段孕妇的需求，并提供孕早期、孕中期和孕晚期的保健关怀，包括保障胎儿生活环境安全、健康的生活方式、营养需求指导、生理不适指导、情感支持关怀、家庭支持关怀、孕期保健与产前检查以及居家监护指导、胎教指导、体重管理、分娩前准备、特殊孕妇关怀等内容。

【案例导入】

李丽，32岁，中学教师，去年8月结婚，婚后夫妻双方计划孕育健康宝宝，迫切想知道怀孕前应该做什么准备。作为助产士，请分析她的需求并给予优生优育关怀指导。

在你的帮助下，第二年5月李丽怀孕了，此时的她对怀孕既惊喜又担心，惊喜的是生命的神奇，担心的是作为初产妇对怀孕充满一系列的疑问。作为一名助产士，请你评估她怀孕各个阶段的需求与问题，并提供相应的孕期保健关怀。

作为与新生命诞生紧密联系的母亲，从备孕、怀孕到生子，无论生理、心理、家庭等多方面，都经历着各种变化并处于不断适应的过程。为了保证母婴健康，助产士应分析并关注母体与胎儿各方面的需求与问题，在达成共识后，为其提供孕前期、孕早期、孕中期、孕晚期等各阶段所需的关怀照护，用专业的知识技能和关怀实践为妇幼健康保驾护航。

第一节　孕前期关怀

孕妇或其家人在怀孕前期准备的过程中，需要注意保持健康的身体状况、良好的心理状态、均衡的营养等，这是孕育新生命必需的物质基础，也是孕前期关怀照护的重要内容。

一、需求与问题

（一）需求

大自然赋予人类的一项特殊使命就是孕育生命，而妊娠受多种因素（如环境、生理、心理等）的影响。妇女在孕前几个月，甚至更长一段时间里，开始关注自身的孕育环境、生活方式、营养饮食、药物使用、胎儿发育、妊娠变化和产前护理等话题，对于备孕知识、孕期健康和育儿等方面的信息需求陡然增加，为孕育胎儿做好心理和生理上的准备。

1. **安全的孕育环境**　在夫妻双方条件准备充分的情况下，育龄妇女进入备孕状态。备孕是有计划地怀孕，并为优孕做必要的前期准备，是优孕、优生、优育的重要前提。此时影响怀孕的危险因素主要包括遗传基因、身体健康问题和重大疾病、生殖系统疾病或障碍、病毒感染、饮食营养失衡、不良生活习惯、环境危害等。应避免不良因素，创造有助于孕育的最佳条件。

2. **夫妻生理的健康**　夫妻双方健康的身体状况是孕育新生命所必需的物质基础。为预防不良妊娠结局，如孕早期流产、死胎、围产儿死亡、婴幼儿死亡和先天残疾等情况，夫妻双方都应做好充分的孕前准备。准备怀孕的夫妻双方应接受健康体检，调整身体功能，使健康与营养状况达到最佳条件后再怀孕。

3. **均衡健康的营养**　育龄期夫妇应加强对孕前营养和健康的认知，为有计划怀孕和优孕做好充足准备。孕前双方均应该合理膳食，因为孕前营养成分的均衡对胚胎质量和成功受孕有很大帮助。孕前营养素的摄入以及在孕后保持均衡营养对胎儿能否正常发育至关重要。如果孕前营养补充不足，会导致孕早期胎儿缺乏营养，影响胎儿早期发育。因此，关注孕前均衡健康的饮食，为孕早期胎儿提供充分的营养打下坚实的基础。

4. **社会心理的需求**　育龄期妇女渴望孕育健康宝宝，但相当部分女性没有做好准备，尤其第一次准备做妈妈的女性，她们既要面对生活和工作的压力以及负担高昂的育儿成本，还要独自承受妊娠所带来的心理压力，存在着不确定性和情绪不稳定时期。年龄、担心胎儿性别、胎儿健康和夫妻生活是影响育龄妇女孕前心理压力的重要因素。由于缺乏对妊娠知识和分娩过程的了解，过度紧张胎儿健康问题，不能积极正向思考妊娠带来夫妻生活的改变，也会造成心理压力的增大。

5. **家庭成员的支持**　家庭是女性备孕过程中举足轻重的情感支持团体。家庭成员尤其是丈夫的关心照顾和理解支持都会给备孕妇女无尽的勇气与力量。家庭成员能够给予深层次的情感交流，建立对未来的美好展望，提供备孕知识等信息支持，减少妊娠失败带来的内心挫败感。共同面对困难、解决问题，能很好地缓解应激性生活事件给备孕妇女带来的不良影响。

6. **优生优育的知识**　孕前保健是一种全人群预防策略，是针对所有育龄男女开展的一项公共卫生服务。通过孕前检查和优生优育指导，了解孕前健康状况、查找高危因素，及时进行纠正、治疗和预防，可减少流产、胎儿畸形、妊娠期合并症及并发症等高危妊娠，对降低出生缺陷率和孕产妇死亡率、提高出生人口素质有着重要意义。

7. **特殊育龄妇女需求**　特殊育龄妇女包括高龄女性，低龄女性，有家族遗传疾病史、身体有缺陷、有身体疾病的女性，不良孕产史女性等，这类型的女性除了常规孕前检查内容外，更迫切想得到针对性的指导和帮助。

（二）问题

孕育一个健康聪明的宝宝是每对育龄夫妇迫切关注的问题。备孕成为孕育一个健康宝宝的基础。从计划怀孕开始，他们开始关注药物对胎儿生长发育的影响，明确哪些药物应在孕前停用。备孕妇女的营养状况直接关系孕育和哺育新生命的质量，并对母婴的健康产生长远影响，但仍有相当一部分育龄期女性没有为妊娠做好充足的营养准备。也有些备孕妇女因担心无法胜任母亲身份而感到羞愧和内疚。高龄孕妇还容易出现孕期并发症和合并症，如流产、胚胎停育、异位妊娠、早产、高血压、糖尿病等。备孕夫妇常常会提出一些他们关注的问题，如"夫妻双方备孕时应做些什么准备？""什么时间同房会怀孕？""什么情况会危害胎儿？""孕前检查什么内容？""怎么做到优生优育？"等。有些备孕期女性更关注与疾病相关的内容，如"子宫肌瘤6cm，我应该如何做好备孕？"。

女性在备孕期间经常会遇到各种困难，而这些则是值得医护人员关注的问题。因此，医护人员应就她们的需求和问题提供针对性的关怀和帮助。通过孕前保健了解育龄男女的健康状况，早期发现影响妊娠结局的遗传、环境、心理和行为等方面存在的风险因素，了解备孕女性的内心反映和心理需求特点，并针对性地进行优生咨询指导，使其在最佳状态和最适宜的时机妊娠，避免或降低出生缺陷和不良妊娠结局发生的风险，促进母婴健康，提高我国出生人口素质。

二、关怀实践

孕前关怀是通过评估育龄期男女双方在生理、心理和社会行为等方面存在的可引起不良妊娠结局发生的各种危险因素，采取相关预防和干预措施，维护和促进双方在孕前的健康状况，创造一个最理想的条件，为健康生命的诞生做好一切准备。

（一）保障孕育的安全环境

医护人员对计划妊娠的夫妇应进行孕前健康教育及指导，嘱其规律生活、合理作息、适量运动、安全用药、调节心理健康。避免低龄（<18岁）、高龄（>35岁）妊娠。对长期应用避孕药者，应停药半年后再妊娠。应指导其改变不良生活习惯，远离吸烟环境和禁止喝酒。同时，应避免密切接触宠物，如猫、狗等，以免发生弓形虫病。避免接触生活及职业环境中的有毒有害物质，如放射线、高温、甲醛、铅、汞、苯、农药等。从而保障孕育新生命的安全环境。

（二）建立健康的生活方式

理想的受孕时间应当选择男女双方，尤其是女方的身体状况、精神心理、社会环境等方面均最佳的时期。良好的身体状况与生活节律的形成和培养良好的生活习惯有着密切关系。①应生活规律，避免熬夜，保证充足睡眠，保持愉悦心情；②应规律运动，保证每天至少30分钟中等强度的运动；③计划怀孕前6个月夫妻双方应戒烟、禁酒，并远离吸烟环境；④夫妻双方均应遵循平衡膳食原则，纠正可能的营养缺乏和不良饮食习惯；⑤保持良好的卫生习惯，避免感染和炎症；⑥性生活和谐是理想的受孕基础，应保持正常而有规律的性生活，每周1~3次性生活频率，对人体性激素的正常分泌有促进作用。

（三）备孕妇女的营养

育龄夫妻身体健康状况，尤其女方有营养不良、贫血等均会影响孕产过程，故孕前半年就应加强备孕男女的营养，养成良好的饮食习惯，不挑食、不偏食，重视合理的膳食营养搭配，为生成良好的精子及卵子提供有利的物质条件，为未来的胚胎发育所必需的各类氨基酸及其他营养物质做好准备。根据《备孕妇女膳食指南（2016版）》指导备孕妇女饮食：①食物多样,以谷类为主;②吃动平衡,健康体重;③多吃蔬果、奶类、大豆;④适量吃鱼、禽、蛋、瘦肉;⑤少盐少油,禁烟酒⑥调整孕前体重至适宜水平(BMI 指数达到 18.5~23.9kg/m^2);⑦常吃含铁丰富的食物,如红色瘦肉、动物内脏,选用碘盐,孕前 3 个月开始补充叶酸 0.4~0.8mg/d。

（四）调节备孕妇女情绪

孕前 3 个月要保持良好的心态,为新生命创造最佳的孕育环境。首先调整孕前的心理压力,学会自我管理情绪,过度紧张反而影响怀孕;学会计算排卵期,相信怀孕是顺其自然的事。医护人员在进行孕前优生健康检查时,对于年龄较大,有胎儿健康、胎儿性别、夫妻关系等担忧问题的计划妊娠妇女,应及时给予心理指导,使其缓解或消除生育担忧,帮助其建立生育信心。设立专门的孕产妇心理咨询门诊,一对一咨询以提高育龄妇女备孕期间的心理健康水平,专业指导计划妊娠夫妇在身心健康的状态下受孕,避免心理因素对妊娠和妊娠结局造成不良影响,真正做到优生优育。

（五）家庭支持关怀

育龄期妇女从备孕开始就应该得到丈夫及父母的支持,包括物质经济支持、孩子照顾、家务承担、情感支持、信息支持、家庭生育观等内容。在经济支持方面,主要涉及家庭经济收入水平是否能够提供必需的物质支持,一般来说家庭经济收入高的家庭,备孕女性经济压力和心理压力小。在精神支持方面,丈夫对育龄期妇女的支持尤为重要,丈夫对孩子的渴望及对妻子的关爱使备孕妇女内心感受到更多的快乐、幸福,会更加舒心,夫妻关系将朝着好的方向发展,从而降低心理压力水平。如果家庭气氛不和谐不稳定,备孕妇女就无法获得足够的安全感。此外,父母能够契合备孕妇女的心意,帮助承担家务及产后孩子照顾,提供情感和信息支持也非常重要。得到父母较多支持的妇女在备孕期可减少烦恼,减少心理紧张和减轻妊娠压力,能有足够的休息,可获得幸福感和安全感。医护人员应加强对家属的宣教,指导家属掌握备孕的相关知识及有效的心理支持技能,以适应孕妇不同时期生理和心理的需求。

【心灵驿站】

"几何图形里,三角形是最稳定的形状。所以,二人世界里的甜蜜不会因为一个可爱小生命的降临而被冲淡,反而会胶结成一种更为坚定的力量。"

——《健康怀孕 500 问》

（六）孕前检查内容

孕前体检对于提高出生人口素质具有重要的意义,孕前夫妇进行全面体检以排除不宜怀孕或暂缓怀孕的因素,从而保障新生命的素质。孕前检查的对象包括所有已婚和即将结婚的、育龄期的夫妇。为满足不同人群的需求,应提供多层次检查以供选择,主要包括以下内容。①生殖健康系列:妇科检查、精液常规、致畸五联、支原体及衣原体检查、乳腺检查、盆腔 B 超等。②遗传病筛查系列:葡萄糖 -6- 磷酸脱氢酶缺乏症、珠蛋白生成障碍性贫血、染色体检查等。③传染病系列:梅毒、乙型肝炎、艾滋病等。④常规体检:体格检查、血常规、尿常规、血型、胸透等项目。⑤一年内未进行宫颈细胞学检查者,需进行宫颈细胞学检查。⑥有口腔疾病的女性要在孕前进行口腔保健。依据自愿选择的原则,由专业医生根据受检者的具体情况,帮助选择合理的检查项目,并全面、客观、科学地分析受检者的病历资料和检查结果,对检查出的疾病及时治疗或提出处理意见。

（七）优生优育指导

孕前保健是评估和改善育龄夫妇的健康状况,预防出生缺陷,提高出生人口素质的积极行动。做好孕前保健,符合广大育龄夫妇及其家庭生育一个健康宝宝的心愿。①身心条件的准备:男女双方身心健康是优生的基础,计划受孕应该选择在双方都处于精力旺盛、体格强壮的时期。②受孕时机的选择:选择适宜的受孕时机是孕育一个身心健康孩子的重要条件之一。新婚夫妇一般在婚后半年怀孕较好,这时互相基本适应,情绪稳定,有充分的心理准备和物质准备。③最佳的受孕年龄:已婚女方的最佳受孕年龄为 25~29 岁,男方为 26~35 岁。因为这一时期骨骼发育成熟,生殖器官发育完善,身体最健壮、精力最旺盛,精子和卵子的质量最优良,有利于优生。④最佳的受孕季节:我国幅员辽阔,地理环境复杂,气候差别较大,应因地制宜选择理想的受孕季节。一般认为,一年中的 7~9 月是受孕的最佳时期。此期呼吸道感染、病毒流行的机会相对较少,水果、蔬菜丰富,在这个季节受孕,可减少孕早期遭受病毒侵害,避免胎儿畸形发生的可能性,还可调节饮食,减轻早孕反应,使营养均衡。到次年 4~6 月分娩,气候温和宜人,有利于产妇身体的恢复、丰富营养的获得以及婴儿哺乳和成长。⑤最佳的受孕时间:受孕是精子与卵子相结合的过程,一般发生在排卵后 12 小时内。卵子从卵巢排出后,存活的时间约为 24 小时,精子在女性生殖道内一般存活 48~72 小时,所以掌握好排卵日期,选择最佳的受孕时间是科学必要的。⑥安排好受孕日:排卵前应有计划地减少同房次数,以保证精子的数量和质量。综合各方面的条件,选择最理想的受孕日。一般应安排在女性月经来潮前 14 天左右。⑦消除不良因素:在受孕前应避免一切不良因素。因为外界环境中一些不良因素可降低精子与卵子的质量,影响受精卵及胚胎的发育,干扰妊娠后的正常进程和胎儿的健康发育。

(八)关注特殊需求妇女

全面的评估与专业的指导,是提高妊娠安全的重要措施。女性过早生育容易发生早产及难产情况,同时由于母体自身生长发育尚不成熟,加之抚育孩子的能力差,因此女性要避免 18 岁前生育。"全面三孩"政策放开后,高龄再生育女性越来越多,女性 35 岁以后由于骨盆韧带、盆底和会阴肌肉弹性变化,分娩时容易发生难产;同时,由于高龄产妇其卵巢功能逐渐衰退,卵子容易发生畸变,且这种情况的发生概率会随着孕妇年龄的增长而不断增大。明确告知男女双方要进行体检的项目,对于有遗传病、慢性疾病和传染病而准备妊娠的妇女,应于孕前给予评估和指导;对于患有心脏病、高血压的妇女要考虑自身身体素质能否承受孕产整个过程;患有精神疾病、癫痫、糖尿病以及甲状腺功能异常妇女在治疗期间不宜受孕妊娠,如执意妊娠者须在医生的指导下进行。

【心灵驿站】

和睦的家庭空气是世上的一种花朵,没有东西比它更温柔,没有东西比它更优美,没有东西比它更适宜于把一家人的天性培养得坚强、正直。

——［美］德莱塞《嘉莉妹妹》

第二节　孕早期关怀

妊娠是胚胎和胎儿在母体内发育成长的过程。成熟卵子受精是妊娠的开始,胎儿及其附属物自母体排出是妊娠的终止。妊娠期从末次月经第一日开始计算,约为 280 日(40 周)。临床上分为三个时期:妊娠 13 周末以前称为早期妊娠;第 14~27 周末称为中期妊娠;第 28 周及其后称为晚期妊娠。母体与胎儿在妊娠各阶段有相应的需求与问题,需要助产士提供针对性的保健关怀。

一、需求与问题

(一) 需求

自从精子与卵子相遇那刻起,神奇的生命之旅就开始了。孕早期孕妇的生活环境、行为活动、营养状况、情绪变化和精神状态等对胎儿生长发育起着重要影响。妊娠虽然是一种生理现象,但仍是女性一生中的危机阶段,对每一位女性来说都是一种挑战,也是家庭生活的转折点。因此,我们需要关注孕早期孕妇的生理、心理以及家庭等需求。

1. **胎儿生存环境的需求**　随着经济社会的飞速发展,环境污染越来越严重,孕妇作为特殊的易感人群,更容易受到不利因素的影响。妊娠 10 周(受精后 8 周)内的胚体称为胚胎,是器官分化、形成的时期;从妊娠 11 周(受精第 9 周)起至足月,各器官进一步发育成熟,称为胎儿期。胚胎期胚胎处于迅速成长的状态,是胎儿器官、四肢和其他生理系统分化、生成的最重要时期,即关键期,也是胎儿发育的敏感期。所以,在孕早期,构建胎儿生存的安全环境至关重要。如果期间母体使用致畸药物、吸烟、酗酒,未供给胎儿充足的养分,均会影响胚胎分化、细胞分裂、神经系统发育等,导致胎儿畸形或流产。胚胎着床后 31% 发生自然流产,其中 80% 为早期流产。因此,在孕早期避免危害母婴健康的因素,保障母胎生活环境安全是重要的生理需求之一。

2. **生理健康的需求**　妊娠后由于胚胎、胎儿生长发育的需要,孕妇在胎盘分泌激素的作用下,体内各系统发生一系列适应性生理变化。在孕早期,一般在停经 6 周左右,妊娠女性出现不同程度的恶心、呕吐,尤其在清晨起床时更为明显;食欲与饮食习惯也有改变,如食欲缺乏,厌油腻,喜酸性食物,甚至偏食等,称为早孕反应。孕早期由于增大的子宫压迫膀胱而引起尿频,妊娠 12 周以后子宫体高出盆腔,压迫膀胱的症状消失。同时,还会出现乳房的变化,孕妇自觉乳房轻度胀痛,乳头、乳晕着色加深,乳晕周围皮脂腺增生出现深褐色的蒙氏结节。有些孕妇还出现白带增多、水肿、便秘、腰背痛、失眠等症状。孕早期母体身体变化所引起的系列生理不适,将会引发妊娠女性对孕早期生理健康需求的增加。知晓孕早期母体的变化,有助于提供针对性的关怀措施。

3. **营养需求**　孕早期是生命早期的起始阶段,均衡的营养是胎儿健康发育的基石。孕妇每日所吃食物除了维持自身机体代谢所需要的营养物质外,还要供给体内胎儿生长发育所需。研究表明,营养作为最重要的环境因素,对母亲与子代的近期和远期健康都将产生至关重要的影响,孕早期营养需求不容忽视。"成人疾病的胎儿起源"概念已逐步发展成为健康与疾病的发育起源(developmental origins of health and disease,DOHaD)。该理论认为,人类生命早期营养与远期健康有着密切关系,人类在生命发育早期的环境因素将会影响成年后糖尿病、代谢综合征、心血管疾病、哮喘、肿瘤、骨质疏松等疾病的发生、发展。妊娠初期是受精卵分裂、分化阶段,此时胚胎还很小,而且生长缓慢,对各种营养素的需要量基本上与孕前期相同或略高于孕前期,因而食物的供给量变化不大。大部分孕妇在孕早期出现胃部不适、胃口不佳、早孕反应等症状,影响食欲和进食,因此应重点关注和帮助孕妇应对孕早期的营养问题。

4. **心理需求**　在孕早期,孕妇也会发生一系列的心理变化,尽管个体反应不一,但主要包括以下两点。首先,矛盾感与不确定感。在刚得知妊娠时,许多孕妇会感到震惊,有部分会对自己的受孕成功感到矛盾和忧喜参半。对于非计划中妊娠的女性,当获知妊娠的那一刻,最初往往会有否认心理反应。孕妇可能会觉得仍未准备好,可能因工作、学习、家庭条件、妊娠前物质及精神准备不足等原因暂时不想怀孕。即使妊娠试验阳性的孕妇,由于最初妊娠的症状只有月经停止、恶心、呕吐、疲倦等,并没有真正感知到胎儿的存在,会产生明显的不确定感。其次,情绪不稳定。受到孕期体内激素变化的影响及妊娠所带来的各方面压力,孕妇往往变得易发怒、哭泣、烦闷、忧郁等,情绪波动大。因此,我们要特别关注孕早期妇女的心理需求。

5. 家庭支持需求　无论是计划妊娠还是意外妊娠,新生命的到来将会产生家庭结构的改变、经济负担增加、角色扮演冲突等问题,会对家庭生活造成极大的影响,也是一个新的经历与挑战。受我国传统文化以及人口政策的影响,女性怀孕后,很大程度上会受到过度保护,家庭功能出现一定程度的缺失。这时孕妇开始需要获得来自丈夫、父母等家庭成员的支持和帮助。当然,在这个过程中,我们也需要特别关注家庭成员尤其是准爸爸的心理变化。

事实上,准爸爸在妻子妊娠的不同阶段都会产生不同的心理变化与调适。大体可以分为以下三个时期。①宣告期:始于妊娠的证实,可延续数小时到数周,主要发展任务是确认妊娠。多数准爸爸或多或少心理上都会产生压力,甚至会出现和孕妇类似的生理、心理症状。②停滞期:持续数天至数月,主要发展任务是接受胎儿并适应现实,以度过怀孕阶段。③焦点期:始于妊娠25~30周,止于分娩开始。主要发展任务是接受胎儿的出生,转变为父亲的角色。在孕早期,丈夫主要处于前两个时期,他们对妊娠的接受比孕妇要慢,适应后会表现得异常兴奋和骄傲,但生理、心理上的压力和负担也会加重。所以,我们也要特别关注准爸爸的心理变化和家庭支持需求。

(二) 问题

备孕妇女从知道怀孕那一刻开始,关注的重点问题是母婴健康。"儿童优先、母亲安全"已成为国际社会的共识。孕妇首先关注的问题是"我真的怀孕了吗? 如何判断怀孕?""我要做一些什么检查?""我是宫内孕吗?"。孕妇开始关注自己的饮食,询问"我应该吃些什么?"。有些孕妇平时在饮食方面不是很重视,有些孕妇则在围孕期得到了过分"优待",殊不知这些不科学、不合理的饮食习惯也会带来一些隐忧。随着妊娠时间的推移,孕妇还会关心"我的身体有什么变化?""如果在怀孕前吃一些药物,对胎儿会不会有影响? 如果在怀孕时候生病了,应该如何用药?""怎么计算预产期?""怀孕后能同房吗?""如何应对怀孕引起的不适?""有什么需要注意的?"等。医护人员应帮助孕妇认识生理问题,孕妇出现不适时能正确处理或及时就医,让孕妇享受孕育新生命的快乐。有些意外受孕的孕妇,担心因为喝了酒、服了药等会致畸,担心胎儿不能健康成长,害怕流产等,造成心理压力很大,医护人员要根据孕妇的具体问题给予针对性指导,随时解决孕妇现存的心理问题。

二、关怀实践

(一) 保障胎儿生活环境安全

孕早期胎儿对外界环境的变化非常敏感,这个时期护理重点是保证母体的健康与安全。医护人员应当指导孕妇构建安全的内、外环境。①不去拥挤、空气污浊的地方,注意预防各种感染。②注意避免接触有毒有害物质,如放射线、高温、铅、汞、苯、砷、农药等。③避免高强度工作、高噪声环境。大部分孕妇在孕期继续工作是安全的。对于没有并发症的孕妇,如果其工作环境没有影响母婴安全的潜在危险,原则上可继续工作直至产程发动。但应避免高强度体力劳动或精神压力大的工作,因为可能导致妊娠期并发症的发生。④不接触猫、狗等宠物,不吃未经煮熟的、可能被寄生虫及寄生虫卵污染的肉食。⑤不吸烟,且避开被吸烟污染的环境;不饮酒,孕期饮酒易造成酒精中毒综合征胎儿的发生,可导致其染色体畸变,造成先天性心脏病、婴儿智力低下等畸形。⑥慎重用药。药物对胎儿的影响复杂,同一种药物的不同剂量、不同用药途径以及用药时的孕周不同等,均可能对胎儿产生不同影响。因此,全孕期应该尽量避免使用药物,如果确实需要使用,必须在医生指导下进行。孕早期是胚胎组织器官分化、生成的重要窗口期,要特别注意此期的用药。⑦孕早期母体要保证胎儿充足的养分,否则可能会影响胚胎分化、细胞分裂和神经系统的发育。⑧对于先兆流产,适当保胎是必要的,但不宜盲目过久地进行保胎治疗。因为自然流产中,大部分是由于胚胎发育不好造成的。

(二)健康的生活方式

孕期健康的生活方式是确保孕妇及胎儿生命健康的重要基础。因此,医护人员应指导孕妈妈做好以下几点。①保持良好的卫生习惯,指导孕妇穿透气好的棉质内裤,经常更换。穿着宽松、柔软、舒适的衣物和平底鞋,避免发生感染。②孕期需要充足的休息与睡眠,保障一天睡眠时间在 8 小时左右。③适当运动有利于促进母体和胎儿的血液循环和新陈代谢,增强心、肺功能健康,放松心情,增进食欲,促进睡眠。一般建议每周 3~5 天,进行至少20~30 分钟中等强度的有氧运动。适宜的运动形式包括散步、快走、瑜伽等,应避免压力过大及高度紧张或强度过大的运动。④孕早期避免性生活,以免引起早期流产。⑤注意用眼卫生,减少手机和电脑的使用时间,做好防护措施。⑥孕期养成良好的刷牙习惯,进食后均应该刷牙,并使用软毛牙刷。

(三)生理不适指导

孕早期女性会存在一系列的生理不适,如恶心、呕吐、尿频等,应给予针对性的宣教指导。上消化道不适反应多在妊娠第 6 周开始,妊娠 12 周左右自行逐渐消失。早孕反应的严重程度和持续时间因人而异。对于轻度恶心呕吐一般不做处理。避免重油腻、重气味、辛辣食物;过度劳累和压力可能会加重不适症状,建议孕妇多休息;含服生姜片或服用姜汤对于减轻恶心呕吐症状有一定作用,可作为非药物性治疗的选择。如果没有缓解,可每日三次口服维生素 B_6 10~20mg。若孕妇持续呕吐,则会逐渐显露出妊娠剧吐的症状,此时需告知孕妇及时就医。尿频症状一般无须特殊处理,在孕早期主要是由前倾增大的子宫在盆腔内压迫膀胱所致。一般于妊娠 12 周以后,增大的子宫超出盆腔后,尿频症状自然消失。

(四)营养需求指导

孕早期由于胎儿生长缓慢,所需能量与非孕妇女变化不大;但为了保证孕早期安全的胎儿宫内环境,避免对胚胎分化、神经系统发育等造成影响,需要供给胎儿充足的养分,具体的膳食指导原则包括以下几个方面。①膳食宜清淡、适口:以清淡、少油腻为主,烹调多样化。为减轻恶心和呕吐的程度,可吃一些易消化的食物,如馒头、烤面包干、烧饼、饼干等。对于呕吐严重伴有脱水的孕妇,应多食水分丰富的蔬菜、水果,以补充水分、B 族维生素、维生素C 和钙、钾等无机盐,防止酸中毒,减轻妊娠不适感觉。②宜少食多餐:进餐的餐次、数量、种类及时间应根据孕妇的食欲及妊娠反应轻重及时进行调整,采用少食多餐的办法保证进食量。应每日尽量摄入 40~50g 以上的蛋白质,以维持正氮平衡。③多摄入富含叶酸的食物并补充叶酸:叶酸对预防神经管畸形和高同型半胱氨酸血症、促进红细胞成熟和血红蛋白合成极为重要。孕早期叶酸缺乏可增加胎儿发生神经管畸形及早产的风险,因此应多摄入富含叶酸的食物并补充叶酸。孕妇保证每天摄入多种类蔬菜 400g,其中一半以上应为新鲜绿叶蔬菜,这样可提供约 200μg DFE(膳食叶酸当量)叶酸。天然食物中存在的叶酸生物利用率低,而合成的叶酸生物利用率高,因此除摄入富含叶酸的食物外,还应每日额外补充叶酸400~800μg,以满足机体需要。④戒烟、禁酒:妊娠期间孕妇应避免吸烟或被动吸烟。烟草中的尼古丁和烟雾中的氰化物、一氧化碳等均可能导致胎儿缺氧、营养不良和发育迟缓。孕期大量饮酒有致畸作用,乙醇可以通过胎盘进入胎儿血液,造成胎儿宫内发育不良、中枢神经系统发育异常、智力低下等。因此,建议妊娠期间戒酒。⑤妊娠反应严重孕妇的膳食:妊娠反应严重的孕妇不过分强调平衡膳食,但孕妇每天至少摄入130g碳水化合物,首选富含碳水化合物的谷类易消化食物。对于完全不能进食的孕妇,应及时就医,以免因脂肪分解产生的酮体对胎儿神经系统造成不良影响。

（五）情感支持关怀

母体的心理状态将直接影响新生个体生长发育,尤其是在母体怀孕初期的前3个月,孕妇要注意为新生个体的成长提供良好的环境。怀孕是一个艰辛而又幸福的过程,保持心情舒畅,避免过度劳累,良好的心态、融洽的感情也是孕妇达到优孕优生的重要条件。孕妇应保持心情愉快,人际关系和谐,避免紧张、焦虑、忧郁等不良情绪,以良好的心态迎接宝宝的到来。孕妇应当克服激素变化的影响,主动、积极地应对孕早期的变化,包括难以忍受的孕吐。医护人员可以指导孕早期孕妇通过看书、做手工、与朋友聊天等方式保持心态平和,舒缓情绪,让自己心情平静,快乐、愉快地孕育新生命。大多数孕妇都期望能够被丈夫所理解、呵护,相比于获得经济上的支持,她们更期望丈夫可以主动分担家务,并能够在孩子出生后扮演好父亲的角色,让孩子享受到父爱。孕期得到丈夫细心照料、体贴关心的孕妇,其妊娠压力要小于那些只得到父母、公婆支持的孕妇。丈夫积极的态度往往能在一定程度上缓解甚至消除妻子的心理压力。

（六）家庭支持关怀

家庭是最温暖的港湾,最有力的强大后盾。在家庭成员中,丈夫是接触孕妇最多,也是孕妇最亲近的人。准爸爸的行为、情绪变化,会直接影响孕妇的情绪,进而影响胎儿的健康。在一个对孕妇的访谈研究中,孕妇普遍表示准爸爸的支持和理解是自己能够度过妊娠期的最大动力。但是,在孕早期,准爸爸并没有意识到和担负起自己的责任。因此,当孕妇确定怀孕,家庭成员尤其是丈夫应当与孕妇一样,从心理上、行动上去主动地接受宝宝,并参与到孕育的过程中。具体关怀包括:①妊娠期间家属应给予孕妇充分的支持和理解,充分的沟通能够帮助孕妇保持良好的心情和稳定的情绪,以利于胎儿发育。家庭成员对孕妇应有足够的关心和宽容,尤其是准爸爸自身应尽快接受"宝宝",这样才能帮助孕妇完成孕期心理发展任务,实现对母亲角色的认同。准爸爸必须从思想上意识到孕育胎儿的过程不是孕妇一人之事,而是整个家庭的大事。作为丈夫若能倾听妻子的想法和感受,主动关心其身体变化,鼓励她勇敢地面对自然的变化状态,营造良好的家庭氛围,那么将有利于孕妇拥有愉快放松的情绪体验,拥有更健康的心理状态,从而降低妊娠压力,舒心静待新生命的降临。②家庭成员要认识到孕期保健的重要性,成为孕妇孕期保健的重要参与者。家庭成员生活和行为应以孕妇为中心,如调整睡眠和饮食习惯,根据孕妇的需求,调配营养,创造良好的生活环境,改变吸烟情况或避免在孕妇旁边吸烟,避免或减少电磁及噪声污染等,以保证胎儿的健康和孕妇良好的身心健康。

（七）定期孕期保健与产前检查

孕期保健是降低孕产妇和围产儿并发症的发生率、死亡率、减少出生缺陷的重要措施,能够及时发现胎儿异常,保障母婴安全。孕期保健的要求,是在特定的时间,系统提供有证可循的产前检查项目。2018 年中华医学会妇产科学分会发布了《孕前和孕期保健指南》,推荐在妊娠 6~13^{+6} 周进行首次产前检查,建立孕期保健手册,通过体格检查、超声检查等确定妊娠情况,进行保健指导。必查项目包括:血常规;尿常规;血型(ABO 和 Rh);肝功能;肾功能;空腹血糖;乙肝表面抗原(HBsAg);梅毒螺旋体;HIV 筛查。超声检查:妊娠 6~7 周以确定宫内妊娠、孕周,以及妊娠 11~13 周测量胎儿颈后透明层厚度(NT)并核定孕周。孕早期评估内容:饮食、运动、生命体征、体重增长情况、阴道出血量、宫底高度和腹围、胎心率等。如果出现发热、阴道出血、剧烈呕吐、腹泻等异常情况,应马上到医院检查。

第三节　孕中期关怀

　　孕中期是相对稳定的时期,也是胎儿迅速成长的阶段,孕妇自觉腹部逐渐增大,可感觉到胎动,扪及胎体,听到胎心音,并会出现生理、心理等方面一系列的变化,由此给孕妇带来不同程度的影响和需求。因此,助产士在掌握必要的知识和技能外,也需要实施针对性的关怀照护。

一、需求与问题

(一) 需求

　　1. 胎儿发育的环境需求　孕中期胎儿进入一个迅速成长阶段,味觉、嗅觉、触觉、视觉及听觉等认知功能逐渐发育、增强,其探知外界的能力也不断提升。尤其 6 个月时,胎儿听觉感受器已基本发育成熟。同时,胎儿的运动功能也在不断发育。胎儿期胎动成为胎儿最初的运动形式。胎动是指胎儿在母体内自发的身体活动或蠕动,胎儿 8 周时即可出现,孕妇于 18~20 周开始自觉有胎动,多数孕妇在第一次感受到胎动时非常激动,甚至热泪盈眶。腹壁薄且松弛的孕妇,经腹壁可见胎动。胎动是胎儿发育突飞猛进的一个代表性特征,一般随妊娠进展逐渐增强,妊娠 32~34 周为胎动最活跃的时期。明显的胎动有三种类型:①缓慢的蠕动或扭动,在妊娠 3~4 个月时最易察觉;②剧烈地踢足或冲撞,从妊娠 6 个月起增加,直至分娩;③剧烈的痉挛动作。孕中期是胎儿迅速生长发育的重要时期,也是胎儿探知世界、孕妇体验到新生命存在的关键时期,所以在孕中期构建胎儿发育的安全环境至关重要。

　　2. 生理健康需求　随着孕周的增加,孕妇会出现腰酸背痛等压迫症状;而支持子宫的圆韧带为了适应不断增大的子宫,伸展、增厚,张力增加,也会导致疼痛,即圆韧带痛,一般表现为短暂、尖锐的刺痛,在突然改变体位时特别明显。腕管综合征是指腕管的正中神经受压引起的拇指、示指和中指的感觉异常、感觉减退、疼痛或麻木。孕妇常主诉会甩动手部以缓解不适,孕妇患病率增加的原因被认为是由妊娠相关的液体潴留导致腕管中的神经受压所致,这可能与妊娠期激素变化影响了骨骼肌系统有关。大多数病例在产后数周至数月时间逐渐缓解。这些生理不适将会增加孕妇对孕中期生理健康的需求。

　　3. 营养需求　孕中期开始,孕妇的孕吐反应逐渐减轻,甚至消失,食欲逐渐增强,而这一时期胎儿生长发育逐渐加速,母体生殖器官的发育也相应加快,所以对营养的需求增大,应合理增加食物的摄入量,由多样化食物组成营养均衡的膳食。此时胎儿开始形成骨骼、五官和四肢,大脑也进入了发育高峰期。随着胎儿生长速度的加快,胎儿需要大量叶酸、维生素、脂肪酸及钙以促进神经系统的发育和骨骼的发育,需要铁元素等微量元素来促进各个器官的发育。这个阶段孕妇对营养的要求至关重要。

4. **心理社会需求**　孕中期是整个妊娠阶段相对稳定的时期,孕妇经历了从不适应到逐渐适应正常妊娠的心理过程,此时的心理状态比较平稳。逐渐增大的腹部使孕妇开始穿着孕妇装,表现了孕中期女性的第一个心理变化:接受怀孕事实及胎儿。此外,多数孕妇在孕中期时早孕反应会逐渐改善,所以比起孕妇本身,她们会更加关注胎儿。尤其是感受到胎动或听到胎心音时,孕妇会体会到孩子存在的真实感,母爱被充实并得到发展,可出现第二个心理变化"筑巢反应"。在情绪上会开始幻想胎儿的长相及自己成为母亲的情形,变得兴奋与骄傲。部分孕妇会主动寻求产前照顾、阅读相关书籍、与有经验人士交谈妊娠的相关事宜,搜索胎教、营养等方面的知识。

5. **家庭支持需求**　孕中期孕妇对家庭成员的需求相对较少,家庭成员逐步适应了等待宝宝的到来,但容易在一定程度上放松对母子的关心。在孕中期,丈夫基本和孕妇一样接受胎儿并适应现实,开始由停滞期向焦点期过渡,转变为父亲的角色。而胎动出现后,对家庭成员又产生一次新的刺激,家人特别是准爸爸开始重新定位自己,逐渐接受即将成为父亲的角色,开始关注并主动学习与妊娠相关的知识,对孕妇表现出关怀并负起保护的责任,继而成为孕妇强有力的支持者。

6. **孕期知识需求**　经历早孕反应的各种不适后进入了孕中期,孕妇对知识的需求非常强烈,迫切关注孕期自我监护胎儿知识、胎教知识、运动与营养和科学管理体重等知识。为满足孕妇的需要,医护人员应充分认识到孕妇的需求,将针对性知识纳入孕中期宣教的重点内容里。

(二) 问题

孕中期是相对安稳的一个阶段,但随着胎儿生长迅速,也有很多需要注意的问题。孕妇子宫空间被迫扩大,变大的子宫会压迫到直肠,导致排便困难,而长期的便秘又会引起痔疮。有的孕妇在孕中期会出现小腿抽筋的现象,是身体缺钙的一种表现,提示需要补钙。大部分的孕妇从孕4个月开始觉得皮肤瘙痒,这是因为随着子宫的增大,腹部皮肤开始扩展,加上体内激素的变化,导致孕妇感到皮肤瘙痒难受。小部分孕妇整个孕期因出现湿疹皮肤瘙痒比较严重的情况,难以治疗。随着妊娠周数的增大,部分孕妇开始出现妊娠纹,孕妇出于追求美的需求,会提出"如何预防和应对妊娠纹""产后是否会消失吗"等问题。孕妇还会因为怀孕后体内激素变化,加上增大的子宫压迫血管,血液流通受阻,导致下肢甚至全身水肿现象出现,会提出"如何应对水肿"的问题。孕中期应做四维B超和糖尿病筛查,会关注胎儿的健康和胎位问题。另外,孕妇开始关心体重增长情况,还会提出"长快了还是慢了""如何科学控制体重"等问题。孕妇将开始关注并学习孕期保健知识。

二、关怀实践

(一) 保持健康生活方式

适当运动与均衡膳食是WHO提出的人类健康四大基石的两大要素。孕中期相对平稳,孕妇可以根据身体情况适当运动。适量的运动既能缓解孕妇身体的不适症状,也有利于情绪的调节,对母体、胎儿身心健康均有益处。运动形式多样,适宜的运动形式包括散步、快走、游泳,也可在专业人员指导下进行孕妇瑜伽练习或做孕期球操。必须强调的是,无论何种形式的运动,安全都是摆在首位的,因此运动要以感觉舒适为原则。孕中期时孕妇依然要保证睡眠在8小时左右,尽量保持左侧卧位睡觉。

(二)孕妇操指导

孕妇操是指孕妇可于怀孕 3 个月后开始练习的一种动作温柔的特殊运动,可减轻身体的不适;锻炼腿部、腹部、腰部、骨盆处的肌肉,伸展会阴部肌肉,使分娩得以顺利进行;同时可强化肌肉,以助产后身体迅速有效地恢复。运动量以孕妇不感到疲劳为宜。其操作方法如下。①腿部运动:以手扶椅背,左腿固定,右腿做 360° 的转动,做毕后还原,更换右腿站立、左腿运动。目的是增进骨盆肌肉的强韧度,增加会阴部肌肉的伸展性。②腰部运动:面对椅背站立,手扶椅背,慢慢吸气,同时手背用力,使身体重心集中于椅背上,足尖立起使身体抬高,腰部伸直后使下腹部紧靠椅背,然后慢慢呼气的同时,手背放松,足还原。目的是减轻腰背部疼痛,并可在分娩时增加腹压及会阴部肌肉的伸展性。③盘腿坐式:平坐于床上,两小腿平行交接,一前一后,两膝远远分开,注意两小腿不可重叠。可在看电视或者聊天时采取此姿势。目的是强化腹股沟肌肉及关节处韧带之张力,预防妊娠末期膨大子宫的压力所产生的痉挛或者抽筋;伸展会阴部肌肉。④盘坐运动:平坐于床上,将两跖骨并拢,两膝分开,两手轻放于两膝上,然后用手臂力量,将膝盖慢慢压下,配合深呼吸运动,再把手放开,持续2~3 分钟。目的是加强小腿肌肉张力,避免腓肠肌痉挛。⑤骨盆与背摇摆运动:仰卧位,双腿屈曲,两脚分开与肩同宽,用足部和肩部的力量,将背部与臀部轻轻抬起,然后并拢双膝,收缩臀部肌肉,再分开双膝,将背部与臀部慢慢放下,重复运动 5 次。目的是锻炼骨盆底及腰背部肌肉,增加其韧性和张力。⑥骨盆倾斜运动:孕妇跪在床上,双手和双膝支撑于床上,缓慢弓背,放松复原;取仰卧位,两手背沿肩部伸展,腿部屈膝,双脚支撑,缓慢抬高腰部,放松复原。目的是加强腹部肌肉,减轻背部疼痛。⑦脊柱伸展运动:平躺仰卧位,双手抱住双膝关节下缘使双膝弯曲,头部与上肢向前伸展,使脊柱、背部至臀部肌肉弯曲成弓形,将头与下巴贴近胸部,然后放松,恢复平躺姿势。⑧双腿抬高运动:仰卧位,双腿尽量垂直抬高,足部倚靠墙,每次持续 3~5 分钟。目的是锻炼臀部肌肉张力,促进下肢血液循环。孕妇操应循序渐进,持之以恒,锻炼之前排空大小便;若有流产、早产现象,应停止锻炼,并执行相应的医嘱。

(三)营养需求指导

孕中期是胎儿生长发育加速的时期,推荐在一般人群能量摄入量的基础上每日增加 300kcal(1cal=4.184J),并在平衡膳食的基础上增加相应营养素的摄入。具体的膳食指导原则包括:①适当增加鱼、禽、蛋、瘦肉的摄入量。孕中期开始每日增加动物性食品 50g。鱼类尤其是深海鱼类含有较多二十二碳六烯酸(DHA),对胎儿大脑和视网膜功能发育有益,每周最好食用 2~3 次。②适当增加奶制品的摄入。奶类富含蛋白质,也是钙的良好来源。孕中期开始,每日应至少食用 250~500g 奶制品。《孕前和孕期保健指南(2018)》推荐补充钙剂为 600~1 500mg/d。③常吃含铁丰富的食物。孕妇是发生缺铁性贫血的高危人群,为满足孕期血红蛋白合成增加和胎儿铁储备的需要,建议摄入含铁丰富的食物,如动物血、肝脏、瘦肉等。必要时在医生指导下补充小剂量铁剂。《孕前和孕期保健指南(2018)》推荐,非贫血孕妇,如血清铁蛋白 <30μg/L,应补充元素铁 60mg/d;诊断明确的缺铁性贫血孕妇,应补充元素铁 100~200mg/d。同时注意多摄入富含维生素 C 的蔬菜和水果,或在补充铁剂时补充维生素 C 制剂,以促进铁的吸收和利用。④适当增加碘的摄入。碘是合成甲状腺素的原料,是调节新陈代谢和促进蛋白质合成的必需微量元素,孕期碘的推荐摄入量为 230μg/d。为避免孕期碘缺乏对胎儿智力和体格发育产生的不良影响,以及碘盐在烹调等环节可能的碘损失,孕妇除坚持选用碘盐外,每周还应摄入 1~2 次含碘丰富的海产品,如海带、紫菜等。⑤戒烟禁

酒,少吃刺激性食物。应选择易消化、无刺激性的食物,避免烟、酒、浓咖啡、浓茶及辛辣食品。⑥适量身体活动,维持体重的适宜增长。体重增长不足者,可适当增加能量密度高的食物摄入;体重增长过多者,应在保证营养素供应的同时注意控制总能量的摄入。健康的孕妇每天应进行不少于 30 分钟中等强度的身体运动,如快走、体操、瑜伽等形式;但孕期应避免跳跃、球类、长途旅行、潜水等具有一定风险的运动。

(四)生理不适指导

孕中期女性会出现一系列不适表现,如圆韧带痛、腕管综合征,应给予针对性的宣教与指导。针对圆韧带痛,主要的处理原则是调整体位,注意动作的幅度,不要做一些突然改变体位的活动。出现圆韧带痛,需要定期锻炼,做一些瑜伽之类的拉伸动作,佩戴腹带也可以达到一定的缓解作用。对于腕管综合征,一般不进行医疗干预,因为该疾病预后好,常在产后缓解。

(五)情感支持关怀

孕中期孕妇应保持良好的心理状态,愉快地孕育新生命,静待胎儿健康长大。孕妇的情绪变化可以通过血液和内分泌调节对胎儿产生影响,若孕妇经常心境不佳、焦虑、恐惧、紧张或悲伤等,会使胎儿脑血管收缩,减少脑部供血量,影响脑部发育。母体是胎儿生活的环境,孕妇的生理和心理活动都会波及胎儿,应保持心情愉快、轻松。可以根据自身特点及爱好,进行绘画、唱歌、游戏、散步等活动。创造优美、和谐、整洁的居家环境,让孕妇多接触大自然景观,使孕妇的心情变得愉悦。家人尤其是配偶可以用暗示、活动、幽默等方法来转移孕妇的注意力,使其从不良情绪中走出来。有些孕妇因为过于注意胎儿的性别而担忧,其丈夫可以说"老婆生什么我就喜欢什么"来消除孕妇的紧张情绪。由于已经有了胎动,这种新生命存在的感觉,可以帮助孕妇增强做母亲的感觉;如果经常把丈夫的手放到自己的腹部,同他一起分享胎动的幸福,或为胎儿的出生做一些准备,更加能够增加这种感觉。集中群组孕期保健是一种新型孕期保健模式,将数名孕龄相近的孕妇构成一个小组,同组孕妇均以自然分娩为共同目标,有较强的集体意识,容易获得归属感,降低孤独感。

(六)家庭支持关怀

孕中期的胎儿感知世界的能力逐渐增强,可以感知母亲的情绪和家庭的氛围,如喜欢准爸爸低沉而浑厚的声音。对于父母负面情绪,如大声地吵闹、嘈杂、高调的声音,也会产生不良反应。因此,准爸爸应积极承担责任,并参与到育儿的过程中来。丈夫尽量陪伴妻子定期检查,家属一起参加医院孕妇学校学习,掌握孕期知识和相关技能,促进父亲角色的转变,共同关注胎儿的成长;承担力所能及的家务;多与胎儿交流、互动;多陪妻子去户外走走。准爸爸的参与,既能帮助孕妇调节情绪,有利于双方亲密关系,也能营造温馨、和谐的家庭氛围,对胎儿的健康成长至关重要。

(七)孕期保健与产前检查

《孕前和孕期保健指南(2018)》规定,推荐的孕中期产前检查内容有妊娠 14~20 周唐氏筛查,妊娠 20~24 周胎儿系统超声筛查及血常规和尿常规检查,妊娠 24~28 周妊娠糖尿病的筛查;针对预产期时孕妇年龄 35 岁及以上或高危人群,在妊娠 16~21 周可进行羊膜腔穿刺检查,以检查胎儿染色体核型,或者无创产前检测,有高危因素者,酌情增加次数。孕期评估内容包括饮食情况、运动情况,监测血压,评估孕妇体质量增长是否合理,询问阴道出血、测量宫底高度和腹围,评估胎儿体质量增长是否合理,测定胎心率。定期产前检查,预防胎儿发育异常。

（八）居家监护指导

孕中期是胎儿生长发育较快的时期,应当严密监测胎儿生长发育的各项指标。医护人员应当教会孕妇及其家属做好家庭自我监测,此时居家护理重点观察的指标包括孕妇宫高、腹围、体重等。教会家庭成员听胎心音,胎心直接反映了胎儿的生命情况,从妊娠 6 个月以后,即可在腹部听到胎儿的心跳声,正常为 110~160 次 /min。当发现胎心跳动过快、过慢或不规则时,预示胎儿在宫内有缺氧情况,可能会危及胎儿生命,应及时就医。孕妇的体重也可间接反映胎儿的生长发育状况,孕妇体重每周约增加 500g,一般可每周测量一次。如数周体重不增加,表示胎儿生长缓慢;如体重增加过快,则可能孕妇发生了水肿,或因食量过大,导致增重肥胖。如发现体重不增加或增加过快,均应寻找和确定原因,采取相应措施。

（九）胎教指导

孕中期是胎儿迅速生长发育的重要时期,也是胎儿探知世界的关键时期,胎儿的认知功能在发育中不断增强,能对母体内外的刺激作出一定反应。研究发现,胎儿的眼睛能随送入的光亮而活动;触其手足可产生收缩反应;外界音响可传入胎儿听觉器官,并能引起心率的改变。所以,进行适时、科学的胎教十分必要。胎教是有目的、有计划地为胎儿的生长发育实施最佳措施,包括以下内容。①音乐胎教:音乐胎教是一个由音乐贯穿起来的系统而综合的胎教方式,能唤起人们对美好事物的向往。通过音乐胎教将美好的信息传递给腹中胎儿,促进胎儿情绪的稳定与健康成长。胎教音乐应优美、宁静,使孕妇感到愉悦。播放音乐前,孕妇需要放松并告诉宝宝,不宜戴耳机,音量不宜过大,时间为 5~15 分钟。母子的情感交流可以从音乐开始,孕妇一定要用心,随着音乐去联想美好的事情,将这种情绪传递给胎儿,还可以随音乐哼唱。②情绪胎教:胎儿在母亲体内能够敏感地感受到母亲的情绪变化。因此,情绪胎教应当贯穿孕期的整个过程。孕妇要学会控制自己的情绪,保持心情平静与舒畅。当情绪起伏时,寻找一些方式安抚自己,如听音乐、画画、做手工、练瑜伽等。③生态胎教:孕妇在日常生活环境中,感受人与自然之间和和美美的情调,通过莺飞草长、鸟啼蝉鸣之类的自然景色,认识大自然良好的生态环境是产生真、善、美的生命状态的源泉。孕妇要尽可能地走进自然生态环境,有一种和胎儿在一起亲近自然的感觉。④对话胎教:世上语言有千万种,声音种类数不胜数,但是妈妈的声音是宝宝最熟悉的,也是宝宝最喜爱的。孕妇与丈夫对胎儿的态度都会被胎儿听到,因此把胎儿当成一个小听众,养成随时与胎儿对话的习惯。对话的内容不限,可以是亲切的问候、美好的祝福,甚至是每天生活、工作、学习的琐事。夫妻还可以选择一些童话故事,每天讲给宝宝,不是读,是用心地讲给这个小听众。⑤触摸胎教:在孕 4 个月后,胎动出现,夫妻还可以通过轻拍腹部的方式与宝宝交流,但是要适度,让他(她)感受到父母浓浓的爱意。但有流产、早产等情况或有相关征象者不宜抚摸、拍打腹部。

【知识拓展】

加拿大一交响乐团指挥博利顿·希罗特为什么初次登台就可以不看乐谱,而大提琴的旋律能不断地浮现在脑海里? 后来他从母亲那里知道,自己初次指挥的那支曲子,就是母亲怀他时经常拉奏的曲子。原来胎儿时期听到的乐曲信息储存在他的头脑中了。这个例子证实胎儿有可能储存信息,因此"宫内学习"是完全可能的。

【心灵驿站】

"妊子之时,必慎所感,感于善则善,感于恶则恶。人生而肖万物者,皆其母感于物,故形音肖之。"

———**西汉·刘向《烈女卷》**

（十）体重管理

孕中期孕妇食欲逐渐恢复，加之为满足胎儿需求，孕妇大量补充各种食物。加上我国女性怀孕后往往会成为家庭核心，受到重点保护，甚至连力所能及的家务劳动也由家人承担，运动量明显不足，营养过剩，容易导致孕中期增重超标，会导致严重的母婴危害，增加妊娠糖尿病等并发症的危险性。因此孕中期后，医护人员应指导孕妇强化体重管理，帮助孕妇树立健康饮食、主动控制体重增长、适当运动的意识。正常孕前体质量（BMI）为 18.5~23.9kg/m²；妊娠 13~28 周体重增加 4~5kg，每周增长约 500g。可以助产士为主导，通过微信群组活动对孕妇进行孕期健康教育和体质量管理，让产妇每周同一时间在家中测量体重并记录，助产士随访获得体重信息后及时评估，及时调整饮食，控制体重增加。鼓励孕妇进行健身操、快走、瑜伽等运动，做好体重控制管理，为分娩做好准备。

第四节　孕晚期关怀

随着孕晚期的来临，新生命的诞生逐渐临近，孕妇各系统发生一系列的变化，在适应胎儿生长发育需要的同时，为分娩做准备。在此过程中，孕妇或其家人也面临着心理、家庭关系等方面的变化。因此，评估孕晚期孕妇的需求与问题并给予关怀指导，也是助产士重要的工作内容。

一、需求与问题

（一）需求

1. 胎儿成熟的安全环境　孕晚期，胎儿各器官、系统发育继续完善。肺部迅速发育，妊娠 27~29 周羊水中可检测到表面活性物质，妊娠 35 周后达高峰，并维持至出生。孕晚期胎儿大脑发育达顶点，母体子宫壁变得更薄，胎儿更容易感知到外界变化。胎动随妊娠进展逐渐增强，至妊娠 32~34 周达高峰，妊娠 38 周后逐渐减少，正常胎动每小时 3~5 次。胎动计数成为孕晚期胎儿发育成熟过程中判断其安危的直观指标。

2. 生理健康需求　孕晚期，孕妇身体重心前移，为保持身体平衡，孕妇腰部向前挺出，头部、肩部向后仰，形成孕妇特有的姿势。行动开始变得笨拙，同时也会出现腰背痛、尿频、下肢水肿等不适表现。腰背痛可能与胎盘分泌的松弛素使骨盆韧带及椎骨间关节韧带松弛有关；同时为了代偿子宫的增大，会发生腰部脊柱过于前凸、颈部前屈以及双肩下移现象，这也和腰背痛有关。疼痛发生在腰部，可放射至大腿部或下腹部，可发生在妊娠期的任何时候，妊娠后期更为常见。大多数孕妇的症状是活动时加剧，休息时缓解；大部分孕妇的腰背痛在产后缓解，但也有部分产妇在分娩后 2~3 年仍持续存在腰痛。随着孕周的增长，增大的子宫会将膀胱向前上方推移并压扁，从而使膀胱容量减小；孕晚期，胎头入盆后，膀胱、尿道压力增加，部分孕妇可出现尿频和尿失禁。同时，肾血浆流量及肾小球滤过率受体位影响，仰卧位时尿量增加，从而导致孕妇夜尿增加。孕晚期，孕妇常会出现踝部、小腿下半部轻度水肿，休息后可消退，这属于生理现象；同时由于增大的子宫压迫下腔静脉，可造成股静脉压力增高，部分孕妇还会出现静脉曲张。

3. 营养需求　孕晚期胎儿的生长发育速度最快，大脑发育速度到达高峰，同时也是胎儿体内需要储存最多营养的时期，孕妇在这一时期食欲增加。因此，孕妇在保证每天自身代谢需要的同时，还需要合理补充营养，以满足胎儿生长发育所需的高热量、高蛋白及多种维生素、微量元素全面均衡的营养需求。

4. **心理需求**　孕晚期女性往往会经历复杂的心理变化。随着妊娠进展,孕妇身躯日益庞大,活动日趋困难,身体也越来越失去自控,妊娠不适的症状日益明显,使大多数孕妇都急切盼望分娩日期的到来。随着预产期临近,孕妇常因新生儿将要出生而感到愉快,充满期待。同时,她们又非常担心生产时的疼痛,分娩过程中的安危。部分孕妇在分娩方式的选择上反复权衡利弊:一方面,对顺产分娩疼痛产生顾虑,担心会发生难产;另一方面,对剖宫产,会担心麻醉、术后切口愈合、是否对孩子有影响等问题。另外,新生儿有无畸形,新生儿的性别能否被家人接受等,也是部分孕妇忧虑的问题。孕晚期的女性会觉得自己很脆弱且需要特别的关注和关心。

5. **家庭支持需求**　随着新生儿的来临,家庭成员的心理、家庭关系也发生了一定变化。家庭成员处在紧张而积极的准备状态中,为新生儿添置衣物,进行分娩方式选择、分娩计划制订等。与此同时,家里长辈也会踊跃参与到准备工作中,他们会依据传统观念及既往经验,提出自己的看法。由于两代人的成长背景、价值观等存在一定差异,在分娩准备过程中,难免会出现不和谐的声音,对原有夫妻双方"小家庭"结构产生挑战。而准爸爸在孕晚期处于焦点期的心理状态中,随着预产期的接近,他会越来越担心分娩时产妇与胎儿的安全,担心自己是否有足够的能力抚养孩子等。

6. **高危孕妇需求**　重点评估孕妇是否存在下列高危因素:年龄 <18 岁,或≥35 岁;残疾;遗传性疾病史;既往有无流产、异位妊娠、早产、死产、死胎、难产、畸胎史;有无妊娠合并症,如心脏病、肾病、肝病、糖尿病等;有无妊娠并发症,如妊娠期高血压疾病、前置胎盘、胎盘早剥、羊水异常、胎儿生长受限、过期妊娠、母儿血型不符等。

(二)问题

怀胎十月,瓜熟蒂落,一个新生命即将诞生,这时孕妇一边幸福地期待,一边又很焦虑、恐慌。孕晚期随着胎儿的发育成熟,腹部越来越大,持久的负重压力,可导致不同程度的腰痛、耻骨分离、水肿等问题。孕妇关注自身健康的问题,如"孕晚期水肿怎么办""孕晚期如何控制体重""孕晚期饮食注意事项""居家如何自我监护胎儿情况"等。此外,孕妇还关注孩子健康问题,孩子的性别家人是否满意,对于分娩也有不同程度的恐惧心理,担心自己不能耐受分娩过程。尤其是初产妇缺乏分娩相关知识和体验,加之对分娩疼痛和不适的误解,对分娩过程中自身及胎儿安全的担忧,从而产生焦虑和恐惧心理,而这些问题又会影响产程进展及母婴安全,提出"剖宫产好还是顺产好""怎样能够顺利顺产""如何选择无痛分娩""什么时候会生""临产有什么症状"等问题。此外,孕妇还关注孕晚期保健及产后护理知识,关注母乳喂养、产褥期护理、新生儿护理等知识,提出"怎样做好母乳喂养""母乳喂养多久""初生的小儿能喝水么""怎样坐月子"等问题。

二、关怀实践

(一)健康生活方式

孕晚期尤其应注意预防早产的发生,保持健康的生活方式。包括:注意孕期卫生,积极预防生殖道感染,加强对高危妊娠的管理;合理补充营养,避免劳累,情绪稳定,避免性生活等。胎儿生活习惯会受到母体的影响,孕妇应该建立良好的作息习惯,早睡早起,保证充足睡眠,每天应有至少 8 小时的睡眠时间。建议取左侧卧位,以增加胎盘供血。由于孕后期体形的改变,孕妇的睡眠容易受到影响。睡觉时可把足部垫高或者在两小腿间加个垫子,有利于减轻压迫,改善睡眠;抬高下肢,有利于减轻水肿,促进舒适。保证适量运动,快走是最适宜的运动,既有利于促进消化、减轻胃部不适的症状,又有利于助眠,同时可促进自然分娩。因此,孕妇应主动采取各种方法调适生活,保持良好的心情。注意个人卫生,勤换衣裤。保持室内空气新鲜、安静、通风良好。孕28周后宜适当减轻工作量,避免长时间站立或重体力劳动。

(二)营养需求指导

①孕晚期膳食补充内容与孕中期基本相近,但与孕中期相比,孕晚期应在一般人群能量推荐摄入量的基础上每日增加450kcal,每日鱼、禽、蛋、瘦肉的摄入量在孕晚期应达到125g/d。②孕晚期应增加蛋白质的摄入,胎儿从怀孕28周到40周,体重要从1 000g增加到3 000g左右,胎盘、子宫和乳房也要增大,需要增大蛋白质摄取量,特别是在孕期的最后10周,是蛋白质储存最多的一个时期。胎儿发育迟缓的孕妇,给予高蛋白、高能量饮食;但对于胎儿增长过快者,则要控制饮食。③中国人群的饮食习惯容易导致钙质的摄入不达标,孕晚期胎儿生长发育需要大量钙质,孕妇应该常规补充钙剂。根据产检情况,必要时还需要额外补充铁剂。要多吃含矿物质丰富的食物,特别是含铁和钙丰富的食物。含钙丰富的食物有海鱼、海米和虾仁等。含铁丰富的食物有动物的肝脏、菠菜和蛋黄等,动物的肝脏中含有血红素、铁、叶酸和维生素等,是孕晚期补充铁的较好选择。④孕晚期是胎儿大脑细胞增殖的高峰,需要提供充足的必需脂肪酸和DHA,以满足大脑发育所需。孕妇可以通过摄入海鱼以利于DHA的供给。⑤孕妇应进食含有丰富维生素、无机盐和纤维素的食物,绿叶蔬菜如菠菜、白菜以及水果,可促进铁的吸收。孕晚期应保证多样化的平衡膳食,同时关注特殊营养素的摄入,最大限度满足孕期营养需求。孕晚期在保证营养全面充足的同时,也要注意合理均衡膳食,结合适当、适量的运动控制体重。如果孕妇营养过剩,会导致胎儿体重增长过多,增加分娩难度,对母儿远期健康也会造成不利影响。

(三)生理不适指导

孕晚期母体也会出现一系列的不适表现,助产士应给予指导,帮助其减轻症状。当孕妇发生腰背痛时,为缓解不适,应指导孕妇平时应以能够支撑足弓的低跟鞋代替平跟鞋;避免软床垫,最好睡硬板床;建议孕妇采用左侧卧位,并保持双膝和髋部弯曲,将枕头放在两膝之间。在提起物体时,先蹲下屈膝,保持背部挺直,避免弯腰;避免提重物。坐下时,背部应有良好的支撑,可在背后垫小枕头。孕晚期泌尿系统的症状无须特殊处理,但是若出现尿失禁的症状,则需要进行盆底肌肉锻炼,同时警惕产后发生持续性尿失禁。当出现下肢水肿、静脉曲张时,孕妇应避免长时间站立,睡眠时取侧卧位,下肢垫高15°,以促进下肢血液回流,改善水肿症状;必要时可在下肢使用弹性绷带或穿弹力袜,以改善静脉曲张的症状。若水肿症状明显,休息后无法消退,应考虑妊娠合并肾脏疾病、低蛋白血症等,应及时去医院就诊。

(四)情感关怀支持

孕晚期以预防、疏导、缓解产前焦虑为主,预防抑郁症的发生,引导孕妇积极应对健康相关问题,缓解其心理压力与焦虑、紧张情绪。以家庭为中心的群组模式中的社会支持具有多元化的特色,包括专业团队对孕妇及其家属的支持、孕妇间的同伴支持、家属对孕妇的支持。①鼓励和指导孕妇家人参与孕期保健,提供有利于孕妇倾诉的环境。②孕妇学习一些分娩知识,并和家人一起为即将出生的宝宝准备一些必需品,这样会促使孕妇心情好转,对分娩从恐惧逐渐变为急切的盼望。③初产妇对分娩充满恐惧感,丈夫应对其进行安慰与鼓励,经常想象可爱宝宝出生的温馨画面。④助产士应为孕妇营造人文的爱心氛围,热情、耐心、细致地给孕妇做好健康教育和产前检查,各种检查和操作之前向孕妇解释,提供指导,告知全过程及注意事项,提高孕妇心理健康水平,使孕产妇顺利度过围生期,促进优生优育。

(五)家庭支持关怀

孕晚期家庭成员都开始沉浸在对宝宝的爱中,宝宝是爱的源泉,所有与宝宝有关的话题都会与爱有关。因此,无论孕妇与家庭成员间的意见有何不同,一定记住所有人的出发点都是基于对宝宝的爱。丈夫与家人一起给予孕妇充分的支持和理解,帮助孕妇保持良好的心情、稳定的情绪,以利于胎儿的发育。在平衡家庭关系时,基本的原则就是相互理解和尊重,而丈夫在家庭关系的平衡中起到关键作用。丈夫要充分理解妻子在孕晚期的不适症状(如尿频、腰背胀痛、行动笨拙等),并充分参与到护理工作中(如陪妻子散步,帮助按摩腰腿部等),提供无微不至的关怀,与孕妇进行最真诚的沟通,以提升家庭成员之间的相互理解和配合,为宝宝的出生营造最和谐的家庭氛围。通过家庭成员轮流或固定形式参与孕期教育,使整个家庭接触到饮食管理、营养、体重管理和运动等科学知识,更容易在生活观念上达成共识,减少因观念差异引起的矛盾。同时,家属可在日常生活中监督孕妇饮食、运动等,帮助其养成良好的习惯。

(六)孕期保健与产前检查

根据《孕前和孕期保健指南(2018版)》规定,推荐的孕晚期产前检查有妊娠28~32周、妊娠33~36周、妊娠37~41周每周常规检查,有高危因素者,酌情增加次数。孕晚期保健具体护理中应遵循:①孕晚期严密监测,保证胎儿能够安全、顺利地出生是第一要务。指导孕妇严格遵医嘱,定时产检,既监测胎儿生长发育情况,又监测有无妊娠并发症(如妊娠高血压、胎膜早破等),此外还应定期监测胎盘功能,及时发现并纠正胎儿宫内缺氧。②在妊娠30~32周,孕妇须通过B超排除胎儿生长受限(FGR),初步确定胎位。在妊娠33~36周,孕妇必查尿常规。在妊娠37~41周,必查项目为超声检查(胎儿大小、羊水量、胎盘成熟度、胎位、脐血流S/D值等)和无应激试验。③评估内容有,询问胎动、宫缩、阴道出血、饮食、运动情况等;体格检查包括血压、孕妇体重(评估体重增长是否合理)、宫底高度和腹围(评估胎儿体重增长是否合理)、胎心率、胎位。

(七)居家护理指导

胎心计数和胎动计数是孕妇居家自我监护胎儿宫内情况的重要手段,对预测胎儿安危有重要意义,还可以和谐孕妇和家庭成员之间的亲情关系。孕妇应做好自我监测,28周后应关注胎动的情况,必要时行胎动计数。自数胎动的具体频次:妊娠28周后,每周进行胎动计数1次;妊娠28~36周,每周2次;妊娠36周后,每天进行胎动计数3次。自数胎动的具体方法:数胎动一般在正餐后,可以坐在椅子上,也可以侧卧在床上,把双手轻放在腹壁上,安静状态体会胎儿的活动,每次1小时。从胎儿开始活动到停止算一次,如果其中连续动几次也只计算一次。胎动计数≥10次/2h为正常;<10次/2h或在原来监测的基础上减少50%者提示胎儿缺氧可能,应及时就诊,须进一步诊断并处理。此外,要指导孕妇密切观察阴道出血、早破、早产等征兆,若出现胎动异常、阴道出血、流液、头晕、心悸等症状及时就医。

(八)胎教指导

父母良好的情绪、和谐的夫妻关系、舒适的居住环境等因素都可能影响胎儿人格的构建。随着妊娠的进展,胎儿的理解力、记忆力、感知能力逐渐提升,所以应该延续孕中期并在孕晚期继续进行胎教。通过光照、抚摸、音乐、语言等多种形式和胎儿进行互动,加强和胎儿之间的情感联系和共鸣。胎教时应遵循胎儿作息习惯开展胎教活动,避免在胎儿睡眠状态进行。

（九）分娩前的准备

做好迎接新生命准备非常重要，包括心理、身体及物质准备。具体包括如下。①分娩疼痛的应对：助产士应指导孕妇正视分娩及分娩疼痛，教会孕妇助产及镇痛的技巧。②分娩前充分的准备：准备内容包括识别先兆临产、物品准备、运动及分娩技巧准备等。③知识的学习：向孕妇介绍分娩相关知识，进行分娩方式指导，使孕妇了解临产征兆、临产前准备、分娩方式和地点的选择，宣教母乳喂养好处并进行母乳喂养指导、产褥期指导，使孕妇了解新生儿疾病筛查并进行新生儿护理指导、新生儿免疫接种指导等。④识别先兆临产：临近预产期的孕妇，若出现阴道血性分泌物，或规律宫缩（间歇5~6分钟，持续30秒），应尽快到医院就诊。若阴道突然大量液体流出，嘱孕妇平卧，尽快就医，以防脐带脱垂而危害胎儿生命。

（十）体重管理

整个孕期孕妇体重平均增长约12.5kg，孕晚期每周增长500g。孕妇每周同一时间在家中测量体重，并记录。助产士随访获得体重信息后及时评估，测量超出（少于）正常范围体重，督促产妇调整饮食、适量运动，控制体重增加。指导孕妇每周3~5次的孕妇健身操、快走、瑜伽等活动，从而控制体重和提高身体功能，为分娩做好储备。

（十一）高危孕妇的关怀

应重视高危妊娠的筛查、监护及管理，进行优生咨询与产前诊断、防治妊娠并发症。评估胎儿生长发育及宫内安危，监测胎盘、脐带和羊水等，监测计数胎动情况。增加产检次数和项目，定期检测合并症的病情变化，遵医嘱给药，择期住院，适时终止妊娠。间歇吸氧每日3次，每次30分钟，可以改善胎儿的血氧饱和度。胎心率<110次/min或>160次/min，提示胎儿缺氧可能。可间歇吸氧，每日3次，每次30分钟，改善胎儿的血氧饱和度。积极早期纠正贫血、低钙。在怀孕期间要注意血压和血糖的变化，以预防妊娠期高血压和妊娠糖尿病的发生。如发现妊娠期高血压和妊娠糖尿病，应及时进行诊治，以免危及孕妇及胎儿生命，避免胎儿出生后智力受到影响。医护人员应全面评估高危妊娠孕妇的心理状态，提供针对性支持与帮助。

【学习小结】

本章学习小结见图11-1。

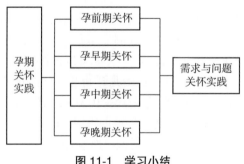

图11-1　学习小结

【教学活动】

1. 访谈不同孕期夫妇的需求和问题，并提出应对策略。

2. 通过情景演练体会孕晚期妇女的感受。

【问题与讨论】

1. 请思考如何改善我国孕前检查的现状。

2. 请思考孕早期的生理变化有哪些及如何应对。

3. 举例说明孕早期保障胎儿生活环境安全。

4. 孕中期孕妇在家里进行监护内容有哪些?

5. 请指导孕中期的孕妇做胎儿教育。

6. 请简述孕晚期孕妇的担心问题。

7. 请指导孕晚期孕妇需要做好哪些分娩前准备。

8. 案例分析

对于一个想要宝宝的家庭来说,刚发现验孕棒上的"两道杠",知道自己将要当妈妈的那一刻,无疑是最幸福的瞬间。小文今年33岁了,是一名公司文员,婚前曾经流产一次,现结婚一年未避孕,看到身边越来越多的人有了宝宝,家庭更加幸福美满,小文也想赶紧要一个宝宝。于是夫妻俩就去医院做了相关检查,医生说到小文身体没有器质性问题,但要注意饮食营养,增强锻炼,补充一下铁和叶酸,丈夫戒烟戒酒。就医后,小文夫妻同房时间都很规律,都在排卵期内。但一个月了未能成功受孕,又过了两个月小文开始着急了,心情烦躁,无意工作,便辞职备孕,还到镇上看了"仙道"。看到小文情绪一直不高,丈夫一直包容和安慰她。

请思考:

(1) 结合本节的学习内容,作为一名助产士,你考虑从哪些方面指导小文怀孕。

(2) 你考虑如何指导育龄期妇女优生优育。

9. 案例分析

李玉,30岁,公务员,体重60kg,诊断:孕2产0,孕35^{+3}周。现病史:平素月经规律,4~6d/28~30d。停经数天后,自验尿妊娠试验阳性。孕6周,初感恶心欲吐等早孕反应;妊娠5个月后,自感胎动至今。李玉自确定妊娠后便在医院规律产检,计划自然分娩。但近日产检时,李玉不断咨询分娩疼痛、生产安全方面的问题,并对自然分娩产生犹豫心理。请思考:

(1) 结合本节的学习内容,作为一名助产士,你考虑从哪些方面帮助李玉做好分娩前的准备?

(2) 指导李玉孕晚期的产前检查内容与注意事项。

(葛　圆)

第十二章

分娩期与产褥期关怀实践

【学习目的】

了解产妇在分娩阶段和产后住院期间的生理和心理的需求,掌握与产妇沟通的技巧,掌握减轻分娩痛、提升产时舒适度、促进自然分娩和母乳喂养成功的技能和方法。

【学习要点】

本章主要介绍临产、第一产程、第二产程、第三产程以及产后等分娩期产妇的生理及心理需求及可能存在的问题,还介绍了分娩期各阶段产妇的照护要点、助产士在分娩期与产妇及其家属的沟通技巧。

【案例导入】

王珊,33 岁,白领,孕 35^+ 周,妊娠合并糖尿病,体形肥胖,产检胎儿偏大。她从澳大利亚回国待产,接受较多西方分娩的理念,迫切希望自然分娩,经产科医生充分评估,认为可以尝试阴道试产,但由于自身肥胖、胎儿偏大等不利因素,自然分娩的成功率低。然而孕妇还是选择自然分娩,家属为此感到焦虑。

作为一名助产士,面对这样的产妇,你应该如何在产程中帮助产妇并使其作出正确的选择,同时做好家属的心理疏导?

分娩是女性正常的、自然的生理过程,也是帮助产妇成为一名母亲的关键阶段。产妇的分娩经历与其自信心和自尊心息息相关,会影响她的孩子未来的健康,决定她与伴侣、孩子及其他家人的和谐关系。而在分娩过程中,产妇常常伴有疼痛的躯体感受与恐惧的心理状态,这就要求助产士不仅具备正确处理分娩中不确定因素的能力,还需具备关怀和呵护产妇的仁慈之心,关心产妇对疼痛的表达、保护产妇隐私、尊重产妇的生活习惯等,从而使产妇能够得到良好的照顾,获得一段美好的分娩经历。

第一节　临 产 关 怀

临产前一般会经历几小时或几天的宫缩,宫缩持续时间短、频率低、强度弱。真正临产时,子宫宫颈变软、变薄,宫颈管消失,宫口扩张,规律且逐渐增强的宫缩,预示着产妇即将分娩。分娩通常发生在妊娠 37~42 周,助产士应帮助产妇在心理和身体上都做好分娩及哺育婴儿的准备。

一、需求与问题

（一）先兆临产

子宫非进展性、不规则地收缩，宫缩未随着时间推移而增强，又称"假临产"。当产妇在临产检查时被告知这不是分娩发动，她们常会感到气馁和尴尬。分娩的不可预测性和初产妇对产程的不甚了解会造成其恐惧、焦虑心理。

（二）临产

规律且逐渐增强的宫缩，持续至出现显著的宫口扩张。此时的产妇会感到下腹部疼痛及腰背部不适。当精神上没有完全准备好、分娩在预产期之前发动或宫缩比想象中疼痛时，产妇常感到痛苦、不安与恐惧。如果待产时间持续几天，产妇会在出现身体疲倦的同时伴有焦虑、沮丧等情绪，可能造成剧烈的应激反应，影响产程进展。

（三）异常状况

10%~20% 的产妇会在分娩开始前出现胎膜破裂。产妇会感受到阴道内有液体流出，正常情况下液体是清亮的。但如果液体颜色呈褐色或绿色，说明胎儿肠蠕动导致胎粪排到羊水中，这种情况通常是由胎儿应激时短暂缺氧导致的。在少数情况下，胎儿的脐带会随着羊水流出滑脱到胎儿身体的下方，胎儿挤压脐带会导致胎儿血供障碍，危害胎儿生命，这种情况称为"脐带脱垂"。因此产妇常会在胎膜早破后出现担心、紧张的心理。

二、关怀实践

（一）院前关怀

临产是分娩正式发动前的一段时间，存在不可预测性。助产士需指导产妇及其家属识别临产的征兆及突发状况，把握入院的最佳时机，以避免不必要的医疗干预。对于产前咨询，若产妇没有临产先兆，助产士可以给予产妇科学的指导与必要的心理安慰，指导产妇正确面对宫缩，做好分娩时情绪管理，避免不必要的担忧及焦虑，让产妇能有信心在家待产，直到分娩真正来临。

（二）入院关怀

一旦产妇发生突发情况，如胎膜早破，应指导产妇立即平卧，送往医院；入院后注意把臀部垫高，避免羊水快速流失，并加强感染预防。入院时，助产士应全面评估产妇身心状况及胎儿宫内状况，向产妇及其家属介绍科室环境及常规时间安排，使产妇熟悉环境，缓解其紧张等情绪。助产士需保护产妇的隐私，尊重文化差异，兼顾家庭成员的需求。

第二节　自然分娩中的助产关怀

助产服务中人文关怀需体现在产程的各个阶段，在不同阶段根据产妇的实际情况给予全面性、个性化的人文关怀服务，满足产妇心理、生理、社会的整体需求，呵护母婴身心健康。

一、需求和问题

（一）第一产程关怀

第一产程，又称宫颈扩张期，是从临产开始至宫口开全的过程。第一产程分为潜伏期和活跃期。

1. 第一产程潜伏期　第一产程潜伏期是临产开始至宫口扩张达 5cm。产妇会因宫缩、破水、检查或胎心监护等干扰而感到不适。大多数产妇在潜伏期会比较兴奋,经过十月怀胎,终于要和宝宝见面了,这时产妇非常盼望能尽快分娩,但无论初产妇还是经产妇都会紧张。初产妇没有分娩经验,从各种途径得到的信息大多是分娩的痛苦与危险等负面信息,在分娩过程中更容易出现一些复杂的心理变化。如果产妇过度紧张和焦虑,则不利于产妇产程进展,会导致产妇体内儿茶酚胺分泌增加,从而造成子宫收缩乏力,致使产程延长、胎位异常等,增加了手术助产的机会,甚至是要剖宫产结束分娩。据有关资料调查显示,98% 的产妇在分娩过程中有紧张和恐惧感,近 100% 的产妇都期望在待产和分娩的过程中能够有人陪伴。

2. 第一产程活跃期　第一产程活跃期是指从宫口扩张达 5cm 至宫口开全的过程。产妇进入活跃期后,往往已经历了数小时或更长时间的阵痛,疲惫程度根据产程进展情况也不尽相同。进入该期产妇会将注意力逐渐集中在宫缩痛和产程进展,如果产程进展缓慢或停滞不前,产妇则会感到沮丧、受挫,表现出烦躁,甚而情绪失控,失去继续分娩的信心。此时,她会害怕独处,希望有人陪伴在身旁,对他人的询问只有简单的应答,临床上常见产妇要求剖宫产以尽快结束分娩。

(二) 第二产程关怀

第二产程,又称胎儿娩出期,是从宫口开全至胎儿娩出的过程。

一般助产士通过阴道检查确定初产妇宫口开全,经产妇通常宫口开大 3~4cm 送入分娩室。在这个阶段,产妇十分辛苦,宫缩时需深吸气向下屏气用力,宫缩间歇时呼气使全身放松。借助产力,胎儿旋转顺应产道,进而被娩出。有急产史者,则需视情况提前进入分娩室做好分娩准备。进入该期产妇会将注意力逐渐集中在使用腹压能否见胎头上,如果因体能受限或不能有效使用腹压导致产程进展缓慢或停滞不前,则会表现出烦躁、埋怨,甚而情绪失控,失去继续分娩的信心。此时,产妇会担心胎儿安全及自己是否可以自然分娩,分娩后担心孩子是否健康。助产士需要给予强大的心理支撑和专业的指导、帮助,树立其信心,保障母婴安全。

(三) 第三产程关怀

第三产程,又称胎盘娩出期,是从胎儿娩出后至胎盘、胎膜娩出的过程,需 5~15 分钟,不应超过 30 分钟。

胎盘娩出代表产程即将结束。进入该期产妇可能非常虚弱,并将注意力转移至新生儿性别、健康及外形等,以及能否很好地进入母亲角色等问题,可能会对胎盘的娩出仅有微弱的感觉,因而无法很好地配合助产士。会阴处需要缝合的产妇,在缝合时会感到局部疼痛,她们会担心缝合后创口的疼痛及预后。阴道难产史的产妇会担忧自己和孩子的健康状况及潜在并发症。胎盘娩出后,助产士会通过按摩产妇腹部促进子宫收缩、预防产后出血,但这可能会给产妇带来不适。

(四) 第四产程关怀

第四产程,是从胎盘娩出后的 2 小时。

第四产程,产妇激素水平开始逐渐改变,子宫开始收缩以促进恶露排出。新生儿也从依赖母体和胎盘,转变到依赖自己的基本生存本能。产后由于机体排出妊娠时潴留的水分,产妇往往多尿,但因分娩过程中膀胱受压使其黏膜充血、水肿,肌张力降低,以及产程中应用的解痉镇静剂、麻醉剂等药物使膀胱张力下降,加之产妇会阴伤口疼痛不敢用力排尿及不习惯卧床排尿等原因,使产妇容易发生排尿困难,导致尿潴留。产后2小时是产后出血及母体循环障碍发生的高危期,因此需要在分娩室严密监测。进入该期产妇会将注意力集中在新生儿母乳喂养是否成功,及新生儿能否有效吸吮上。产妇产后子宫收缩及会阴侧切伤口所致的疼痛刺激、过度疲劳、新生儿的性别及健康状况,均会引起其情绪波动。

二、关怀实践

(一)第一产程关怀

1. 潜伏期的关怀

(1)及时建立信任关系:此阶段的产妇由于阵痛不太频繁,如果准父母在孕期未接受分娩相关知识的培训,此时便是健康宣教的最佳时机。因为此时产妇对于子宫收缩引起的不适尚可忍受,乐意交谈,也是助产士与产妇建立信任关系的关键时期,对示教的呼吸技巧和促进舒适的护理措施能够较好地接受和配合。

(2)注意关怀沟通技巧:产妇进入待产室后,助产士或其他工作人员应对产妇及其家属表示友好和热情。介绍分娩室环境、设备以及工作人员,以减轻他们的紧张和焦虑。虽然此时的产妇精力充沛,但往往助产士不经意间的一些言语和眼神都可能会打击她们对自然分娩的信心。作为一名助产士,应尽量避免使用命令式或否定式的语言,比如"别紧张!还早着呢""你这宫缩不好""你的肚子这么大""你生孩子的条件不好""看看你就是个难产相""生孩子哪有不疼的"等;避免皱眉、叹气和摇头等。

(3)提供良好的休息环境:当产程开始,产妇的日常活动受到干扰,她可能因没有食欲而不想进食,因为宫缩频繁而不能很好休息。因此,产妇应遵循"睡、忍痛、慢临盆"原则进行日常生活活动。充足的睡眠和休息是产程顺利进展的重要因素,助产士应注意保持环境安静,为她们创造良好的休息条件,应做到说话轻、操作轻、关门轻。同时,产妇待产、分娩的房间光线不宜太亮,控制产妇房间内工作人员数量,尽可能减少到最少人数,避免打扰产妇休息或让产妇感觉环境嘈杂。

(4)选择舒适体位与活动:进食半流质饮食,保持体能,及时排空大小便,每1~2小时排尿一次。使用非药物镇痛的措施帮助产妇放松,在排除胎膜早破且胎先露高浮等情况下,可鼓励产妇多活动。助产士应建议并协助产妇自主选择舒适的体位,找到自己本能的安全体位。

(5)保持产妇整洁舒适:干净平整的床铺可以促进舒适。待产过程中,汗液、阴道排出的血性分泌物、流出的羊水都会弄湿产妇的衣服和床单,助产士可以协助家属帮助产妇擦汗和会阴擦洗,更换卫生垫,保持会阴部的清洁与干燥,预防感染,增进舒适。长头发的产妇往往待产不久就显得头发凌乱,助产士可以帮助产妇整理头发,把长发梳起扎到头顶,前额使用发箍夹妥刘海,这会改变产妇的精神面貌,同时树立信心。

(6)做好评估检查时的关怀:产妇临产以后,随着子宫收缩的逐渐增强、频次增加,胎儿先露部不断下降,致使宫口扩张,子宫颈逐渐扩张变薄。在此阶段,助产士需要评估宫口扩张的情况以及胎儿下降程度,并做好记录。在每次评估检查前,应向产妇解释检查目的以及可能引起的不适,以减轻她的顾虑。在产程中,助产士应每小时观察并记录一次宫缩和胎心。每次观察宫缩时,助产士应把手放在产妇腹部(子宫底部),观察至少连续三次以上宫缩,这样的评估检查可让产妇感觉被重视,心里踏实。初产妇处在潜伏期时可每4小时做一次阴道检查,助产士在行阴道检查时应动作轻柔,安抚产妇并再次告诉其检查目的,检查完毕应对产妇的配合表示赞扬和感谢,并告知产妇产程进展。避免操作时默不作声,避免给产妇以"助产士冷漠"的印象,更不能批评产妇娇气或不配合。

(7) 实施胎心监护的关怀操作:助产士在给产妇做胎心监护时,可能会使产妇感到害怕和紧张,她们可能会怀疑使用这种仪器会对自己或胎儿造成不良影响。因此,需要向其解释使用的目的,让产妇知晓在待产过程中使用胎心监护仪可以了解胎儿的宫内状况,能及时发现胎儿在宫内是否发生了缺氧情况。助产士可以鼓励健康产妇在低风险的情况下增加活动,使用便携式超声设备或电子胎心监护仪间断监听胎心直到分娩;但对高危产妇应给予积极的治疗,持续胎心监护评估胎儿是否健康。在胎心监护期间,助产士应尽可能帮助产妇提升舒适程度,如可以采取坐位、跪位、站位或趴在分娩球上,同时评估产妇是否能够接受所采取的体位。固定监护带应松紧适度,避免产妇不适。

2. 活跃期的关怀

(1) 关怀日常生活:产妇经历长时间的产程,呼吸运动以及大量的排汗,会导致口唇和口腔黏膜干燥,因此助产士应鼓励产妇在两次宫缩间隙补充水分或含热量高的饮料。同时,还应鼓励产妇在待产过程中进食,因为子宫收缩不适会造成食欲降低,且产妇体力消耗大,所以含高热量的流质或半流质等易消化饮食适合于第一产程的产妇。随着宫口的不断扩张,胎头随之不断下降,此时产妇已非常疲惫,常常闭着眼睛,很想好好睡觉,但频繁的子宫收缩让产妇无法休息,盆底肌肉的压迫感逐渐增强,产妇往往有强烈的排便感,助产士应及时告知出现排便感的原因及预兆,提醒产妇及时排尿,产妇活动困难时应陪伴和帮助产妇如厕。助产士应鼓励产妇在陪伴指导下活动,但胎膜早破且胎先露高浮、妊娠期先兆子痫或子痫、在产程中使用镇静药物休息等的产妇应禁忌下床。

(2) 指导疼痛管理:分娩疼痛的发生是一个复杂的生理和心理过程。引起第一产程分娩疼痛的原因有子宫收缩、宫口扩张、胎头挤压,以及产妇心理状况。有研究表明,98% 的产妇分娩时都有分娩疼痛的经历,但每位分娩的妇女对疼痛的反应却不相同。助产士应积极评估产妇分娩疼痛,尊重产妇的选择,在医生的指导下提供适合产妇的分娩镇痛方法。

分娩镇痛方法可分为非药物和药物分娩镇痛法。药物镇痛包括硬膜外麻醉、肌内注射、笑气吸入、会阴神经阻滞,目前药物镇痛应用最广泛的是硬膜外麻醉镇痛。药物镇痛应在充分评估产妇身体状况和尊重产妇意愿的基础上才能实施。正常分娩的镇痛可以从非药物镇痛开始,非药物镇痛法多采用物理方法,且操作简单、易行、安全,为无创性操作,因无药物的影响,应用效果个体有差异,助产士应不断进行效果评价。常见的非药物镇痛法有分娩陪伴、心理疗法、按摩放松、呼吸法、音乐疗法、自由体位、暗示等。

1) 放松法:当产妇感到宫缩来临时,指导产妇有节奏地深呼吸缓解紧张感。如果宫缩加剧,识别产妇身体各部位的"紧张点",运用言语或抚摸的方式作用于该部位帮助她释放紧张感,转移注意力于身体其他部位,达到放松全身的目的。如果宫缩十分强烈,尽量帮助产妇在宫缩间歇得到放松和休息。

2) 想象法:鼓励产妇通过想象美好的事物使自己愉悦,利用想象,深慢地呼吸,感觉自己像玫瑰花一样在慢慢地绽放,宫口在慢慢开大,宝宝正在下降,以促进产程进展。当产程进入活跃期,宫缩来临时,可以指导产妇回忆过往攻克难关的经历,鼓励产妇克服宫缩,增强信心。

3) Lamaze 呼吸法:拉玛泽分娩法(prepared childbirth-Lamaze method),由法国产科医生拉玛泽(Lamaze)先生于 1952 年创立,是一种分娩预备和训练方法,通过系统的呼吸技巧训练,有效地让产妇在分娩时将注意力集中在对自己的呼吸控制上,并能根据宫缩的强度、频率和持续时间主动调整呼吸频率和节律,从而缓解分娩疼痛和精神紧张,增强产妇自我控制能力,以良好的状态应对分娩的过程,促进自然分娩的成功。拉玛泽呼吸法的具体操作步骤如下。

廓清式呼吸:眼睛注视一个焦点,坐、躺皆可,身体完全放松,用鼻子慢慢吸气至腹腔,然后用嘴唇像吹蜡烛一样慢慢吐出(每项运动前后均需做此呼吸)。

胸式呼吸:宫口开大约 3cm,产妇身体完全放松,眼睛注视某一点;由鼻孔吸气至胸腔,嘴巴吐气,腹部保持放松;一次吸气吐气过程为 8~10 秒;宫缩时进行 4~6 次吸气及吐气,每次呼吸速度平稳,吸入及呼出量保持均匀。

浅而慢加速呼吸:宫口开 4~8cm,产妇身体完全放松,眼睛注视某一点;由鼻孔吸气至胸腔,嘴巴吐气,腹部保持放松。根据宫缩速度和强度,调整呼吸的速度和深度,子宫收缩增强而加速呼吸,子宫收缩减缓而减慢呼吸,每次呼吸速度平稳,吸入及呼出量保持均匀。

浅的呼吸:宫口开大 8~10cm,产妇身体完全放松,眼睛注视某一点;微张嘴快速吸吐,保持胸部高位呼吸,气流在喉咙处打转发声;宫缩时进行完全用口呼吸,吸气与呼气相等量,避免换气过度。

4)按摩法和压迫法:第一产程宫缩时根据产妇的需求,在产妇感觉不舒服的部位给予按摩,可徒手按摩或借助按摩器(如按摩棒、按摩锤、网球等),按摩产妇的颈部、双肩、双臂、双手、脊柱两侧、腰骶部、下肢及双足,可与呼吸相配合,宫缩间歇时停止。利用触觉的刺激帮助产妇放松以及减轻疼痛和不适。第一产程活跃期可使用压迫法,让产妇双手拇指按压髂前上棘、髂峰或耻骨联合,或吸气时用两手握拳压迫两侧腰部或骶部,与按摩交替进行。按摩时,保持双手干净、温暖,选择产妇偏爱的按摩油进行按摩,注意询问产妇的感受。

5)穴位电流按摩刺激:在产程中运用针灸、穴位电流按摩刺激,优选特定频率,通过合谷等人体特定镇痛穴发挥针灸效应,经络传导,调节经气,促进血液运行,有效调节产妇血中多巴胺的含量,达到减轻疼痛、加快宫口扩张、缩短产程、减少缩宫素使用的目的。

6)水疗法:第一产程各阶段或第二产程早期鼓励产妇温水淋浴或他人直接喷淋产妇要求的部位,产妇站着或坐在椅子上,冲淋其腰骶部,可使局部的血管扩张、肌肉放松。进入活跃期后鼓励使用池浴,产妇可坐着、跪着或斜靠在浴缸里,也可以变换体位。水疗时,应注意控制水温不能超过 37.5℃,因为较热的水能使产妇体温升高而造成胎儿心动过速;也应控制池浴时长,每次约 1 小时,间隔 30 分钟之后再次池浴,以免长时间池浴可能会导致产妇宫缩减弱进而影响产程。

7)热、冷敷:用红豆、黄豆、大米热敷袋,或热水袋、热毛巾等热敷产妇下腹部、骶尾部、腹股沟、大腿及会阴部,以缓解腰背部的疼痛及宫口扩张牵扯痛。大面积的温热刺激使血管扩张,血液循环加速,肌肉组织紧张性下降,缓解宫缩痛、腰部肌肉酸痛以及疲劳等所致的不适。或用冰袋、填充冰片的乳胶手套、冷毛巾、盛有冷水的塑料瓶等,置于产妇的腰骶部,可减缓局部的血液流通,降低新陈代谢的速度,使局部麻木以减缓对疼痛和其他感觉神经元刺激的传递,从而遏制疼痛脉冲的释放,缓解痛感。可以冷、热敷同时进行,在产妇前额使用冷毛巾,让她保持"冷静"的头脑;与此同时,腰骶部可以使用热水袋外敷或热水淋浴。当产妇的观念认为产时或产后冷敷有损健康时,可让产妇自由选择冷、热敷,或不做任何处理。根据产妇的感觉控制冷热敷的温度,以免对产妇的皮肤造成烫伤或冻伤。

8)促进舒适体位:自由体位分娩指的是产程中鼓励产妇非平卧位分娩,自由选择感觉舒适符合生理并能缓解疼痛的体位,如卧、坐、趴、跪、蹲、站、走等姿势,使全身放松、情绪稳定。研究显示,自由体位可以明显增大骨盆径线,有利于胎头下降、纠正胎儿头位异常、预防胎儿缺氧、缓解分娩痛等,产妇能更好地与助产士默契配合,从而降低会阴裂伤的程度,降低难产率和剖宫产率,促进正常分娩,提高产妇对分娩过程满意度。2006年WHO的分娩指导原则,明确提倡产妇采取自由体位分娩;2020年中国妇幼保健协会助产士分会也制订了《正常分娩临床实践指南》,提倡并规范了分娩时采取自由体位的方式,以缓解分娩疼痛,促进正常分娩。

分娩室鼓励产妇采取各种体位时应提供相应的设备,如前倾快走车、分娩椅、待产椅、待产凳、分娩球、墙上的扶栏、靠垫、抱枕等,保障产妇使用的安全。根据产妇情况和产程进展指导产妇采取各种体位,如侧卧位、前倾站立和快走、坐位、不对称位、跪位、蹲位、手膝位等。

侧卧位:侧卧位要求产妇侧卧全身放松,双髋及膝关节屈曲,在小腿或大腿间放置一个枕头。侧卧位是良好的休息体位、药物镇痛的安全体位,可减轻下腔静脉的受压,有助于降低妊娠高血压患者血压、预防仰卧位低血压综合征;同时可减轻腰骶部的酸胀感,消除对痔疮的压迫。本法适用于高血压疾病的产妇,耻骨联合分离、屈大腿困难者(髋关节手术或膝关节手术),使用镇静剂或硬膜外镇痛的产妇。

立位:产妇站立,下肢与地面垂直,双腿分开与肩膀同宽,臀部微翘,身体前倾,双手可握住产床、器械的扶手或环绕家属的颈部,宫缩时骨盆前后左右摇摆。该体位产妇背部呈C形,有助于缓解产妇背痛;身体重力朝向腹部,子宫与脊柱之间形成一个夹角,胎儿重心(胎背)带动胎枕旋转,能纠正胎头位置异常;胎儿纵轴与产妇骨盆产轴相一致,有利于胎儿入盆,促进胎儿俯屈,旋转和下降。但对产程进展较快的产妇,胎心异常、脐带绕颈、硬膜外镇痛产妇不适用。

坐位:产妇稳坐在分娩凳或分娩台架上,两腿分开,身体前倾,双手手心放在大腿上或拉住凳边的扶手,助产士或家属应在后面给予支撑。该体位使肛提肌向下及两侧扩展,减少骨盆倾斜度,有利于胎头入盆和分娩机转;同时,子宫离开脊柱趋向于腹壁,有助于减轻腰骶部疼痛,也减少了子宫对下腔静脉的压力;胎儿纵轴与产轴相一致,胎先露下降顺利,可缩短产程,促进自然分娩。该体位对促使产程较快速地进展,会阴条件差、脐带绕颈、有胎心异常、硬膜外镇痛的产妇等不宜采用。

跪位:产妇双膝跪在床上或有保护垫的地板上,身体前倾靠在产床床头或其他支撑物上,双手握住器械的扶手或环绕家属的颈部。该体位有利骨盆摇摆,子宫趋向腹壁,纠正胎头位置异常,减轻腰骶部疼痛;同时可预防脐带受压,降低难产率、会阴切开的概率。该体位双膝负重,需要膝垫保护,预防膝关节皮肤受损,产妇易疲劳,对硬膜外镇痛产妇不宜采用。

蹲位:产妇双足着地或在床上,身体下蹲,助产士或家属支撑产妇身体保持平衡。该体位增加骨产道径线,利用胎儿向下的重力,加速胎先露下降;同时有利于其肛提肌向下或向两侧扩张,减轻骶部疼痛。但该体位加重膝盖、臀部或耻骨联合疼痛。无痛分娩或用镇静剂者、产妇腿部无力或不能掌握身体平衡者、胎头位置异常者,不建议低蹲。

行走式:产妇在护理人员的看护下,在平整的地面缓慢走动。该体位可增加产妇舒适度,促进子宫收缩,加速产程进展。但该体位可能会导致产妇急产,因此胎膜早破及胎头高浮,或有下床禁忌证的产妇不宜采用。

(3)缓解负性心理:产妇在分娩时若处于恐惧紧张状态中,则会感受到更强烈的宫缩痛,然后这些疼痛又会让产妇陷入更深的恐惧之中,那这样就陷入了恐惧-紧张-疼痛(fear tension pain,FTP)恶性循环(图 12-1)。

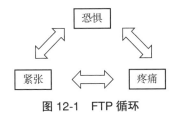

图 12-1　FTP 循环

1)紧张、焦虑:随着产程的进展,宫缩逐渐频繁,产妇的焦虑与不安也逐渐增加,此时她一心盼望着能够尽快分娩,因此产妇会非常关注产程的进展。进入活跃期后,可每 2 小时做一次阴道检查来了解宫口扩张、胎头下降情况。当得知产程进展快或正常时,产妇则会信心大增。助产士可以指导产妇有节奏地呼吸,引导产妇将注意力转移到身体其他部位,播放一些放松的音乐达到分散产妇注意力、缓解产妇紧张焦虑的目的。

2)恐惧、孤单:在宫口未开全之前,在每一次宫缩时应指导产妇不要过早用力,此时产妇几乎不愿回答任何问话,极度害怕被单独留下。因此,助产士应在独立的分娩室内陪伴产妇,如需要喝水、吃饭、上厕所等离开产妇时,应告知产妇离开的目的和离开的大约时间,使产妇安心。在产妇宫缩期间,避免与他人聊天,否则会导致产妇感到孤单和被忽略。提醒和鼓励产妇在宫缩间歇时放松休息,对她所做的努力应多鼓励和赞扬,帮助她更好地应对产程的进展。

3)沮丧、受挫:如果产程进展缓慢或停滞不前,产妇会感到沮丧、受挫,甚至情绪失控,失去分娩的信心。助产士应评估产妇分娩条件,告知产妇产程进展缓慢的可能原因及处理措施,有任何一点一滴进展时,都应及时告知产妇和家属,增强自然分娩信心。助产士应多陪伴产妇,帮助她理解发生了什么,以及如何应对更强烈的宫缩,使用激励性语言,指导产妇掌握分娩节奏。

(4)陪伴与家庭的支持

1)陪伴助产士的作用:待产过程中,助产士必须随时观察产妇的行为改变,为产妇提供持续的、全面的生理支持,生活照顾和精神安慰,提供全面的支持,并采用适宜的助产照护技术促进产程进展和满足产妇需要,使分娩过程能够健康愉快,并有一个良好的分娩结局。关注产妇产程进展、心理情况和肢体动作,助产士应及时给予专业指导,根据产妇分娩疼痛程度及时实施镇痛措施,持续陪伴照护产妇,避免让产妇单独处于一个房间,尤其是不愿意家属陪伴的产妇。此时,准爸爸也经历着很大的压力,也需要助产士的情感支持,对于陪伴时间较长的准爸爸,助产士可以帮助安排休息和补充食物使其恢复体力。

2)陪伴家属的作用:鼓励准爸爸参与陪伴,即便是仅仅握住产妇的手,或给予产妇几句赞扬鼓励的话,都可以促进产妇安全与舒适。助产士应指导准爸爸如何在产妇待产过程中提供生理和情感支持,向产妇表示自己的关怀和言语的肯定,产程中进行一些互动和正确有效的非药物镇痛措施,具体地指导准爸爸做一些力所能及的事情,例如为产妇按摩、擦汗、陪产妇活动、帮助喝水等,使家属能够参与到帮助产妇的过程中,会有被需求的感觉,避免尴尬。对于准父母的这些行为,助产士应及时给予正性的激励和肯定。

陪伴待产时间越长,准父母的焦虑程度就会越严重,忍受力即会下降。得到专业人员的支持和肯定,对准父母而言是非常重要的,助产士应巧妙地与准父母建立信任关系,在待产过程中随时告知产程进展,对他们提出的问题给予详尽的回答,让产妇感受到爱心,这对她而言就是一种强大的支撑力量,能够鼓励她继续坚持下去。不少研究也表明,陪伴对分娩结局有积极的影响,如产妇疼痛减轻、使用药物镇痛的概率减少、产程时间短、产妇出血少、剖宫产率下降、产后抑郁发生概率减少等。

【知识拓展】

心理支持的重要作用

在产程过程中,虽然我们的医疗技术、助产技术有了很大的提高,我们能处理一些难产,但是无论如何,产妇始终需要同情、关怀和照顾。下面一段话摘自《怀孕文化史》。

"1822 年之前的 25 年里,解剖知识得到了快速发展,1822 年人们检测到胎儿的心跳,这才为听诊胎儿是否存活提供了可能性。尽管在分娩过程中使用器械(例如产钳)能挽救生命,但就怀孕而言,医学顾问最主要的作用依然是为孕妇提供信心,也就是提供类似安慰剂一样的产前关照。"

(二) 第二产程关怀

1. 营造良好的分娩环境　分娩室的环境会对产妇和陪伴的家属产生一定影响,安静、整洁、宽敞的分娩场所将给产妇和家属带来信任、安全的感觉。同时助产士应注意言谈举止、着装规范得体,以提高产妇和家属的信任感。鼓励开展陪伴分娩,设立单独房间,使产妇和家属能很快熟悉和适应分娩环境,方便活动和休息,避免打扰,保护患者隐私。分娩室中的家具、被服、装饰尽可能使用柔和的暖色调,给产妇带来温馨、安宁、安全的感觉。分娩室布局应方便产妇活动和助产士操作,应留有足够活动空间,同时应有方便产妇和家属待产和分娩的设备。例如:温湿度控制、饮水、就餐桌等;支持产妇改变体位的设备,如分娩球、助走车、椅子、垫子、抱枕等;帮助产妇减轻疼痛的设备,如音响、电视、按摩器等。不要将过多的仪器设备放在分娩室内,避免这些仪器设备让产妇联想自己是否会有异常情况发生,而引起紧张情绪。

2. 鼓励自由体位　第二产程产妇宫口开全,随着产程的进展,宫缩逐渐频繁,不久就会出现宫缩时有排便的感觉。在保障母婴安全的前提下,产妇宫缩间歇躺在产床上,或在第二产程初期,助产士和家属协助或指导产妇采取舒适的体位屏气用力,如膀胱截石位、侧卧位、半坐卧位、手膝位、坐位、站位及蹲位等体位。选择何种体位用力和接产取决于医院的设备和助产士的临床实践经验和技术。

(1)膀胱截石位:是目前接产常用体位,产妇两腿分开并抬高,双足放在产床脚架上,可方便使用腹压。该体位有利于维持无菌状态、方便听诊胎心率以及接产、实施会阴侧切术。但往往让产妇觉得难堪,也易导致产妇呼吸困难、血压下降;产妇大腿部往上方屈曲,易造成阴道和会阴部绷紧,增加会阴侧切率,长时间压迫会阴组织也有可能造成神经损伤。临床上通常会将产妇的背部床板升高约 45°,采取半坐卧位来矫正以上不足。该体位适用于耻骨弓低的产妇。

(2)屈膝半卧位:产妇半坐位,躯干与床成角 45° 以上,双手抱大腿或膝盖。该体位可减少骨盆倾斜度,增加腹肌、盆底肌和四肢肌群的收缩力,利于胎头仰伸娩出。第二产程应用屈腿半卧位,虽然臀部抬高,但都存在一定程度对下腔和腹主动脉的压迫,会造成血流循环受阻,导致胎儿胎盘供血不足。临床应用时需要克服对下腔静脉和腹主动脉的压迫,以期获得良好的应用效果。该体位适用于悬垂腹和硬膜外镇痛的产妇。

(3)屈膝侧卧位:产妇侧卧于产床上,臀部和膝盖保持放松,将下肢放在腿架上。该体位可促进胎头旋转,提高产妇舒适度,调节第二产程时间,易于保护会阴,减少子宫对下腔静脉和腹主动脉的压迫,进而预防新生儿窒息,适用于使用镇静剂或硬膜外镇痛的产妇。

（4）手膝位:产妇双膝跪于床上,身体向前倾屈,双手掌撑在床上或双拳支撑自己,膝下放置垫子。该体位可增加胎儿在子宫内的活动空间,利于枕后位胎儿的旋转,减轻胎儿对产妇腰骶部的压迫感,缓解腰背部和痔疮疼痛;同时可降低会阴部压力及张力,减少阴道撕裂和会阴切开的概率。但长时间应用产妇上肢会酸痛,所以需要使用软垫保护手和膝。该体位适用于胎头位置异常特别是枕后位,脐带因素引起的胎心异常、肩难产、会阴体短,或水肿、腰背部酸胀、痔疮疼痛的产妇。

（5）站立位:产妇利用快走推车或者产床床栏进行前倾站立。该体位可增加骨盆出口径线,利于枕后位胎儿的旋转;同时可减轻对腹部动脉和下降静脉的压迫,从而预防新生儿和胎儿窒息。但因第二产程产妇站立位容易产生疲惫、消耗体力。临床应用时,可配合蹲位、半坐位以减少产妇体力消耗。该体位适用于产程进展较慢、会阴体过长的产妇。

（6）坐位:产妇稳坐在分娩凳或分娩台架上,调整体位以产妇感觉舒适为宜。该体位可增大骨盆出口间径,提高产妇舒适度,充分发挥胎儿重力作用;产妇能有效使用腹压,减少体力消耗。但第二产程采用半坐位,会引起宫缩间歇期宫腔压力增加,在持续不断宫腔压力作用下,会增加宫颈和会阴水肿发生风险。临床应用时,应合理控制体位维持时间,并联合其他体位,调节对宫颈的压力作用。该体位适用于产程进展较慢、胎头位置异常、不能自主用力或腰骶部疼痛的产妇。

（7）蹲位:产妇下蹲。该体位增大骨盆出口横径,利于调整胎位,符合生理状态;产妇容易产生反射性的屏气用力的动作,能更好地使用腹压,自由变换重心,加速胎头旋转,促进胎儿下降。但第二产程时采用蹲位分娩,会增加会阴撕裂风险,并且也不便于助产士保护会阴和处理新生儿,临床应用时应加强对会阴及新生儿的保护。该体位主要适用于第二产程中希望扩大骨盆腔,尤其是枕前位、胎儿下降速度缓慢的情况。

3. **指导用力技巧**　当宫口开全,盆底肌肉的压迫感逐渐增强,产妇往往有强烈的排便感,助产士应及时讲解为什么会出现排便感以及预示着什么,并指导产妇如何用力。在此过程中,助产士应时刻监测胎儿心率,评估胎儿健康状况。每次宫缩时,指导产妇用力,保障母婴安全。

第二产程胎儿娩出前,助产士的重要任务是在产妇旁陪伴并指导产妇正确使用腹压,将胎儿顺利娩出。助产士要利用宫缩间歇时,告诉产妇用力的技巧:在宫缩来临时,聆听身体的感觉,当有自发用力冲动时才可用力,吸一口气,憋住,往下用力5~7秒后呼吸,再吸气后往下继续用力,如此,一直持续用力到宫缩结束。胎儿娩出阶段,产妇身体完全放松,眼睛注视一定点,为了避免娩出过快,常采用张口缓慢、深长的哈气控制用力冲动,不要用力,重复哈气动作（嘴巴张大,缓慢深长的发出轻柔的"哈——哈——哈"的声音）;宫缩间歇时,根据需要,按助产士的引导用力,至胎儿娩出。医务人员在鼓励产妇用力时,一般是指导她吸气后憋住气,不要发出声音,但产妇憋气时间过长,可能造成母体血氧不足,以及胎盘血流减少、胎儿血液酸碱度增高、氧分压减低、二氧化碳分压升高、胎心率异常的发生率增加,因此应鼓励产妇根据自己的感觉控制用力的长短。在促进舒适与提供支持方面,助产士可提醒和鼓励产妇在两次宫缩间歇时尽量放松身体休息以保存体力。产妇因长时间用力,导致大量出汗,或因张口呼吸而致口干,这时应在宫缩间歇时为产妇擦汗,喂少量温度适宜的液体,以促进产妇舒适。产妇此时因非常疲劳,容易烦躁并丧失信心,助产士在此时尽量使用温和、肯定的语言激励产妇。即便产妇掌握不好用力的要领，助产士在纠正时也应避免使用批评性语言，可利用宫缩间歇时，先给产妇适度的称赞，耐心指导并且讲解需要改进之处，及时给予产程进展情况的反馈，以增加其信心。

待胎先露部（头位时）拨露 4cm×5cm 大小时，帮助产妇躺在产床上，抬高床头，使产妇呈半坐卧位姿势（如果助产技能好、产妇配合，可以根据产妇选择的体位分娩）。臀位或双胎分娩时，应尽早做好准备，产妇卧床指导舒适体位，保障母婴安全，顺利阴道分娩。婴儿娩出后，告诉产妇分娩时间，让新父母过目新生儿性别，告诉新生儿外观检查结果是否健康，向新父母表示祝贺。

4. 适度保护会阴　助产士应适时、适度保护会阴，按照分娩的自然过程，助产士用左手单手控制胎头娩出的速度，帮助产妇在宫缩间歇期缓缓娩出胎儿。减少医源性疼痛：在等待胎头娩出时，避免接产人员用手指反复扩张阴道，这是非常粗暴和无效的措施，会造成产妇不适，同时该操作刺激产道组织造成水肿，减弱组织弹性，更易引起产道裂伤和出血。

有会阴切开适应证时，应该在实施之前告知产妇实施会阴切开的原因，以取得配合。在临近胎头娩出时，再次示范宫缩时如何哈气（嘴巴张大，缓慢深长的发出轻柔的"哈——哈——哈"的声音），确定产妇掌握，并告知产妇，哈气的目的是减缓胎头娩出的速度，减少会阴撕裂程度。

5. 陪伴与鼓励支持　产妇常在第二产程害怕独处，在此阶段，助产士应一直陪伴在产妇身边，密切观察产程进展，尤其是自由体位分娩的产妇，并耐心指导产妇正确向下屏气用力，及时告知产程进展情况，增强自然分娩信心。助产士在每项检查或操作之前，应向产妇和家属解释检查或操作的目的以及可能引起的不适，以减轻她的顾虑。接产前再次介绍自己，告知产妇和家属与自己共同努力完成分娩整个过程，用一定的仪式感迎接孩子的到来。

（三）第三产程关怀

1. 产后母婴早期保健　胎儿娩出后，助产士将会给新生儿擦干身体，检查新生儿健康状况后告诉产妇新生儿情况和性别，使产妇安心，评估产妇的身心状况。若新生儿情况好，延迟结扎脐带时机，将新生儿放在母亲胸腹部进行"三早"措施，即早接触、早吸吮、早开奶，可刺激母乳分泌，促进子宫收缩。巡回助产士应进行新生儿早期基本保健措施，同时注意新生儿安全和保暖。胎盘娩出后，助产士应仔细检查胎盘，确保胎盘全部娩出。检查产道裂伤情况，需要缝合时告诉产妇缝合的过程和大概需要的时间，取得配合。关注产妇情绪，必要时给予局部麻醉剂缓解疼痛。缝合完毕，叮嘱产妇护理的注意事项，按揉产妇腹部，正确评估阴道出血量，并告知产妇其意义。

2. 消除母婴相关顾虑　助产士应全程陪护，安抚产妇，让产妇体会到关怀式护理。首先应告知产妇分娩已经顺利结束，新生儿状况良好，使产妇有安全感和成就感。产妇看到新生儿会感到新奇，有时会有许多的问题，助产士应作出详细的解答，鼓励母乳喂养，指导并协助产妇哺乳，从而分散产妇对疼痛的注意力。关注产妇的情绪，帮助产妇消除顾虑，如果新生儿有异常情况，待产妇情况稳定时再告知产妇。同时应告知家属产妇以及新生儿的状况、后续的护理措施和具体时间的安排，让家属安心、放心。

（四）第四产程关怀

1. 密切关注母婴状况　助产士应监测产妇生命体征（血压、脉搏、体温、呼吸）及子宫收缩状况（子宫底高度、阴道出血量、膀胱充盈程度以及会阴伤口情况）。每 15 分钟按摩一次子宫，以确保子宫保持收缩状态，避免产后大出血的发生。同时应注意观察伤口的颜色，有无渗血、水肿等,重视产妇的主诉。如产妇主诉会阴及肛门部疼痛,坠胀不适,且逐渐加重时,警惕阴道血肿的发生。

产后 2 小时,又称为新生儿抢救的黄金时期,此期如能及时发现问题对新生儿的抢救有着极为重要的意义。所以助产士在观察产妇情况的同时也应加强对新生儿的巡护,首先注意保暖,保持新生儿侧卧,防止呕吐物反流导致呛咳或窒息,同时助产士需要评估新生儿皮肤颜色、哭声、呼吸、早吸吮等状况。每 15~30 分钟记录一次,有异常及时汇报医生处理。

2. **积极鼓励母婴接触** 在产后一小时内,若母婴状况良好,鼓励亲生父母与新生儿保持皮肤接触,利于增进母婴亲密关系。母婴肌肤接触是新生儿早期基本保健的一部分,让新生儿与母亲保持持续的皮肤接触至少 90 分钟,期间严密观察新生儿的生命体征,注意新生儿安全;新生儿出现觅乳征象,应协助母亲开始母乳喂养。任何常规保健操作,如测量体重和身长、常规查体、注射疫苗等,应推迟到出生后 90 分钟进行,避免干扰母婴皮肤接触和第一次母乳喂养。母亲和新生儿身边应有医务人员或家属照顾,若新生儿出现疾病症状,则应及时检查,及时处理。新生儿早期基本保健技术能促进产妇分泌乳汁,锻炼新生儿觅食、吸吮和吞咽反射,增进母子感情。

3. **悉心护理产妇生活** 产妇经历分娩,体力和精力消耗巨大,产后需要有充足的睡眠和休息。应协助产妇擦浴,更换衣服及床单,垫好会阴垫,使其卧位舒适,并注意保暖。可让产妇进流质或清淡半流质,饮食宜富营养、易消化、有足够热量和水分,以利于产妇恢复体力。如行会阴侧切术,嘱产妇尽量健侧卧位,利用体位引流,减少恶露污染伤口的机会,并注意保持伤口的清洁以防感染。告知产妇产后伤口轻度水肿多在产后 2~3 天自行消退,可嘱其适当抬高臀部,以利血液回流而减轻水肿。鼓励并协助产妇排空膀胱,对于排尿困难的产妇,可予湿热敷、滴水声引诱、针灸、肌内注射新斯的明等方法,必要时可导尿。

4. **做好产后心理护理** 分娩后产妇的心理主要表现为关心新生儿有无畸形、是否健康,以及新生儿的外貌、性别等;若心理压力较大,容易产生焦虑等负面情绪而影响子宫收缩。针对这些情况,作为助产士应态度和蔼,并有足够的耐心,告知新生儿情况;鼓励产妇说出内心的感受,主动帮助产妇解除思想顾虑,增加其安全感,使其心情愉快,安心休息。尤其产妇因新生儿性别不理想而产生的消极情绪,更应及时疏导,做好家属特别是配偶的思想工作,防止产妇因情绪不良而诱发产后出血或血压升高等。同时,可指导帮助产妇转换母亲角色,鼓励家属陪伴,促进家庭和睦,营造良好的产后休养氛围。

【知识拓展】

新生儿出生后的第一个小时内表现出的九个本能阶段。

新生儿刚刚出生之后的肌肤接触主要有九个可以观察到的阶段,按照一定的顺序来进行。这些动作是新生儿天生的、本能的行为。在每一个动作的阶段,新生儿都表现出不同的能力。

第一个阶段:出生后的啼哭

当新生儿出生后,肺部张开,会发出第一声啼哭。

第二个阶段:放松

新生儿啼哭之后,就进入放松阶段。新生儿的嘴部没有动作,手部是放松的。新生儿这个时候和产妇应进行肌肤对肌肤的接触,新生儿不穿任何衣服,产妇的上身是裸着的,在新生儿背上覆盖一层暖暖的、干爽的毛巾或者毯子。

第三个阶段：唤醒

大概在出生 3 分钟以后，新生儿会清醒一小会儿，眼睛张开，嘴巴开始动起来，肩膀也可能会动起来。

第四个阶段：活动

大概在新生儿出生 8 分钟以后，它会进入活动阶段，这个阶段新生儿嘴巴和吸吮的动作更大，觅食反射更加明显。

第五个阶段：休息

新生儿可能会在活动的间歇随时进入休息阶段。

第六个阶段：爬行

一般在新生儿出生 35 分钟后进入这个阶段，新生儿在经历几次蠕动爬行后会接近产妇的乳房和乳头。

第七个阶段：熟悉

在通过舔、触摸、按摩产妇的乳房之后，新生儿对产妇越来越熟悉。这个一般发生在新生儿出生 45 分钟以后，而且可能会持续 20 分钟的时间。

第八个阶段：吸吮

这个阶段新生儿终于开始自主吸吮产妇的乳头了，这个一般是在出生后 1 小时左右出现。如果产妇使用了无痛分娩，也许会需要更长一些时间来完成前面的步骤，然后开始吸吮。

第九个阶段：睡觉

最后的阶段是睡觉，新生儿吸吮之后终于放松地睡着了，有的时候产妇也跟着一起睡着了。这个时候大概是新生儿出生之后的 1.5 小时左右。

第三节　产褥期关怀

从胎盘娩出至产妇除乳腺外的全身各器官恢复或接近至未孕期状态的一段时期，称为产褥期，一般为 6 周。产褥期对于产妇、新生儿及家庭，都是一个十分重要的时期。健康教育作为母婴保健的一个重要部分，已成为国内外医务人员的共识。

一、需求与问题

产妇回到母婴同室，由母婴同室护士对母婴进行住院期间的产褥期护理。助产士的工作可以延伸至母婴同室，在产妇和新生儿还没有出院期间。

（一）母乳喂养

世界卫生组织建议，鼓励产妇坚持纯母乳喂养 6 个月，坚持母乳喂养 24 个月。产妇产后母乳喂养成功与其知识和技能掌握程度呈正相关，因此针对相关问题进行宣教评估尤为重要。需要评估乳房充盈或肿胀、乳头皲裂、乳汁分泌等情况，新生儿含接姿势、吸吮次数、吸吮模式，新生儿摄入是否满足，母亲的母乳喂养体验和社会、家庭支持系统，从而提升出院至 6 月龄婴儿的纯母乳喂养率。

（二）休息清洁

产褥期是养成健康行为生活方式的较好时机，产妇产后 10 天内需充分休息，为促进子宫复旧，阴道肌肉恢复。产妇产后一周内，皮肤排泄功能旺盛，因此鼓励产妇在体力恢复后进行淋浴，保持产妇乳房和会阴的清洁，增加舒适度，预防感染。产妇由于体内激素水平的改变,容易造成牙龈炎和口腔炎症,易出现牙龈出血以及牙龈肥大增生等问题,因此对于产妇的口腔问题应做到早发现、早预防、早干预。

(三)心理需求

妊娠和分娩是重大的生活事件,产妇经历了生理和心理等方面的改变。产妇产后心理调适阶段包括三个关键时期,在此过程中,产妇易出现抑郁和焦虑等心理问题,有 10%~20% 的产妇会在产后一年内出现这些症状,因此需要通过支持和干预,降低产后心理问题的发生率。

(四)产后恢复

产后恢复,包括产后切口护理、疼痛管理,以及促进日常生活常态化。其中,切口护理原则应以切口为中心,自内向外,从上到下消毒,注意观察伤口情况,有异常应及时汇报医生。对产妇产后伤口或切口疼痛的管理,应结合局部和全身疼痛的情况进行。对产妇产后饮食和排泄的管理进行综合评估,落实相关措施。产后产妇进行活动或体育锻炼前,应由医务人员进行全面的临床评估,包括活动习惯及方式等。

二、关怀实践

产妇产后住院期间的关怀,具体内容如下。

(一)母乳喂养情况

1. **乳头疼痛** 判断乳头疼痛的原因,根据原因进行改善。若婴儿含接姿势不良,调整含接姿势;若乳头血管痉挛,采用干燥、温热的毛巾外敷疼痛处;排除婴儿舌系带过短等口腔解剖结构原因,必要时及时就医。

2. **乳房肿胀** 有效哺乳,不过度干预乳汁分泌,乳汁的分泌将会根据婴儿的需求进行自动调节。反向按压软化乳晕,轻轻挤出部分乳汁使乳晕变软,帮助婴儿含接;纠正含接不良,提升乳汁转移效率;哺乳间隙可冷敷;可在医生指导下选用对乙酰氨基酚、布洛芬等药物进行疼痛控制。

3. **泌乳不足** 放松心情,刺激喷乳反射,促进乳汁排出;增加哺乳的频次及有效性;手挤/泵移出乳汁,保证泌乳。必要时求助于专业人员,进行其他高危因素的筛查和对症治疗。同时告知产妇出院后提供母乳喂养支持的组织和方式,如社区或医院母乳喂养热线等。

(二)产妇休息和清洁情况

1. **保证产妇充分休息** 产妇应尽早上床休息,深度放松,与婴儿同步休息,或和丈夫轮流值"夜班"。充足的休息促使产妇身体康复,特别是情绪的稳定;保持良好的心境,适应新的角色,有助于保证充足乳汁的分泌。

2. **保证产妇全身清洁** 阴道分娩产妇,体力恢复可洗淋浴;剖宫产术后的产妇,一周内淋浴,需要用防水敷贴保护腹部切口,产后 6 周内不可盆浴,以免引起感染。产妇有合并症和并发症、阴道分娩的产妇产程时间长,或剖宫产产妇手术时间长、出血过多及平时体质弱者,不宜勉强过早淋浴,可给予擦浴。产妇乳房只需在洗澡时用清水冲洗即可,因为哺乳期产妇的乳头会自然分泌一种能抑制细菌滋生的物质,而使用洗护用品会导致乳头干燥,所以应避免使用洗护用品清洗乳头。若出现乳头干燥的情况,可以擦拭一些乳头保护霜,哺乳前用温水毛巾擦去。正常情况下,恶露有血腥味,但无臭味,持续 4~6 周,总量约 500ml。血性恶露约持续 3 日,以后转为浆液性恶露,约 2 周后变为白色恶露,再持续 2~3 周后干净。恶露量开始应和经血量接近,但因人而异;在哺乳时,恶露量会增多;腹压增加时,恶露量增加,特别是初次下床时。若恶露量多且色鲜红,应排除有无软产道裂伤及胎盘胎膜残留。若恶露有异味,可能存在感染。阴道有组织物掉出时,应保留送病理检查。对于口腔疾病,饭后及睡前用软毛牙刷仔细刷牙,避免使用硬毛牙刷或刷牙时用力过度。刷牙时,不能横刷,要竖刷,上牙应从上往下刷,下牙应从下往上刷,而且里外都要刷到,及时清理口腔内的食物残渣,防止细菌繁殖。如有牙龈出血症状,可在牙龈局部涂 1% 碘甘油,或 2% 食盐水漱口,进食新鲜水果、蔬菜或口服补充少量维生素 C,以减轻牙龈出血症状。

(三)产妇心理调适情况

依赖期(产后前 3 日)产妇需要得到丈夫和家人的关心帮助,医护人员的悉心指导极为重要。依赖—独立期(产后 3~14 日)产妇需要主动参与照顾新生儿的工作,并期待自己能胜任母亲的角色。独立期(产后 2 周 ~1 个月)产妇应能够重新设定自己的新角色,维持夫妻关系中各自角色的冲突矛盾与合作等。家庭成员的关心与支持对于产后产妇也有重要的意义,因此应鼓励建立良好的家庭沟通,帮助树立自信心。此外,产妇应积极参与心理支持、心理咨询、社会干预、药物治疗等方法,以降低产后心理问题的发生率,缓解临床症状。产后抑郁的分级诊疗:轻度的抑郁症应首选单一心理治疗,但在此期间产妇需要被监测和反复评估,如果症状无改善,就必须要考虑遵医嘱使用药物治疗;当出现中度以上的抑郁症,需要向精神科医生就诊。

(四)产妇伤口情况

如产妇分娩过程中有会阴裂伤或会阴切开,了解伤口疼痛程度,是否水肿、渗血等,并指导产妇伤口护理,告知注意事项,指导产妇和家属正确的护理方法。分娩后外阴轻度水肿,正常情况下,于产后 2~3 日自行消退,不需特殊处理。若水肿严重,可使用 50% 硫酸镁湿敷,每日 2 次,每次 20 分钟;或进行超短波或红外线照射治疗。指导产妇健侧卧位,一周内应避免盆浴、下蹲,以促进伤口愈合、预防感染。正确的外阴清洁:每天温水清洗外阴至少 2 次,每次大便后需要清洗。产妇需有专用的脸盆、毛巾,使用后清洗、晒干。每次清洗外阴后更换清洁卫生巾和内外裤。擦洗方向应与伤口平行,方法:自内向外,从上到下,以伤口为中心向外擦洗,最后擦洗肛门。用湿润的温水毛巾清洁伤口及周围的血性分泌物。顺序:会阴创口(正中裂伤或会阴侧切)→小阴唇→大阴唇→阴阜→大腿内侧→两侧肛旁周围→肛门。外阴清洁过程中注意保暖,避免受凉。剖宫产产妇术后腹部切口有敷贴保护,出院当天腹部切口消毒并更换敷贴。出院后腹部敷贴脱落后切口消毒的方法:以切口为中心,自内向外,从上到下消毒。注意观察伤口有无红肿、硬结、压痛,分泌物有无异味和性状,有异常及时汇报医生。

(五)产妇疼痛情况

大多数经阴道分娩和剖宫产的产妇会有不同程度的会阴疼痛。应注意疼痛出现的时间、性质以及缓解方式等,可采用数字评分法、口头评分法、视觉模拟评分法或文字描述评分法等对疼痛的程度进行评定,有利于判断疼痛的原因。对产妇疼痛的管理,应结合局部和全身的情况进行,阴道分娩产妇疼痛剧烈或肛门有坠胀感,建议排除阴道壁及会阴部血肿。排除后,疼痛仍影响休息和生活,可遵医嘱适量应用镇痛剂,常用的镇痛剂有对乙酰氨基酚和非甾体抗炎药。剖宫产产妇疼痛剧烈,应检查术后麻醉泵是否处于正常工作状态,麻醉管路是否通畅,及时联系麻醉科医生。

(六)产妇产后饮食和排泄的情况

产后合理饮食于产褥期健康非常重要,在尊重产妇个人饮食习惯的基础上,注意科学合理的膳食调理。基于产妇的自身恢复及母乳喂养的需要,需要大量的营养物质,但亦不可大量进食高蛋白、高脂肪、高糖及高刺激性的食物,以免使血液黏稠度增加,致下肢血流缓慢。在排除尿道及肛门的功能性问题后,鼓励适当运动,以促进腹壁及盆底肌肉康复;建议每天液体摄入量在 2~2.5L,保证足够的膳食纤维摄入量,以促进尿道及肠道功能恢复。若饮食调整无效,则应考虑产后痔疮、严重的会阴创伤及生活方式和情绪的影响。若发生便秘或便/尿失禁,应进行相关处理。

（七）产妇产后运动情况

产妇产后可从事日常活动,并应循序渐进恢复孕前的锻炼习惯。产妇会阴部伤口拆线后不感疼痛时进行产后健身操,对于难产或剖宫产后的女性,需在医护人员指导下逐步恢复体力活动。

【心灵驿站】

《守望生命的花开——中国助产士之歌》

天使翩翩飞来,选择了这里不再离开。

红颜易逝,青春无悔,守望着生命的日出与花开。

目光穿越云彩,将幸福拥抱入怀,

与你心手相牵,做母亲最坚定的依赖。

风雨悄悄走来,生命的缘分与你我同在,

温柔守护,静静期待,一声声啼哭美丽如天籁。

花瓣轻轻舒展,看春天多么可爱,

一路真情陪伴,这世界因我们而精彩。

【学习小结】

本章学习小结见图 12-2。

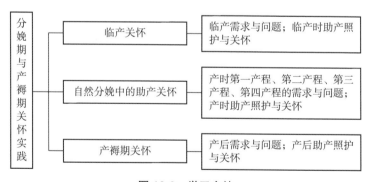

图 12-2　学习小结

【教学活动】

1. 借助助产综合模拟人系统,示范分娩期各阶段的关怀实践。

2. 模拟体验自由分娩体位。

3. 访谈产后产妇分娩经历。

4. 案例分析讨论分娩期妇女的关怀需求与问题。

【问题与讨论】

1. 阐述第一产程活跃期对产妇的人文关怀。

2. 阐述第二产程产妇的需求与问题。

3. 产时非药物镇痛的方法有哪些？第一产程中什么体位可加速产程进展？

4. WHO 如何评价硬膜外麻醉和非药物镇痛？

5. 案例分析

产妇张艳,28 岁,因怀孕 40 周,临产 8 小时住进产科待产室。目前血压 115/70mmHg,骨盆大小正常,胎儿体重评估 3 000g,胎头位置欠佳,腰酸背痛明显,胎心率 140 次 /min,宫缩 30~45 秒 /3~4 分,宫口开 2cm,胎头在坐骨棘水平上 1cm。产妇平卧待产室床上,腰背部不适越来越强烈,求助助产士帮助与指导,希望能够顺利分娩。

（1）针对该产妇如何进行产程照护关怀？

（2）该产妇实施分娩镇痛的原则是什么？非药物镇痛措施有哪些？

（3）针对该产妇胎头位置欠佳,腰酸背痛越来越强烈,如何指导自由体位以减轻疼痛、纠正胎头位置？

（周　临）

第十三章

孕产妇家庭关怀

【学习目的】

本章学习目的是了解孕产妇家庭关怀的意义、需求和问题以及"以孕产妇为中心的照护模式",能对围绕孕产妇的配偶及参与日常照顾的长辈提供个性化的家庭照护指导,帮助其建立良好的家庭氛围,增进家庭关系的和谐,提升家庭对孕产妇的照护能力,以促进孕产妇孕期、分娩期及产后身心健康。

【学习要点】

本章将介绍影响孕产妇家庭关怀的因素、孕产妇对家庭关怀的需求、家庭关怀过程中存在的问题、促进孕产妇家庭关怀的方法等。

【案例导入】

张晓晓,36岁,职员,结婚3年未能自然受孕。经过1年的准备和不孕不育门诊就诊,通过人工授精的方式成功怀孕。晓晓妈妈得知消息后,以得子不易,要求晓晓停职养胎。孕期,妈妈不仅限制晓晓的活动,还要求她各种"进补"。每次产检医生都提出要适当活动,控制饮食。可是,晓晓的妈妈认为过多活动可能"掉胎",孩子太大不能顺产,可以选择剖宫产。丈夫也以"不听老人言,吃亏在眼前"要求妻子接受丈母娘的生育观念。晓晓整个孕期都是在被安排被要求中度过,家庭成员很少关注晓晓孕期的情绪波动,晓晓的诉求无处表达,情绪无处宣泄。

终于,在怀孕39周时,晓晓进入分娩阶段,她希望丈夫能够陪伴,选择了家庭产房,可是面对漫长分娩过程中疼痛剧烈的晓晓,丈夫显得束手无策。

出院回家后,全家人又因产后照顾宝宝问题起了冲突,晓晓希望丈夫能一起分担宝宝的夜间照护工作,公婆却以儿子白天要上班为由要求分房就寝。新手妈妈力不从心,不知所措,使晓晓出现以悲观、焦虑、无助为主导情绪的状态,并患上了严重的产后抑郁。

孕产妇的丈夫、父母或公婆作为其家庭的重要组成成员,助产士该如何帮助生育阶段的女性建立起有效的家庭"支持圈"呢?

女性从怀孕至分娩,时间跨度长,不同阶段会出现不同的生理、心理改变。在承担生育重任的同时,还需要处理家庭关系和社会人际关系,担负工作与生活压力,整个过程易敏感和焦虑,容易出现情绪波动,给女性造成较大的心理压力。

社会支持与女性心理健康息息相关。社会支持包括实际可见的客观支持、主观感受到的支持和调动社会资源及他人的支持利用度三个方面。孕产阶段的社会支持可以通过医务人员、保健人员、丈夫、亲属、朋友及媒体等不同人员获得,包括情感支持、信息支持等。加强社会支持,对孕产妇的身心健康具有重要意义。

第一节 配 偶 关 怀

生育是一种爱的传递,从期待妊娠到实现生育目的,应该是以夫妇情感发展为基础的,可以进一步激发夫妻双方对生活热爱的过程。生育是夫妇双方的大事,把握住这点也就获得了平衡妊娠心理的强有力的支点。配偶是女性生命中至关重要的另一半,是人生旅程的重要参与者,是收获喜悦的分享者,是遇见困难的帮助者,因此配偶的关心和支持能在很大程度上降低女性在孕育生命过程中出现的不良影响。如何提高配偶的关怀也是助产士的工作职责之一。

【心灵驿站】

手里的沙子握得越紧,流失得越快,夫妻之间也是一样,要给彼此足够的空间,互相理解、互相包容,多去倾听对方的想法。漫漫人生路,夫妻是携手走过一生的伴侣,而好的伴侣,就像是高山流水遇知音,平等相处、顺畅交流。

一、影响配偶关怀的因素

1. **归属感过强** 在夫妻关系中,常有一种很强的"我爱人就是我的"归属感。这种归属感本无可厚非,对家庭的维系也起着一定的积极作用。但是,归属感过强容易造成婆媳不合,如表现在生育问题上的意见不一致,不仅考验丈夫家庭关系处理的能力,也会影响夫妻感情。另外,归属感过强容易造成配偶与异性的正常交往遭到嫉妒和压制,尤其是孕产期间的妇女非常敏感,容易使丈夫产生一种被约束感受,而挣脱约束是人的一种正常心理,这又会促使夫妻双方出现矛盾,影响夫妻关系。

2. **以自我为中心** 这是 J. 皮亚杰的认知发展论的一个概念。自我中心主义注重"我"。因为世界对于"我"来说,只建基于"我"的感觉。常常表现为自己所喜爱的,以为别人也喜爱;自己所讨厌的,以为对旁人也十分有害。这种心理也影响着夫妻之间的关系。当配偶认定一些观点时,即使错误,也不愿纠正。另外,每个人的付出从心理上都希望得到肯定、感激和尊重。夫妻共同生活,对配偶的付出习以为常或视而不见,长此以往,互相埋怨增多,互相理解减少。

3. **配偶关怀知识缺乏** 首先,许多配偶认为妊娠及分娩是一种很自然的生理过程,认为每个女性都能从容地面对,对妊娠带给妻子的生理、心理不适不能理解。有的配偶在分娩期不愿意陪产,在产后不愿积极分担育儿工作,甚至对妻子产后情绪的变化持不以为然的厌烦情绪。其次,科技发展给人们带来了新的交流方式,却也缩减了人与人之间面对面交流的频次。比如许多年轻丈夫在陪产过程中,人在心不在,和妻子交流极少,大部分时间在玩手机,对于妻子的疼痛无法感同身受,不知道如何去安慰、鼓励。另外,随着女性经济地位的独立,对配偶的依赖程度降低。有些孕产妇分娩时拒绝丈夫的陪伴,她们往往觉得丈夫在自己疼痛时无法提供任何帮助,甚至会增加自己的负面情绪,反而自己一个人能很好地应对分娩过程。

4. **配偶压力过大** 现在工作和生活的节奏越来越快,因出差导致夫妻暂时分离的情况司空见惯,经常分离还会使夫妻间相互了解和喜爱之情受到影响,影响配偶想要关心妻子的心情。孕妇在妊娠及产后一段时间,收入减少甚至没有收入,配偶需要承担家庭全部经济开支,经济压力增大也会影响配偶对妻子的关怀。由于配偶生活、工作压力大,回到家中情绪往往低落,不仅妻子的需求被忽略,甚至会把一部分压力带给妻子,这也会导致恶性循环,影响家庭氛围。

5. **角色适应困难**　如果是非计划妊娠,或者是为了完成父母的意愿而妊娠,可能导致夫妻双方角色适应困难,对新生儿的到来没有做好准备,甚至产生厌恶情绪,势必会影响对配偶的关怀。有些配偶当妻子怀孕时,配偶也可能会出现体重增长、失眠、疲劳、饮食冲动、恶心、消化不良、头痛、牙痛、头晕、情绪波动或其他怀孕类似的症状。这些症状被称为"交感怀孕",配偶的这些生理反应会影响配偶的关怀。

二、孕产妇对配偶关怀的需求

当新生命来临时,家庭中角色需重新定位和认同,原有的生活形态和互动情形也发生改变。由此孕产妇及其家庭成员的生理、心理和社会方面需要重新适应和调整。为满足胎儿生长发育和分娩的需要,同时为产后哺乳做好准备,在胎盘产生的激素参与和神经内分泌的影响下,母体各系统发生了一系列适应性的生理变化,并调整其功能,也正是这样的变化,使女性在产前、产时及产后会出现一些特殊的需求。

(一)生理需求

孕期各阶段因胎儿发育、发展状况,会出现一些症状。妊娠早期,可能因为体内人绒毛膜促性腺激素(hCG)增多、胃酸分泌减少及胃排空时间延长,部分孕妇会出现早孕反应,甚至妊娠剧吐;因增大的子宫压迫膀胱,可引起孕妇尿频。妊娠期下肢静脉压显著升高,加之增大的子宫压迫下腔静脉,导致下肢水肿、静脉曲张和痔疮的发生率增加,同时也增加深部静脉血栓的发生风险。妊娠中期,会出现便秘、腹壁出现黑色中线或黄褐斑、骨盆关节松弛和腿部痉挛等症状。妊娠晚期,又会出现行动笨拙不便和肋骨疼痛、失眠等情况。产后还可能出现产褥感染、便秘、尿潴留等并发症。

出现上述症状后,女性更希望配偶一起参与,采取一些保持健康和舒适的行为来应对和解决身体出现的不适。比如,配偶应积极主动参与照顾孕期的日常起居,制作丰富促进食欲的食谱,保持家庭内部的整洁和卫生,可给予穴位按压促进舒适,帮助涂抹乳液或润肤油来减轻皮肤拉伸感和发痒等不适。

(二)心理需求

孕产妇的心理状态受其心理接受能力、社会文化背景、家庭支持系统、经济条件和是否为计划内妊娠等多方面的影响。其中最重要的影响因素是孕产妇对抚养孩子这一件事的准备和认识程度。孕期往往会经历以下过程:惊讶和震惊、矛盾、接受、内省、情绪波动。孕妇若能很好地适应并调整妊娠期心理变化,则可促进孕期顺利度过;反之则会影响孕产期母子健康,乃至今后的生活。

为维持生育阶段女性家庭功能的完整性,顺利迎接新生命的诞生,作为配偶须协助完成母体心理发展的任务,如确保孕产妇各阶段的安全,支持接受孕产妇对母亲角色的认同,促进母亲角色的担当而学会奉献,促进母子情感发展。

(三)性健康需求

世界卫生组织曾指出,性健康是指生殖系统在其功能和性行为中所涉及的生理、情绪、精神和社会各方面的健康状态。性是人类基本生理和心理需求之一,而妊娠几乎是每个女性在婚姻生活中所必须经历的一个特殊阶段。在妊娠期间,夫妻双方均会有性的需求,然而大部分夫妻不清楚妊娠期性行为的利与弊,常常会担心孕期的性行为会给母婴带来不良后果。因此女性妊娠期间的性健康应是妇女保健工作中的重要部分。

在孕早期,孕妇可能对性生活没有太大兴趣,她更希望得到拥抱、亲吻、抚摸或依偎。孕中期,孕妇往往会一反常态地享受性生活。孕晚期,因为身体笨重且疲劳,对性生活欲望不如以前,孕妇更希望配偶给予非性行为的浪漫。

三、配偶关怀过程中存在的问题

对任何一位女性来讲,怀孕期间是生理与心理的非常时期。几乎没有一位女性能在怀孕期间轻松而始终保持往常的平静,特别是初孕妇女,从确知怀孕到临产,随时都在面临从未经历过的感受。因此,孕产期间妇女发生的生理、心理和家庭变化也会影响配偶的关怀。

(一) 妊娠期

1. 早期妊娠阶段　孕妇变得心理反应强烈,感情丰富,诸如矛盾、恐惧、焦虑、敏感或变得更内向等,甚至怀疑丈夫在自己孕期出轨,类似的情感变化甚至可波及妊娠的整个过程。尤其是初次妊娠者,孕妇的情绪不稳定、好激动,易发怒或落泪,孕妇开始寻求家庭重要成员对孩子的接受和认可。在此过程中,配偶是关键人物,由于他的支持和接受,孕妇才能完成心理发展任务和形成母亲角色的认同,所以特别需要丈夫的关怀与陪伴。

2. 中期妊娠阶段　孕妇开始对胎儿的生长、发育过程感兴趣,孕妇常凭借已接受妊娠的思想去指导自己的活动,达到精神上接受妊娠,常显示出一种以本人为中心的倾向,这种变化可来自前人的偏见、本人的需要以及体内胎儿的需要。某些孕妇情感可能变得更为敏感、易怒、喜怒无常等。

3. 晚期妊娠阶段　孕妇在体力、情感和心理状态方面开始经历一个异常脆弱的时期。胎儿越发变得珍贵,孕妇担心各方面的危险会给胎儿带来伤害,害怕身体变化使自己保护胎儿的能力减弱,处处显得小心翼翼,并产生对分娩的担心、忧虑和烦恼。晚期妊娠阶段妇女大部分时间待在家里,并要求丈夫有更多时间陪伴身旁,期待他的保护。随着预产期的临近,中国有些家庭公婆会来照顾孕妇和即将出生的新生儿,对于之前没有长期生活在一起的孕妇来说,可能会有焦虑情绪产生,一是担心生活理念、方式不同产生矛盾,二是担心育儿观念不一致而出现意见分歧等。

(二) 分娩期

即将分娩时,孕妇产生焦虑、紧张,甚至恐惧的心理。焦虑来自多方面:担心分娩是否会顺利,孩子是否健康、性别是否满意,助产人员技术是否过硬等。由于对分娩知识的缺乏,面对环境的陌生以及医护人员的表情,孕妇容易将自己带入到他人的分娩经历中,对分娩结局表现出极大的担忧。

宫缩痛是导致临产孕妇对分娩恐惧的主要根源。部分孕妇可出现依赖心理,即产妇把母子平安的希望全部寄托在医护人员身上,对医护人员产生过度依赖,而忽略了其自身是分娩的主角。宫缩痛往往会使孕妇情绪烦躁,出现阴道分娩信心动摇,希望通过剖宫产结束分娩。此时,配偶应该给予充分的心理支持,帮助孕妇轻松、安全地度过分娩。但是,很多时候因为配偶缺乏知识和经验,往往表现束手无策,甚至因为心疼妻子,而强烈要求剖宫产结束分娩。

(三) 产褥期

产褥期妇女精神疾病的发病率明显高于妇女的其他时期,尤其以产褥期抑郁症较常见。

其多表现为心情压抑、沮丧、感情淡漠、不愿与人交流,甚至与配偶也会产生隔阂。有的产妇还可表现为对生活、对家庭缺乏信心,主动性下降,流露出对生活的厌倦,对事物反应迟钝、注意力不易集中,食欲、性欲均明显减退,亦可伴有头晕、头痛、胃部不适、心率加快、呼吸增加、便秘等症状,有的产妇有思维障碍、迫害妄想,甚至出现伤婴或自杀行为。

为确保孕妇和胎儿安全顺利地度过妊娠期、分娩期,医护人员除了向孕产妇本人,还应向其配偶加强孕期保健知识的宣传和普及工作,可通过孕妇学校或产前检查为孕妇及其配偶提供良好的产科护理知识,以减轻孕妇的心理压力,提高配偶对孕产妇的照顾能力,应鼓励孕妇与配偶建立良好的亲密合作关系。

四、促进配偶关怀的方法

(一)妊娠期支持

配偶给予妊娠期妻子的帮助越多,夫妻两人的状态就会越好,配偶可以从生理和心理上采取多种方式给予产妇帮助和支持。

1. 关注孕妇的生理变化,给予生活上的照顾 早孕反应是孕期最常见的生理变化。针对早孕反应,配偶在此期间戒烟戒酒,应尽量给予孕妇全面的照护,如为孕妇提供她喜爱的食物、关注她的身心状况,使其顺利度过孕早期。对于孕妇出现的尿频症状,应充分理解并关心。孕妇因为下肢水肿、静脉曲张,可能影响到其活动,此时配偶应了解相关知识,尽量避免孕妇久坐或久站,避免其提重物,必要时帮助孕妇穿弹力袜。性生活是影响夫妻亲密关系的重要因素,在孕早期及孕晚期,配偶应克制自己的生理需求,通过锻炼身体、培养兴趣爱好等方法转移注意力,可以通过抚摸、亲吻的方法增进夫妻感情。

2. 关注孕妇的心理需求,给予行动上的支持与关爱

(1)增加陪伴时间:怀孕期间的女人很敏感,尤其是对自己的配偶。在妻子妊娠期间,配偶应每天下班准时回家,增加陪伴时间,否则孕妇会起疑自己的丈夫是否有了外遇;如果有聚会或者临时加班等事情,应事先告知,增加孕妇的安全感。一到产检时间,配偶应陪同妻子共同产检,了解妻子的孕期身体状况和孕期注意事项,以便更好地照顾妻子。

(2)学会理解烦恼:孕期女性由于受妊娠及内分泌的影响,以及对胎儿健康状况的担忧,容易出现情绪波动或情感障碍,遇到事情心情难免会烦躁不安。这时,配偶一定要耐心倾听,了解妻子的内心世界,给妻子以安慰和关怀,让她的心情舒畅,有利于胎儿的健康发育。当孕妇有焦虑、不安情绪时,甚至在她的眼里一点鸡毛蒜皮的事情会成为影响孩子一生的大事。当她"无视"配偶辛劳开始埋怨饭菜不可口时,配偶应理解并告诉自己:这是荷尔蒙惹的祸,不要迁怒于她。偶尔做一个"出气筒",也是对小家庭的重要贡献。

(3)共同参与胎教:怀孕4个月后就可以进行胎教,胎教可以有多种形式的,夫妻双方在一起聊天、做开心的事情也是胎教的形式。给胎儿听一些柔和的音乐,跟胎儿说话、讲故事,既能增进夫妻感情,也能增加胎儿对父母的印象。保持良好的心情也是胎教的一种方式,配偶应关注妻子的情绪状态,给予妻子需要的关注与支持。

(4)双方同步学习:配偶对分娩知识了解不足时,面对妻子分娩可能也会变得焦虑不安,无所适从,无法以平静的心态去安慰、帮助妻子,甚至感到无助和窘迫。因此,孕期配偶应该陪妻子一起参加孕妇学校,学习孕产及新生儿照护等相关知识,并与妻子一起讨论分娩计划。产程中,妻子能得到配偶亲密无间的关爱与体贴,可以消除其紧张恐惧感,树立自然分娩的信心。新生儿出生后,配偶应尽快承担起父亲的责任,减轻妻子的负担。

（二）分娩期的陪伴

在分娩期,配偶的参与是其他人所不能取代的。大多数的产妇在医院分娩时都能从配偶那里获得勇气。配偶自然是产妇的分娩助手,他甚至可以成为最富爱心和观察最仔细的"助产士",对于增进夫妻感情、稳定家庭有积极的作用。分娩是人生中非常重要的阶段,对产妇来说,也是一段非常艰难的过程,如果有配偶的积极支持和陪伴,这个艰难的过程将会变得非常幸福、难忘,一个新的生命将在夫妻的浓浓情爱中诞生延续。孕育宝宝是两个人的事情,宝宝是夫妻的爱情见证。因此,配偶陪产是一种关键的关怀方法。研究表明,配偶陪产能带给产妇精神安慰,增加安全感,还可以转移对分娩阵痛的注意力,驱散恐惧心理,使等待的时间容易度过,能加快产程进展,有助于实现自然分娩。而且共同经历分娩的过程,配偶会更加疼爱、体贴妻子,珍惜家庭,增加夫妻双方抚养孩子的自信,有助于促进母乳喂养和减少产后忧郁发生,最终使家庭生活更幸福、美满。

配偶虽然无法替代自己的妻子怀孕分娩,但在妻子分娩时应尽力给予照顾,需尽快进入角色,陪护妻子分娩。在陪产过程中应围绕着产妇,关注对方的需要,随时给予安慰鼓励、协助进食、补充能量。主要的陪产措施如下:①分娩时,配偶的陪伴有其独特的作用,他知道产妇(妻子)的爱好,可给予她爱抚和关心,在一定程度上缓解了妻子的紧张心理,减少孤独感。②和妻子一起向助产人员咨询、讨论分娩镇痛的措施及监护手段,以便知情选择。③分娩过程中配偶可以带一些妻子喜欢的音乐来缓解她产程中的紧张情绪。在每次宫缩时,应给妻子安慰和支持,要用赞扬的话语去鼓励她,可以采用耳语;以双方熟悉的手势握住妻子的手,抚慰她、亲吻她;给她擦汗、整理散乱的头发,或按摩背部和四肢来缓解产痛。帮助妻子使用在孕妇学校学过的呼吸技巧来调节呼吸,稳定产妇的情绪。在助产士的指导下,配偶可帮助产妇进行自由体位待产,如采取行走、站立、半坐位等体位,尽量避免平躺。提醒产妇定时排空膀胱,协助其如厕。④当遇到产程进展不顺利或出现胎儿窘迫、妻子因为产痛情绪激动等情况时,配偶首先应当镇静、沉着,与助产人员一起安慰产妇,稳定其情绪,而不是斥责埋怨产妇,或指责助产人员。另外,配偶也不应因妻子有产痛而要求行剖宫产术,需知晓产痛是可以通过多种方法来缓解。⑤孩子出生以后,产妇因体力消耗很大会感到疲惫,需要更多的休息。有些产妇会表现出委屈,配偶应及时给予夸奖和安慰,感恩妻子的付出。

现在越来越多的医院提供温馨的家庭式分娩环境,鼓励丈夫陪伴分娩。配偶陪伴分娩是分娩服务模式人性化关怀的改革,顺应产妇及其家属的心理需求。

（三）产褥期的照护

产褥期因为会阴伤口疼痛,部分产妇可能行动不便,此时配偶应耐心协助产妇进行日常活动,协助做好会阴护理,预防产褥感染。及时协助产妇排尿,预防尿潴留。提供科学营养饮食,保证产妇均衡营养摄入,避免不健康饮食对产褥期康复和泌乳质量产生不利影响。认真对待产妇的诉求,产妇出现焦虑、情绪低落时,耐心倾听,及时回应,并积极寻找解决办法,从根源上消除不良情绪,必要时寻求专业医护人员的帮助。主动分担照顾新生儿工作,减轻产妇负担,保证产妇睡眠充足。分娩会使盆底肌以及筋膜因为扩张而失去弹力,产妇产后需要坚持运动,循序渐进。配偶可以一起参与制订产褥期康复锻炼计划,协助督促产妇每日坚持完成训练,促进盆底肌功能恢复,帮助产妇逐步恢复体形。一般于产后42天前后检查一次盆底功能。配偶应平衡工作和家庭的关系,多陪伴产妇,让她能体会到家庭的温暖、配偶的关心。配偶应是家庭关系的润滑剂,在出现婆媳矛盾时,能及时解决问题,营造一个温馨的家庭氛围。

第二节 长 辈 关 怀

　　家庭是人类生活最重要、最基本的场所,家庭成员的价值观及关怀度可影响家庭成员的健康状态、生活质量,甚至整个家庭的功能。中国的家庭中尤其是作为"过来人的长辈",在妇女孕产过程中,可以很好地发挥支持和关怀照护的作用。将生育解读为是一个家庭全员参与的模式,鼓励积极的正性支持,各司其职,消除家庭成员间的矛盾,能有效提高孕产妇及其家庭的满意度,共建和谐家庭。

一、长辈关怀的意义

　　长辈,一般指比自己长一辈且有一定亲属关系的人,主要指孕产妇的父母和公婆。父母与子女之间的直接血缘关系且代际传承对其亲密关系有着深刻的影响。而公婆是孕产妇婚后重要的家庭成员,但孕产妇与公婆所建立的亲密关系是一种被动的亲密关系,是子代夫妻关系延伸形成的姻亲关系。长辈在孕产妇的家庭关系中承担重要的角色,长辈的生育观念、生产经历、文化水平、经济条件以及接纳程度等对孕产妇的身心健康有很重要的影响。

二、影响长辈关怀的因素

　　妊娠使女性的角色在短期内急剧发生转变,除了需要承受强烈的心理冲突之外,还需要面对来自各方面的压力,呈现出一种较高的心理压力状态。在身体条件允许、工作性质许可的情况下,中国绝大部分女性会持续工作到孕晚期,直至分娩。"全面三孩"政策放开后,产妇年龄、健康状况、对新生儿期待等差异较大,孕产妇对长辈关怀的需求差异也不同。影响孕产妇对长辈关怀的因素包括:女性的成长经历,是否被家庭关系所接纳,是否能被长辈尊重和关爱,家庭关系是否融洽;是否具备独立的经济能力,有无财务自由,孕期是否存在家庭收入压力;孕产期间妇女自身的健康状况和妊娠压力等;产后妇女母亲角色的转换,休养理念的差异,哺乳育儿观念的不同,产妇的休养环境与照顾需求。另外,从长辈的角度分析,长辈对孩子性别期待的差异,日常生活习惯与方式、居住环境的改变,长辈的生活质量与照顾母婴之间的冲突等,也成为影响长辈关怀的因素。

三、孕产妇对长辈关怀的需求

　　1. **生理需求**　　大部分孕妇由于生育期会出现生理上的不适,在配偶不能时刻陪伴的情况下,她们会希望长辈的介入。长辈可以通过调整食谱,从色香味着手,提高孕妇的食欲,缓解妊娠反应;同时为孕妇营造干净、整洁、舒适的家庭环境,给予生活上必要的协助和支持;采购生活和分娩的必需品为新生命到来做准备,这都是孕产妇迫切需要的。产褥期,妇女虚弱疲乏,还要适应母亲的角色,无论从生理的角度还是照护孩子的角度都需要长辈的支持,长辈可以分担年轻夫妇的照护压力,传授育儿经验,让产妇获得充分休息和睡眠的时间。

　　2. **心理需求**　　妇女妊娠是应激性的生活事件,可引起焦虑、恐惧等负性情绪,甚至可引起产褥期精神障碍。有研究发现,影响其情绪第一位的孕期生活事件为"睡眠、饮食、穿着等生活习惯的改变"。这表明妊娠带来的生活习惯改变影响着孕妇的心情。由于产后体内雌、孕激素水平降低,心理压力增大、疲劳等因素,产后压抑发生率非常高。孕产妇更希望在不同的阶段,长辈们多予以体贴和宽慰。尤其是公婆更应表现出生男生女都一样的心情,以免给孕产妇的精神蒙上阴影。孕产妇的母亲、婆婆,能现身说法,让孕产妇了解生产的全过程,做到心中有数。通过亲切的关怀使孕妇感觉家庭比以前更温暖、更和睦。

3. **环境需求**　孕产妇希望能够有一个安全舒适的待产和产后休养环境。她们希望选择分娩的医院不只是硬件设施齐全,还要拥有一个良好的分娩环境,能感觉分娩是一种最自然的过程,有家的氛围,可以完全放松。孕产妇希望安全顺产,分娩尽管是一个健康自然的过程,但孕产妇仍然希望选择可信度高的医疗机构,遇到医术高明的医生和温柔体贴的助产士。产妇回到家中不仅需要整洁舒适的产后休养环境,更需要和谐的家庭氛围,在精神上和物质上给予支持和帮助。

四、长辈关怀中存在的问题

1. **生育意愿不同**　传宗接代的观念在中国人心目中根深蒂固。但随着社会的发展,年轻人具有较强的自我价值实现愿望、追求高品质生活以及工作生活压力等,"丁克家庭"的观念在年轻一代正逐步形成,一部分年轻人会拒绝生育,另一部分年轻人则会推迟生育时机。尽管国家通过倡导"三孩"政策来应对老龄化社会的发展,但现代年轻人对"多子多福""养儿防老"等观念渐渐淡薄,生育选择更多会考虑生育成本、子女健康、个人发展。而且独生子女经历反映了女性的成长背景,在女性思想中更倾向于为子女创造相似的家庭环境。

2. **性别期待差异**　我国长期以来受"重男轻女"的封建思想影响,很多家庭都存在性别期待现象,尤其是老一辈群体,过分追求只有儿子能传宗接代这个思想,很容易表现出孩子的真实性别和所期待的性别之间的冲突。

3. **分娩选择不同**　部分长辈生育观念滞后,沉浸在过来人的身份中,凭借自己的分娩经验来要求下一代,不仅不能给予产妇正确的科学的分娩指导,还会影响产妇的情绪,尤其是初产妇的心理,使其失去自然分娩的信心,最终影响产程的进展。研究表明,孕产妇由于缺乏足够家庭关怀,导致非计划无手术指征的剖宫产率居高不下。另外,几乎所有孕产妇都希望家属陪伴,认为合适的陪伴者是丈夫或自己的母亲,他们更能达到对产妇的共情并为之提供帮助。

4. **产后休养冲突**　长辈的传统产后休养观念认为,坐月子应以卧床为主,与现代鼓励早期下床活动理念相冲突;认为产后需要多吃鸡、鸭、鱼肉才能有利于身体复原,与现代全面均衡饮食相冲突;认为通过特殊的开奶食谱增加泌乳量,与鼓励母婴肌肤接触、勤喂哺等方式促进乳汁分泌相矛盾。在婴儿照护方面,长辈常常认为新生儿哭闹是因为母乳不足导致的饥饿引起的,需要及时添加配方奶,不能多角度分析新生儿哭闹的原因可以是饥饿、舒适度的改变(衣着、大小便)以及想要获得关注;在婴儿着装方面,长辈以自己的冷暖体感来确定孩子的穿衣量,并认为多穿衣服可以避免感冒,与年轻人注重适量、舒适、美观的穿衣理念相冲突。部分地区依旧保留产妇不出月子不洗澡、新生儿不沐浴的习惯,仅以擦身替代日常清洁方式,与现代做好日常卫生护理、避免产褥感染、促进新生儿生长发育的理念相冲突。另外,婆婆与孕产妇母亲对待年轻夫妇,会有厚此薄彼的现象,产生两者之间的关系冲突。

五、促进长辈关怀的方法

1. **家庭关系相处的艺术**　孕产妇的母亲与其有血缘关系,生活习性相近,更加了解孕产妇的想法和心意,沟通也会顺畅,彼此更加能够包容,不需要两者磨合的时间,不会产生隔阂感觉,而且母亲天性具有给予自己孩子不计得失的爱。因此,孕产妇与自己母亲情感表达更加轻松、自然、简单。反之，婆媳关系已经成为当代社会家庭关系中较为敏感的词汇。因此，婆媳双方关系认知需要改变，不应存在畏难心理，媳妇应当尊重理解婆婆，而婆婆应当爱护、认可自己儿媳。双方产生摩擦，都应当直言不讳地主动沟通，不应将摩擦隐藏起来，否则摩擦积压到一定程度时会全面暴发，给孕产妇带来许多不必要的烦恼。家庭成员应增加陪伴时间，帮助解决日常生活中的负担，关爱与体贴孕产妇，引导产妇有效地进行情绪释放。改变孕产妇及其家庭重男轻女观念，肯定孕产妇为家庭的延续所做出的贡献和努力。作为助产士，在完善孕产妇的家庭关系中应起到桥梁和指导作用，协调关系，指导沟通，为孕产妇提供良好的家庭支持。

2. **长辈协同关怀** 产妇入院后，对产妇及长辈说明长辈协同护理的重要性，让产妇家庭选出责任长辈，接受专业的指导和培训，内容包括妊娠保健、营养支持、心理疏导、母乳喂养方式、育婴常识等，使长辈能够了解新时代科学孕育生命的知识。助产士可通过组织长辈开展联谊活动，交流护理经验和方法。鼓励在孕期和产后进行孕产妇、家庭成员和医务人员之间的三方会谈，共同探讨家庭如何应对孕期及产后的常见问题；鼓励长辈分担产妇压力，缓解其生理疲惫；观察孕产妇情况，及时发现异常。征得孕产妇本人同意，应允许长辈全程陪伴，不仅能够得到多方支持，也能让产妇有足够的安全感。初产妇分娩时，家属的全程陪伴使其充分了解分娩痛苦，有助于融合家庭感情，为产后共同参与育儿打下基础。

3. **产褥期身心关怀** 分娩过后，产妇首先要应对身体不适，如术后伤口疼痛，分娩后激素水平变化引起的不适；其次还要适应社会角色的改变，由少女变成一个母亲，由职业女性变为产褥期妇女；还要学习如何抚养哺乳孩子，如何对孩子进行生活常规护理。这些改变与挑战会让很多产妇力不从心，进而引起应激反应，出现不良情绪。如果不能得到及时疏导，既影响产妇的身心健康，还会影响新生儿的生长发育，甚至引发严重的社会问题。这期间长辈的关怀非常重要，作为长辈应了解产妇的需求，尊重产妇情绪，传授自己的育儿经验，让产妇逐步掌握喂养等基本技巧，对产妇的每一点进步都给予热情真诚的称赞与鼓励，以朋友的身份作出指导与建议，增强其做母亲的信心，促进其更快更好地进入母亲角色。同时，协助产妇尽早下床活动，注意房间的通风与清洁，保持良好的室内环境，更有利于产妇的恢复。特别是劝说配偶关心理解产妇，经常和产妇沟通，疏导其情绪，并主动分担一些家务和照护孩子，为产妇和孩子创造一个舒适愉悦的休养环境，更好地促进产妇对角色转变的适应。

【知识拓展】

家庭韧性

家庭韧性(family resilience)，又称家庭抗逆力、家庭弹性、家庭复原力，重点关注家庭作为一个整体如何克服逆境并维持家庭的稳定和平衡，从而实现家庭的良好适应。家庭韧性作为一种积极的力量，能够帮助整个家庭克服逆境并从危机中复原，在家庭危机的应对中发挥着重要作用。陪伴分娩是家庭韧性的最直接体现。陪伴分娩，是指由丈夫、亲属或助产士等在产妇待产、分娩直至产后的一段时间内陪伴左右，给予精神鼓励、心理支持、生理支持，帮助减轻分娩疼痛，帮助产妇决策。最长情的告白是陪伴，最美好的体验是分娩陪伴，家人的陪伴是产妇最好的治愈良药。

一位女性，她的分娩经历，会与自信心和自尊心息息相关，会影响她的孩子长大以后的健康，决定她与伴侣、孩子及她所爱的人的和谐关系。

—— [美]佩妮·西姆金

【学习小结】

本章学习小结见图 13-1。

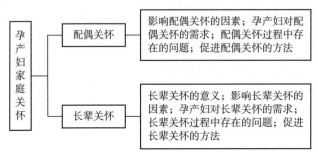

图 13-1 学习小结

【问题与讨论】

1. 阐述孕产妇家庭关怀的意义、内涵和需求。

2. 举例说明助产士在临床实践中如何体现孕产妇家庭关怀？促进孕产妇家庭关怀的方法有哪些？

3. 案例分析

张春兰，30 岁，职场女性，孕期一直坚持上班工作。日常生活在妈妈的照顾下有条不紊，丈夫时常出差，整个孕期产检均由妈妈陪同完成。因为女儿工作忙碌，妈妈不但陪产检，孕妇学校的大课小课妈妈都作为代表参加，并及时反馈，因此很多孕期的问题她也喜欢和妈妈交流，母女感情甚好。分娩后，她发现，妈妈在照顾宝宝上也是"老手"，给宝宝洗澡抚触可比专业，理念上完全跟得上时代的脚步。原来，妈妈在家无聊之余，报班学习了新生儿照护的课程，就希望能"老有所用"。对于娘俩的起居，妈妈也避免"倚老卖老"式指导，母女俩能及时沟通，相互理解。在妈妈的照顾下，半年后，张春兰不但顺利回归社会，还很放心地把孩子托付给妈妈照顾。

1. 请问这位妈妈作为长辈在孕产妇的照护中有哪些优点值得借鉴？

2. 我们在做生育家庭宣教中，如何平衡家庭成员间的主次关系？

【教学活动】

1. 通过孕产妇、配偶以及长辈的访谈进一步了解孕产妇家庭关怀的需求。

2. 通过案例讨论或情景模拟进一步领会孕产妇家庭关怀的内涵、意义。

（徐萌艳）

第十四章

宫内胎儿关怀与新生儿关怀

【学习目的】

本章学习的目的在于通过新生儿的成长周期中重要阶段的案例分析,使助产学生了解和掌握胎儿和新生儿出生、生长发育及出生后护理过程所应具备的沟通评估能力、专业指导、健康教育能力,为应对特殊情境下新生儿关怀提供方法。

【学习要点】

本章介绍宫内胎儿和新生儿需求、特点和问题,以及助产士在此过程中应提供的关怀要素和评估、沟通、评价等实践。

【案例导入】

在 Thomas R. Verny 博士出版的《胎儿的秘密生活》一书中,有一个非常鲜活的案例,是关于一个叫作 Claude 的宝宝。宝宝出生后被发现有严重的头颈痉挛和运动受限,究其原因是其母亲在孕晚期接受了羊水穿刺,针头划伤了当时还是胎儿的 Claude 的颈部。当 Claude 出生后,除却他的生理缺陷之外,最令其母亲抓狂的是,他会自动躲避来自母亲的任何接触,而且带着明显的恐惧。这充分证明了:胎儿在子宫内,对各种各样的外界刺激能够作出超乎我们想象的反应,而每一件事情也会伴随着他们惊人的感知力和洞察力,在他们日后的成长中沉淀下不同的底色,这将在出生后或深或浅地影响每一位宝宝。因此,作为助产士,应该指导孕妇如何做好宫内关怀。

生命在母体内形成的最初,即受精卵形成时,才是真正的诞生。胎儿在母体内经历着身体的生长与发育。在细胞分裂形成胚胎、构建器官的过程中,幼小的心灵也在悄然形成,慢慢而敏感地感受外界的变化。胎儿在母体内经历着生理、心理的发展,带着新奇不断地探知母体内的世界。在降生的一刻,新生儿带着未知的恐惧来到这个充满着各种刺激的新奇世界,对外界学习的欲望得到彻底的释放与暴发,这也正是新生儿生命发展的标志。新生儿阶段是人生最初的阶段,在这个过程中,产妇和新生儿都经历着人生重要的角色改变,会出现各种各样的问题。特别是家庭环境中,产妇的心理易受其他家庭成员的影响,可能会承受不同程度的心理压力。如何正确关爱新生儿,扮演好母亲的角色,同时平衡好家庭关系,这对母婴的健康至关重要,因此更需要专业的指导、护理和心灵的沟通。

第一节　宫内胎儿关怀

母亲与胎儿的关系最为紧密,从怀孕到出生 9 个多月,母亲陪伴一个胎儿从无到有,从葡萄籽大小到一个能大声哭闹的新生儿。胎儿在母亲的子宫里，随着子宫一天天变大，母亲的生理和心理会不断发生变化，在怀孕的不同阶段总会有不同的问题出现。孕妇有时会有很多的无力感和焦虑，同时促使她去思考自己的人生和生活方式。现代理论提倡"宫内学习"，即胎儿能感知母体的变化，对外界的各种刺激有所感受，并形成印象，这会对其一生产生影响。确保孕妇的健康、营养、文化修养、良好情绪状态等都会成为胎儿发育的有力保障。

一、胎儿的关怀需求

（一）孕早期（孕12周末）生理与心理需求

1. 生命之初的生理需求

（1）胎儿致畸敏感期：从精子与卵子相遇那刻起，神奇的生命之旅就开始了。胎儿经历从无到有，从一个细胞逐步长成到10周左右胎儿初具人形，为之后的迅速长成做好了准备。孕早期是"未来新生儿"重要组织、器官（脑、心脏、肾等）的分化期，此期间胎儿对外界的不良刺激最为敏感，是胎儿畸形的高发期。如果期间母体感染病毒等，或使用致畸药物、吸烟、酗酒等，易影响胎儿正常发育与成长。如果早期胎儿营养供给不足，易进一步影响胎儿后续神经系统进一步发育。这些因素容易导致胎儿畸形或流产。目前，我国自然流产率约为10%~15%而多数发生在妊娠前3个月。

（2）孕妇身体不适：如果孕期进展顺利，少部分孕妇对体内激素变化不敏感，反应不明显。然而，大部分孕妇会出现早孕反应，容易出现恶心、呕吐、食欲减退等反应。一般来讲，这些妊娠初期出现的早孕反应在3个月后逐渐消失，但有部分孕妇的反应会持续较长时间，虽然这种反应是生物界保护腹中胎儿的一种本能，但现实的不适反应使孕妇对孕期的美好期盼大打折扣，甚至失望，感觉身心疲惫，容易情绪激动。孕早期，由于子宫增大，尤其是前位子宫，在盆腔内压迫膀胱导致尿频症状的出现，会使孕妇生活受到影响，造成不方便的情况出现。

2. 兴奋与担忧心理

当种种迹象表明怀孕真的发生了，如停经、妊娠反应试纸呈阳性、情绪易激动、胃口不佳等，孕妇大多表现出欢喜与兴奋，欢喜的是准备和期盼已久的结果到来，兴奋的是初为人母的神奇感受。孕妇的情绪同样影响着胎儿。在将这份惊喜与亲人及朋友分享的同时，孕妇也会产生些许担忧。尤其是意外受孕的孕妇，担心各种因素是否会导致胎儿致畸。恶劣的情绪可能会波及胎儿的健康。研究发现，孕早期孕妇情绪波动，肾上腺皮质激素分泌增加，可能会导致流产或早产。因此，应确保孕妇情绪稳定，避免影响胎儿健康。

3. 微妙的家庭变化

怀孕是女性一生中的重要事件，也是一个家庭的重大事件。面对妊娠所引起的一系列问题时，孕妇的家庭功能及家人的身心健康都会受到影响，随之产生一系列的变化。应从受孕开始，以孕妇为中心，如调整睡眠和饮食习惯、创造良好的生活环境、改变吸烟习惯、避免或减少电磁及噪声污染等，以保证胎儿的健康。

（二）孕中期（孕14~27周末）需求与关怀

1. 茁壮成长的生理需求

（1）神奇的生理效应——探知能力：从妊娠4个月开始，胎儿进入一个迅速成长的阶段，大脑开始划分专门区域，嗅觉、味觉、听觉及触觉等感知觉开始发育并迅速增强。尤其6个月后，胎儿的听力几乎接近成人。胎儿面部肌肉开始收缩，头部可以摆动，头发、指（趾）甲开始生长，胎儿开始会支配自己的手脚，甚至将手指放进嘴里。随着胎儿不断生长发育，其探知外界的能力也不断提升,而且变得越来越爱动。胎儿充满了好奇,想更多地探知外面未知世界;胎儿骨骼、牙齿逐渐长成,需要孕妇源源不断的营养供应来强壮自己的身体。胎儿朦胧地感知世界的美好与和谐,并把这种"印象"深深地刻在脑海。根据巴黎笛卡尔大学生物心理学家卡罗琳·格拉涅尔-德费尔和她研究团队的发现,胎儿有可能储存信息,"宫内学习"是完全可能的,但还需进一步深入探索。

(2)奇妙的感受——胎动:进入孕期第4个月(孕18~20周),多数孕妇开始感觉到胎动。最初的胎动是很缓慢的,几乎是胎儿对外界试探性的活动,他似乎是小心翼翼的。初始胎动的力量不大,感觉像一条小鱼在腹中游来游去,又像小鱼吐泡泡的微妙感觉。多数孕妇在第一次感受到胎动时也非常激动,甚至热泪盈眶。随着孕期进展,胎儿逐步形成对外界的心理认知,控制动作能力增强,学会踢腿、屈身、伸腰等,胎动随着妊娠进展逐渐增强,胎动开始变得活跃、频繁,至妊娠32~34周达高峰,只要胎儿醒着就动来动去。当然,如果孕妇姿势不对,压迫腹部,胎儿也会通过增加胎动来提醒孕妇自己感到不舒适。总之,这个阶段,胎儿各种器官慢慢趋于成熟,也能通过胎动来表达心理和情绪,因此胎动是胎儿发育突飞猛进的一个代表性特征。

(3)孕产妇的生理需求——营养与运动:孕中期开始,孕妇早孕反应逐渐减轻,甚至消失。孕妇的食欲逐渐增强,腹部不断增大,但尚不笨重,因此此阶段是孕妇比较轻松和享受的阶段。胎儿已成形,各个器官、系统都在逐渐发育,每天孕妇向胎儿运送需要的营养,使母婴联系更加紧密。发育过程中,胎儿需要大量各类营养素,如牛磺酸能促进神经系统的生长发育和细胞增殖分化,对脑神经细胞发育过程中起重要作用,以及必需不饱和脂肪酸、叶酸、维生素、钙、锌、铁等。由于胎儿不断发育长大,子宫体积不断增大,有一部分孕妇可能会出现腰酸背痛等压迫症状,这也许是胎儿提醒妈妈应该适当运动了。适当孕期运动有利于维持孕期体重适宜增长,调理身体,促进自然分娩,缓解腰部疼痛等不适症状,改善情绪,保持孕期健康的精神状态,还能使孕妇吸入充足的氧气。胎儿可通过脐带来摄取氧气和营养。因此,孕妇的运动可促进胎儿更好地发育。

2. 渴望育儿的孕妇需求　孕中期是一个相对平稳的时期,孕妇经历了早期孕期反应到适应后逐渐转变的心理过程,心理状态也日趋稳定。伴随着胎动出现、胎心可及,孕妇体验到新生命的存在,母爱被充实并得到发展,表现为孕妇开始对胎儿的生长、发育过程感兴趣。通常她们会迫切地渴求获得尽可能多的知识来促进胎儿健康成长,如向医护人员不断询问、购买各种孕期保健书籍、上网查询资料、参加各种孕妇培训班等。每一个孕妇都希望自己的孩子是最聪明、最优秀的,因此只要是对孩子有好处的事,她们都会去尝试,如大量补充各种维生素、孕期奶粉等。因此该阶段孕妇常显示出一种以本人为中心的倾向,这种变化可来自前人的偏见、自身以及体内胎儿的需要。此阶段可能是由于体内激素的变化。某些孕妇甚至可能变得更为敏感、易怒、易流泪和喜怒无常。

3. 逐步适应的家庭变化　这个阶段是孕妇处于相对舒适的时期,心态较为平和。随着孕期不断进展,家庭成员逐步缓解了早期激动的心情,容易在一定程度上放松警惕或者忽视产妇感受。而胎动出现后,对家庭成员又产生一次新的刺激,家人特别是丈夫开始重新定位自己,逐渐接受即将成为父亲的角色,开始关注并主动学习与妊娠相关的知识,同时对孕妇表现出更多关怀并担负起保护的责任。

（三）孕后期（孕 28 周以上）需求与关怀

1. 生命蜕变的生理需求

（1）从胎儿到新生儿——最后的冲刺：孕后期，胎儿的呼吸系统和消化系统发育逐渐完成，身长增长变慢而体重迅速增加，眼睛对光照产生反应，胎儿的神经系统发育更加成熟，母体子宫壁变薄，胎儿更容易感知到外界变化，听到外界声音。外形更成熟，由于全身的皮下脂肪增多，皮肤褶皱明显减少，妊娠 38 周后胎动次数逐渐减少，胎儿进入孕妇的骨盆，为分娩做好准备。这个时期的胎儿多数处于较稳定状态，逐渐形成与母亲一致的作息习惯，因此，胎教时应更配合母婴作息习惯开展活动。

（2）孕妇身体——笨拙与不适：随着胎儿迅速生长发育，孕妇子宫明显增大，子宫底明显增高，腹部隆起，造成孕妇行动开始笨拙，加重其身体负担；由于子宫的压迫等易出现腰背痛、腿痛、会阴部疼痛、下肢水肿等，甚至出现睡眠障碍等问题，给孕后期孕妇增加不少痛苦。由于子宫增大，膈肌上移，孕妇平卧后可能会出现呼吸困难、食欲减退，甚至容易出现反酸、嗳气，负性情绪等。

2. 期待与忧虑的心理需求

孕后期是等待的时期，同样也是充满希望的时期。孕妇意识到胎儿作为独立个体在任何时候可能出生，想象着外界潜在危险，采取各种措施保护胎儿。孕妇一想到新生儿出生就满脸幸福，但与此同时忧虑和恐惧随之而来，对新生儿可能存在的智力或身体缺陷产生担忧；既迫切期待顺利分娩以终止妊娠，同时也伴随矛盾心理。孕妇本人及胎儿的安全又将面临一个实际的威胁，尤其关于分娩的种种传说，包括分娩的危险均可能加重孕妇恐惧心理。孕妇此时复杂的心理活动常常扰乱其正常睡眠，导致梦魇增多。孕后期，多数孕妇更需要丈夫的关爱，更需要夫妻之间真诚地交流以及相互理解。

3. 紧张备战的家庭变化

随着分娩进程的临近，家庭成员也越来越紧张地积极准备着这个时刻的来临。孕妇会带着丈夫购置新生儿衣物、床铺，装饰房间，商议月子期间新生儿照顾问题，是否需要月嫂等，尽可能为新生儿出生做好准备。有些丈夫可能会觉得这些准备有些过早，因为他还没有真正意识到孩子即将来临的事实。而与此同时，家庭内长辈们也会踊跃参与到准备工作中去，依据传统的观念及既往的经验，做一些准备。对于分娩方式及产后照顾等问题，长辈们也会提出自己的看法。这时才是对原有夫妻双方"小家庭"结构的真正挑战。由于两代人成长的背景、价值观等差异，在家庭"备战"过程中面对问题时，难免出现不和谐的声音，需要家庭内部进一步的沟通、理解和尊重。

二、宫内胎儿的关怀实践

（一）孕早期的关怀实践

1. 调理生活，避免影响胎儿发育的危险因素

健康的父母是孕育健康胎儿的基石。但由于孕早期胎儿尚不稳定，对外界环境的刺激较为敏感，因此这个时期应避免外界刺激，保证母婴健康。助产士应当指导孕妇构建安全的内、外环境。孕妇应保持良好的生活卫生习惯，穿舒适的衣物和鞋子；建立健康的生活方式，保证充足的休息与睡眠；适当运动有利于促进血液循环，增强心、肺功能，放松心情，增进食欲，促进睡眠，但应避免压力过大、高度紧张或强度过大的运动。助产士应指导孕妇避免一些孕期危险因素，如避免性生活、各种感染，少去空气不流通的公共场所活动，避免服用药物及接触有毒物质，定期产检等。

2. 供给营养，提供胎儿生长的肥沃土壤

均衡的营养是奠定胎儿健康成长的基础，但是由于早孕反应的出现，孕妇的营养摄入受到影响，从而加重孕妇对胎儿健康的担忧和顾

虑,影响其情绪。因此,助产士应首先指导孕妇正视早孕反应,把它作为是胎儿采用特殊方式提醒其要做母亲了。

助产士可指导孕妇及其家人调理均衡的饮食。食物的基本组成主要有三个要素,即卫生、营养、美感。其中,美感(色、香、味等)满足感官享受的需要,与食物的卫生、营养息息相关,缺一不可。孕妇由于生理和心理的特殊需要,对食物的卫生、营养、美感要求更高。若胃口不适,无法食用太多的东西,孕妇也不需过于担忧,因为孕早期胎儿很小,需要的营养不多,可以在呕吐后吃点爽口的绿叶蔬菜和平时喜欢的水果,也可食用清淡的汤粥类,帮助维持所需营养。解决孕吐最好的办法是消除思想顾虑,适当调整饮食。孕早期是胎儿脑神经发育的关键阶段,加上孕妇食欲减退,食用适量的干果对胎儿发育及调理孕妇的心情也都是不错的选择。

3. **舒缓情绪,拥抱胎儿健康的温暖阳光**　"妊子之时,必慎所感,感于善则善,感于恶则恶"(西汉·刘向《烈女传》)。古籍中记载孕妇的情绪会影响胎儿心灵乃至人格的构建,同样也适用于当今社会。平和的心态能够保证宫腔内充足的氧气供应,有利于胎儿的健康成长。孕妇应克服激素变化的影响,减少担忧,维持健康的心态。

若出现早产现象,应了解是多方面因素综合作用的结果,孕妇应积极面对,通过各种措施保证自身安全。即便出现流产的情况,也应以积极、正面的心态坦然接受。孕妇应学会认识"胎儿在子宫里不断长大直到出生是一个非常美丽的过程",学会去感受、享受并迎接初为人母的角色转变,主动积极地应对孕早期的变化,包括难以忍受的早孕反应。珍惜自己现在所拥有的一切,更加乐观、积极、健康地面对。助产士可以指导处于孕早期阶段的孕妇通过阅读、手工活动、与朋友聊天等方式保持心态平和,舒缓情绪,让自己心情平静,进而促使胎儿快乐、平静。

4. **家庭关怀,充分利用强大的后盾支持**　家庭是最温暖的港湾。在整个孕期,丈夫的行为、情绪变化,会直接影响孕妇的情绪,进而影响胎儿的健康。一个对孕妇的访谈研究显示,孕妇普遍表示来自丈夫的支持和理解是自己能够度过妊娠期的最大动力;但在孕早期,丈夫往往并没有意识到和担负起自己的责任。因此,当确定怀孕后,家庭成员尤其是丈夫应与孕妇一样,从心理上、行动上去主动地接受新生儿的到来,并参与到整个孕育的过程中,这样才能帮助孕妇完成孕期心理发展任务,实现对母亲角色的认同。同时,科学规律地安排生活,采取健康的生活方式,根据孕妇的需求调配营养,尽可能避免影响胎儿及母体健康的危险因素。家庭成员应对孕妇应有足够的关心和宽容,多多陪伴,但也应避免使孕妇产生过度的优越感,以免滋长娇气、任性。

(二) 孕中期的关怀实践

1. **胎教指导,开启人生之门**　德卡斯伯和斯潘斯的"帽子里的猫"研究表明,新生儿能够记住他们胎儿期听觉经历过的特定事物。有关语言知觉的研究还发现,与其他人的声音相比,新生儿更喜欢母亲的声音。听力的发展对新生儿情感、智力、社交能力及日后语言及沟通能力的发展具有重要的影响。孕中期正是胎儿学习、探知世界的一个关键时期,胎儿的各种认知能力迅速增强,在子宫内喜欢妈妈讲故事、放音乐、轻轻触摸等。当然,胎儿最喜欢的是妈妈随时将一切美好的事物用心地讲给他听。而这一切就是胎教的开始,能够开启新生儿的人生之门。

胎教的方式多种多样,内容丰富,但本质是一致的,那就是以爱和耐心为出发点。助产士可以指导这个时期的孕妇选择自己喜欢和适合自己的方式进行胎教。

（1）音乐胎教：音乐能够深入灵魂，激发人们对美好的向往，净化心灵。孕妇聆听舒心的音乐后，刺激其神经系统分泌多巴胺——称为"幸福"的神经递质，并将这些美好的信息传递给腹中的胎儿，胎儿也会随之受到深深的影响，并把这些美好的记忆留在潜意识中，对今后一生产生长久且深远的影响。胎教音乐应选择优美、宁静的轻音乐，播放音乐前，孕妇需要放松并告诉胎儿，不宜戴耳机，音量不宜过大，时间为5~15分钟，从而促进母子的情感交流。在听音乐过程中，孕妇一定要用心感受，随着音乐去联想美好的事情，将这种情绪传递给胎儿。

（2）情绪胎教：胎儿在母亲体内能够敏感地感受到母亲情绪的变化。因此，情绪胎教应当贯穿整个孕期过程。孕妇应学会控制自己的情绪，保持心情平静与舒畅。当情绪出现起伏时，寻找一些方式安抚自己，如听音乐、撕小纸条、做手工、孕妇瑜伽、冥想等都是不错的选择。

（3）生态胎教：当孕妇置于自然环境中，宫内胎儿获得充足的氧气供应，能让母婴同时感受到愉悦。生态胎教，又称环境胎教，是指将崭新的生态知识和生态智慧传递给孕妇，通过莺飞草长、鸟啼蝉鸣之类的自然景色，让孕妇感受人与自然之间的平和氛围，认识大自然良好的生态环境是产生真、善、美生命状态的源泉。孕妇应尽可能地走进自然生态环境，让孕妇和胎儿一起亲近自然。例如，踟蹰于田野或漫步于公园时，孕妇感觉小草发出的轻柔呼吸声的同时，胎儿是否能够同时感受大自然的美好。

（4）对话胎教：世上语言有千万种，声音种类数不胜数，但母亲的声音是胎儿最熟悉的声音。刚降生的新生儿哭闹不止时，听到母亲的轻声安抚，便容易平静，说明"母亲声音"对新生儿的影响。父母对胎儿的态度都会被其听到，因此应养成随时与胎儿对话的习惯，内容不限，可以是亲切的问候、美好的祝福，甚至是每天生活、工作、学习中的琐事，还可选择一些童话故事等，同时可配合轻轻地抚摸。通过对话、触摸等与胎儿互动，让其感受到父母的浓浓爱意。在妊娠4个月后，胎动出现，孕妇还可以通过轻拍腹部的方式与胎儿交流。但是要适度，若有流产、早产等征象者不宜抚摸、拍打腹部等。

【知识拓展】

斯瑟蒂克的奇迹

美国的斯瑟蒂克夫妇用"子宫对话"的方法，把爱传递给胎儿，先后培养出4个天才儿女。大女儿5岁时，便从幼儿园直接升至高中一年级，10岁便成为当时全美最年轻的大学生；二女儿12岁进入曼达雷茵大学；三女儿11岁时已是高中三年级的学生；最小的女儿4岁时便已在家中学习小学高年级的课程……4个孩子的智商均在160分以上，都进入了仅占全美5%的高智商人士的行列。胎教成功的秘诀就是爱和耐心。胎教，不是为了生一个"天才儿童"，而是让孩子今后的人生过得更加幸福和有意义。

孕中期胎儿生长发育速度增快，应时刻监测胎儿各项生长发育指标，如宫高、腹围、体重、胎儿双顶径等。助产士应教会孕妇及其家庭成员做好家庭自我监测，如监测胎动、胎心和体重。教会孕妇胎动自测法，坚持每日自数胎动，如出现异常应及时就诊，以便进一步诊断及处理。

2. 调理生活，科学育儿 妊娠4个月以后，孕妇食欲逐渐恢复，加之为满足胎儿需求，孕妇需大量补充各种营养来补偿孕早期对新生儿的"亏欠"；而在我国，女性怀孕后成为家庭的核心，受到重点保护，运动量明显不足。营养过剩，运动不足，容易导致孕期体重增加过多。目前我国孕妇孕期体重超标的情况非常严重，对母体及胎儿产生严重不良影响，如增加妊娠糖尿病等并发症的危险性。因此,助产士应指导孕妇科学补充营养,并适当运动,这在一定意义上也属于胎教的内容,称为"营养胎教"。因为胎儿的味觉在孕中期已开始发育,因此新生儿"挑食"的习惯在妈妈子宫内已经开始了。

孕妇应合理摄入均衡的饮食。除保证蛋白质、维生素、糖类、矿物质摄入外,还应特别注意摄入含钙与铁丰富的食物。建议孕妇每天喝一杯牛奶,多吃海鱼类、虾皮等,这对补钙有益;多摄入绿色蔬菜和动物肝、血等能补充铁的食物,预防孕中期生理性贫血。当然,脂质的摄入对促进胎儿脑及神经发育非常重要,应适当摄入芝麻、花生、核桃等富含不饱和脂肪酸及维生素 E 的食物。在均衡膳食的基础上,孕早期孕妇平均每周体重增加 0.5~2kg,孕晚期体重增长速率根据孕前 BMI 的不同而不同。

世界卫生组织提出"人类健康四大基石"理论:合理膳食、适量运动、戒烟限酒、心理平衡。孕中期相对平稳,孕妇可根据身体情况适当运动。适量的运动不仅能够缓解身体不适,有利于稳定情绪,还有助于胎儿发育。运动形式是多样的,适宜的运动形式包括散步、快走、游泳、孕妇瑜伽等。孕妇运动时应以安全为重,以感觉舒适、无身体不适感为宜。针对孕前不同运动习惯的孕妇,相应的运动起点也应不同。

对于孕前不锻炼的孕妇,可先从每周 3 天、每天 15 分钟的低强度运动开始,逐渐增加运动强度和运动频率至每周 4~7 天、每天 20~30 分钟,避免运动强度突然增大。对于孕前有高强度有氧运动习惯的孕妇,可与医生或助产士商讨随着孕期进展这些运动方式是否需要适当的调整以及如何进行调整。肥胖孕妇应养成健康的生活方式,包括正确的饮食调整和适当的身体运动,从低强度、短周期的锻炼开始,逐渐提高运动强度和运动时间。

尽管运动锻炼对于妊娠期妇女具有诸多好处,但孕妇需要监测自己的运动强度并听从专业人员的建议,确保没有过度运动。长时间的运动应确保运动环境适宜,必要时可在空调环境下活动,并注意水分和能量的补充,避免饱食后立即锻炼。同时应注意,并不是所有情况均适合进行孕期运动锻炼。孕妇出现某些情况绝对禁止进行运动锻炼,如严重的心血管系统、呼吸系统、泌尿系统疾病;严重的甲状腺疾病;有流产或早产的风险;宫颈功能不全或宫颈环扎术后;重度贫血;胎膜破裂等。

3. 家庭支持,全程参与 养育下一代是全家人的幸福。因此,随着胎儿发育,胎儿开始能够感受家庭环境的影响,感受家庭的氛围,如胎儿喜欢女性温柔而自爱的声音,容易偏爱母亲的声音。但音频过高的声音也容易让胎儿产生烦躁反应。同时,丈夫应当积极承担父亲角色的责任,并参与到育儿的过程中来,如陪伴妻子定期进行产科检查,关注胎儿成长,承担力所能及的家务;多与胎儿交流、互动,陪伴妻子到户外散步。丈夫的参与既能帮助孕妇调理情绪,有利于双方亲密关系,也有利于营造温馨、和谐的家庭氛围,对胎儿的健康成长至关重要。

(三)孕晚期孕产妇的关怀实践

1. 严密监测,保证安全 分娩前,保证胎儿安全、顺利分娩是第一要务。助产士应指导孕妇严格遵医嘱、定时进行产检。这一时期不仅监测胎儿生长发育情况,同时监测有无妊娠期并发症(如妊娠期高血压疾病、胎膜早破等)的发生。此外,还应定期监测胎盘功能,及时发现并纠正胎儿宫内缺氧。

做好孕妇及家庭成员的自我监测。助产士应教会家庭成员听胎心音,教会孕妇胎动自测法,因为胎动能够间接反映胎儿安危,具有重要意义。自孕 30 周起,坚持每日自数胎动,确认胎儿健康状况。若出现胎动减少提示可能有宫内慢性缺氧,及时就医。

指导家庭成员使用胎心监测仪听胎心,每日1次,每次至少1分钟,胎心正常值为110~160次/min。合理补充孕期营养,避免过度疲劳,保持情绪平稳,积极预防早产的发生。

2. 继续胎教,延续快乐　　不断成长的胎儿对孕妇及其家庭成员的表现"监督"得更严密了。因此,家庭良好的氛围、家庭成员间和谐的关系、父母平稳的情绪、舒适的居住环境等因素均可影响胎儿未来品性的塑造。此时胎儿的理解力、记忆力、感知能力都明显提升,因此更应持续关注胎儿,促使其与孕妇产生更多的共鸣,延续母亲的爱。

3. 调理生活,促进舒适　　由于胎儿较易受到母体影响,孕妇更应建立良好的作息习惯。早睡早起,保证充足睡眠。由于孕后期体形不便,孕妇睡眠容易受影响。孕妇睡觉时垫高足部,有利于减轻压迫、水肿,促进舒适,改善睡眠。而安全活动幅度较小的运动既有利于促进消化,减轻胃部不适症状,也有利于促进睡眠,进而促进阴道分娩。因此,孕妇需主动采取各种方法调适生活,去除不适,保持良好的心情。

4. 做好准备,迎接新生命　　做好分娩准备是最重要的,包括心理、生理、及物质准备。多数孕妇,尤其是初产妇,缺乏分娩相关知识,以及对分娩疼痛和不适的错误理解,对分娩过程中自身及胎儿安全的担忧,从而产生焦虑和恐惧心理,而这些问题往往影响产程进展及母婴安全。助产士应指导孕妇正视分娩,调节情绪,遵从医生的建议,消除不必要的担心。助产士可以教会孕妇促进分娩的相关技巧及镇痛方式,帮助孕妇树立信心,保证充足的休息和丰富的营养,促进自然分娩。助产士应指导孕妇知晓"分娩疼痛是一种自然疼痛,是幸福的疼痛,难忘的疼痛"。正是由于经历了疼痛,才成就了一位伟大的母亲。除此之外,助产士指导了解分娩相关内容,包括识别先兆临产、物品准备、运动及分娩技巧准备等。

5. 家庭支持,理解与尊重　　新生儿是人们温情和怜爱的汇聚点。所有人都沐浴在迎接新生儿的喜悦之中。新生儿是爱的源泉,所有与新生儿有关的话题都与爱有关。因此,无论孕妇与家庭成员间的意见有何不同,牢记所有人的出发点都是基于对新生儿的爱。

在平衡家庭关系时,基本的原则是相互理解和尊重。而丈夫在家庭关系的平衡中起着关键作用。家庭成员应一起给予孕妇充分的支持和理解,帮助孕妇保持良好的心情、稳定的情绪,以利于胎儿的生长发育。丈夫还应充分理解孕后期出现的常见不适症状(如腿部水肿、腰背部疼痛等),给予无微不至的关怀及安抚,促进和谐的家庭氛围。

【心灵驿站】

温柔分娩

"如果孩子被温柔地带到世界上来,那他就会非常温柔,如果世界上的孩子都是温柔的,就会创造一个温柔的世界。"

——国际著名温柔分娩导师芭芭拉·哈珀

第二节　新生儿关怀

胎儿在母体内经过漫长的孕育过程,最终脱离母亲的子宫,成为一个新的生命,迈出走向独立的第一步。这个充满了新奇的全新世界深深吸引着新生儿,同时他又对外界丰富的感官刺激怀有恐惧。新生儿要学习各种知识来完善自己,构建其独特的性格与心灵。新生儿好像在对整个世界说:"我要征服你!"只有外在环境对新生儿具有吸引力,让新生儿喜欢这个世界时,他才会产生这种征服的欲望,而这种欲望正是新生儿生命发展的标志。

就像蝴蝶的生长过程一样,不论是外形还是生活习性,蝴蝶和毛毛虫都不相同,可是蝴蝶的美丽取决于幼虫的形态,而不是对其他蝴蝶的模仿。于是,人们说:"成长就是一个不断再生的过程。"

一、新生儿的需求与关怀

(一)新生儿的生理需求与关怀

1. **生命的新起点:柔弱而顽强的生命力**　新生儿出生之后,全身各器官的发育还未完成,如运动神经系统没有被磷脂所覆盖,无法完整传递大脑发出的指令,新生儿身体还处于反应迟钝的阶段;新生儿体温调节功能和适应环境能力较差;呼吸系统发育尚不完善;消化系统发育尚不成熟,容易发生吐奶、溢奶等。新生儿这个小生命脱离母体子宫后,来到充满各种刺激和挑战的全新世界,显得特别娇嫩而柔弱;但新生儿已具备一定的味觉、触觉和温度觉等感知觉,他渴望探知世界,不断地适应刺激,展现其顽强的生命力。

伟大的生物学家 J. H. 法布尔曾说过:各种生物都应感谢母爱为其生存提供的保护。如果逃避灾难仅仅依靠生存技能,在具备这种生存技能之前又应如何保护自己呢? 就如虎仔生下来没有牙齿,小鸟孵出来没有羽毛。为了保护物种的延续,首先需要父母为不能自卫的幼仔提供保护。因此,物种延续的主要原因是成年个体对新生儿的爱。

2. **无微不至的照护:温情和怜爱的汇聚**　新生命来到世间的那一刻即会唤起父母对他们的爱。这种爱使母亲喂养她的新生儿,给他们温暖和保护;这种爱确保了新生儿的生命安全和健康。

(1)模拟"母体子宫"促进舒适:新生儿出生后,在温度、光线和噪声等环境方面不应与出生前出现太大的变化。出生前,新生儿在母亲子宫里的环境是相对安静和黑暗的,并且温度恒定。出生后,应将新生儿安置在光线柔和、温度恒定的环境中,并逐步变化到与外界相同。新生儿使用的衣物和尿布等宜选择柔软、吸水性好、浅颜色的纯棉布料,衣服式样简单,宽松且接缝少,避免摩擦皮肤,并便于穿脱。包裹新生儿不宜过紧,或用带子捆绑,以便其四肢能自由伸屈。同时,应预防各种感染,严密监护新生儿,避免窒息等意外的发生。

触摸和移动新生儿应该遵循严格规定。可用包被抱起新生儿,动作要轻,避免突然抱起和放下的动作,以免新生儿受惊吓或伤害;不应突然将新生儿置于水中洗澡,致使新生儿受到过度刺激。在日常护理中,应将母亲和新生儿看作一个可以相互交流的整体,母亲能够给新生儿一种无形的力量,这种力量能够帮助新生儿逐渐适应外部世界。

(2)甘甜的乳汁是最理想的美味:新生儿出生后,只不过空间位置发生改变,母子的联系是切割不断的。新生儿出生后,母乳喂养成为母子之间联系更为紧密的形式,是任何一位母亲与生俱来的哺育新生儿的天性。母乳是新生儿最好的天然食物和营养来源,是任何食物所不能比拟的,只有母亲的乳汁才能最大限度地满足新生儿的生长需要。

研究显示,母乳喂养可降低新生儿肠道和呼吸道感染的患病率,减少由牛奶或其他食物引起的过敏反应,并有助于降低儿童期肥胖、心血管疾病的发生率。母乳喂养还能明显增强新生儿的安全感,有助于提高其情感交流水平。哺乳同时也有利于产妇子宫恢复、减少子宫出血,并可加速体重恢复至产前状态,还可降低围绝经期乳腺癌和卵巢癌的发生风险。

母亲应树立母乳喂养的信心,循序渐进,做到科学喂养。母乳喂养应尽早进行,实行"三早"原则,早接触、早吸吮、早开奶;并且注意喂养的姿势、时间,防止新生儿吐奶;做好乳房的清洁与护理,防止乳头皲裂。关于母乳喂养的要点:①观察新生儿喂养量,若足够,应每天更换纸尿裤 6~8 次,排便稳定,体重持续增加。②如果起初喂哺新生儿有困难,不必紧张,这时需要耐心和练习,从助产士或哺乳顾问那里获得帮助。③喂哺过程中不应让产妇感觉疼痛。如果产妇感觉疼痛,可以将示指放在乳房和新生儿的牙龈之间以松开吸吮的乳头,然后重新含接。④新生儿出生后最初 24 小时内应该喂哺 8~12 次。不需要遵守严格的时间表,每当新生儿表现出饥饿迹象时,诸如咂嘴、活动增多、找寻产妇的乳头,即应进行喂哺。每 4 小时内至少应该喂哺一次,如果有必要,即使新生儿在睡眠中,也须轻柔地唤醒进行喂哺。⑤确保舒适。喂哺可能需要长达 40 分钟,产妇应选择一个舒适姿势进行喂哺。⑥保持饮食健康均衡,多喝水,多进食。限制乙醇或咖啡因的摄入,因为其成分易进入乳汁。

如果由于各种原因导致不能完全母乳喂养,可以适当添加配方奶粉或其他代乳品喂养,甚至进行完全人工喂养。然而,选择采用配方奶或母乳喂养新生儿是一项个人决定。虽然研究表明,母乳喂养对新生儿更健康,但在做出此项决定之前,还必须考虑产妇自己的健康状况、便利程度及各种其他因素。配方奶喂养可以更容易地掌握和控制喂食量,同时不必限制产妇的饮食。如果母亲选择采用配方奶喂哺新生儿,需要注意:①准备配方奶时,请务必遵循标签上的指导说明;②全新奶瓶需要消毒杀菌;③每隔 2~3 小时喂哺一次,或者是在新生儿哭泣表达饥饿时喂哺;④弃置任何在冰箱外放置超过 1 小时的配方奶,以及新生儿未喝完的配方奶;⑤配方奶存放在冰箱中不应超过 24 小时;⑥小心加热,微温的配方奶更适合新生儿;⑦根据正确的喂哺姿势,以半直立的姿态将新生儿抱在怀里,头部给予稳定支托进行喂哺。

另外,正确指导产妇选择合理的喂养方法。母乳喂养新生儿出生 2 周后应补充维生素 D,适当补充富含维生素 K 的食品。

(3)合理的刺激促进感知觉发展:对新生儿的健康,传统观念只从身体、卫生方面考虑,新生儿通常被隔离起来,单独放到一个房间里,犹如患病了一样。其实新生儿出生后就具备视觉、触觉,听觉和味觉等感知觉功能,新生儿的感觉器官——眼(视觉)、耳(听觉)、鼻(嗅觉)、舌(味觉)以及皮肤(知觉)是以心理反射行为来代替语言的。

Heidelise Als(1982)提出了感觉统合发展理论,描述新生儿各系统的协同发育,包括自主系统、运动系统、意识状态系统、注意力互动系统以及自我调节系统。各个系统的发育与新生儿各器官及功能的发育有关,这些内在系统相互影响,同时也受环境影响。

巴甫洛夫曾说过:"如果在新生儿出生的第三天对他进行教育,那就迟了两天了"。新生儿出生以后,有些家长为了新生儿的舒适,将其置于一个非常安静的环境中。其实,人类胎儿早在怀孕 23~25 周就对声音有生理上的反应,从孕 28 周开始听觉就已经形成了,胎儿已习惯了周围嘈杂的环境,突然周围安静不利于新生儿听觉发育,限制了新生儿对新环境的认知。因此,新生儿的环境应尽量与母体的环境近似,须保证新生儿在这个环境里可以获得保证其正常发育的各种刺激。新生儿出生的第 1 个月是感觉系统发育的关键时期,视觉、听觉、味觉、嗅觉、触觉的刺激非常有必要。

1)为新生儿的成长创造丰富的视觉环境:研究显示,新生儿和婴幼儿偏爱的刺激包括人的正常面孔、活动的刺激物、鲜艳的颜色、明暗对比鲜明的图案等。因此可把这些刺激作为给新生儿创造丰富视觉环境的良好参照,如床上方悬挂色彩鲜艳、能发出悦耳声音的摇铃、吊琴等,还可悬挂父母放大的照片,创造丰富的视觉环境。

2)为新生儿创造有声的世界:研究显示,出生后新生儿就可以分辨出母亲的声音。适当的声音刺激可促进新生儿听力发育。如提供轻柔、有节奏的音乐,为新生儿带来安全感。最好能与新生儿说话、聊天,特别是母亲的亲热话语,会使新生儿感受到初步的情感交流。

3）触摸、抓握练习:研究显示,在子宫内的胎儿被温暖的羊水包围着,被羊水持续温柔的震动所抚触着。因此,出生后应培养新生儿进行触摸和抓握的练习。尽量让新生儿接触各种不同质地、形状的东西,如硬的小块积木、塑料小球、小摇铃、毛绒玩具等,以丰富新生儿触觉体验,锻炼手的抓握技能。

4）新生儿抚触:研究显示,新生儿抚触有利于新生儿各个系统的发育,并对新生儿神经系统发育起重要作用,有利于母子情感交流等。新生儿抚触最初应由专业人员指导,注意避免对新生儿皮肤、关节等产生损伤,鼓励父母参与,并帮助父母寻找最适宜的方法。

(二)新生儿心理需求与问题

1. 心理需求:无限的未知世界

(1)探知世界的渴望:新生儿的出生是生命的一次跳跃,是生命的新起点。心理学家发现,新生儿出生 3 小时后就具有丰富的心理活动。新生儿在成人看来好像并不成熟,甚至都无法移动一下身体,肢体功能也较差,所以几千年来,人们一直忽视新生儿真正的创造力和潜能。而襁褓中新生儿的内心力量远超过我们的想象。

出生不久的新生儿只能平躺来保持身体的平衡,因此新生儿只能看到自己身体上方的空间环境,并从中得到最初的感、知觉印象。心理学家设计了相关实验,在新生儿床的上方,用绳子悬挂一只彩球或其他晃动的物体,以分散新生儿的注意力。新生儿会盯着眼前不断晃动的物体,并渴望抓到环境中一切事物。这一现象表现出,新生儿渴望去探知世界的每一份欣喜,因此需要为他们创造机会去感知。

(2)无意识的出生恐惧:"出生的痛苦之旅"通常被认为是对母亲而言的,很少有人意识到新生儿在这个旅程中的痛苦。心理学家认为,新生儿无法表达自己承受的痛苦,因此只能通过啼哭来表达其痛苦旅程的结束。现代心理学家用"出生恐惧"一词来描述新生儿心理生活这一重要而决定性的时刻。

新生儿突然来到这个陌生的世界,环境与其之前的环境(子宫)完全不一样。新生儿必须适应新的环境,而无法用语言描述这一艰难的适应过程。我们所讨论的是一种潜意识的恐惧。新生儿潜意识里对分娩的痛苦是有意识的,对陌生的世界也充满了莫名的恐惧,我们必须帮助新生儿适应外部世界。刚出生的新生儿洗澡,他们也有"抓"的动作,好像害怕自己掉到地上一样,这是一种原始反射(拥抱反射),是对恐惧的一种反应。现代心理学家认为,因为新生儿正在忍受精神饥饿,所以才啼哭不止、烦躁不安、愤怒不已。正是因为心理上的无助,使新生儿感到孤独、寂寞。

蒙台梭利说过:"对于来自体内或体外的一切刺激,由于缺乏语言表达能力,新生儿常以哭闹的形式来表示自己的不适或要求,父母要掌握新生儿哭的规律,仔细检查,查明原因,及时处理。"

(3)皮肤饥饿与依恋:在母体宫腔内,胎儿在羊水的包围之中。随着母亲的动作变化,胎儿皮肤与羊水发生摩擦,这种摩擦就是羊水对皮肤的接触,是对皮肤感受器的良性刺激。新生儿娩出后,失去与母体胎盘的联系,皮肤也失去了羊水的浸浴,此时若尽早开始肌肤接触,如母亲的搂抱、轻拍和摇晃,一般能够缓解新生儿的皮肤饥饿。

母子之间有一种与生俱来的天然联系,心理学上称之为"依恋"。依恋关系是指新生儿与父母等抚养者之间建立的一种特殊的情感联系纽带。肌肤接触才是依恋形成的主要因素。新生儿一出生,首先接触到的就是自己的父母,早期亲子关系是新生儿降临于世后,最初的,也是最重要的人际关系。新生儿出生后,不仅要给予其食物的满足,还要及时地给予其爱的抚慰与触摸。良好的早期依恋是新生儿健康成长的基础,对新生儿的心理发展具有不可忽视的作用,母亲温暖的怀抱才是新生儿最好的成长港湾。

"袋鼠式护理"(Kangaroo mother care,KMC),或称"皮肤接触",指在新生儿出生后不久将其裸体放在母亲或父亲裸露的前胸进行持续性的皮肤接触,仅仅用一块尿布、一顶帽子,用母亲的衣服或毯子,将新生儿一起包裹着,就像他在子宫里一样与母亲亲密接触。这种皮肤接触类似有袋动物(比如袋鼠)照顾他们的刚出生的婴儿。母亲在接触的同时,可以凝视婴儿,抚摸他们,与他们交谈、给他们唱歌等。最初的袋鼠式护理是1979年在哥伦比亚暖箱缺乏的情况下,通过这种简便易行、费用低廉的方法来代替暖箱。之后的随机临床试验中发现,"袋鼠式母亲干预"在照顾低出生体重儿中是安全的,与标准暖箱中的早产儿相比没有增加死亡率和发病率。研究显示,袋鼠式护理可改善体温调节,促进氧合,增加深睡眠,增进与父母的联结,减少哭闹。

【知识拓展】

有温度的爱:袋鼠式护理

袋鼠式护理(Kangaroo mother care,KMC)首创于20世纪70年代晚期的哥伦比亚,作为低体重儿护理的替代方法而被应用。当时,在那些贫穷落后的国家,没有现代化的新生儿保暖措施和监护系统,可是人们发现只要产妇每天抱着新生儿,和他们尽可能多的皮肤接触,不但使新生儿的存活时间长,而且生长发育的指标都良好。就这样,袋鼠式护理法应运而生。随着进一步研究,父亲也能替代母亲实施袋鼠式护理。

早产儿由于在母体内待的时间不够,无法从孕期急速生长的最后几个月中充分吸收养分,导致各个脏器功能尚未发育成熟,因而出生后要为他们提供一个类似母体的宫内环境和特殊的生命支持系统,以满足生长发育的需要。

袋鼠式护理法特别适合28周以下出生的早产儿、体重小于2 500g的足月小样儿及患病足月儿。早在2003年,世界卫生组织颁布了袋鼠式护理的实施指南,指南建议应在新生儿生命体征稳定后尽快开始。

袋鼠式护理可以促进生命体征的稳定,促进母乳喂养的成功,有利于新生儿智力和情感的发育,并且还可以缓解母亲的焦虑和产后抑郁的情绪,同时大大缩短早产儿的住院时间、节省住院费用。这种模式对于早产儿及其家庭来说非常有益。

2. 决定一生的教育

(1)挖掘潜力,构建心灵:新生儿关怀过程中最大的敌人是无知。我们常注重物质世界的探索,却对人类的精神世界知之甚少,对新生儿内心潜藏的创造力更是一无所知。改变和推动世界正是新生儿来到这个世界的目的所在。在特定敏感期内,新生儿通过感、知觉不断发展,了解和发现世界。其感、知觉的不断成熟,使新生儿频繁地与外界交流,这种能力随着每一次的努力不断提高。无论环境如何陌生,新生儿能够从环境中找到感兴趣的东西,就像海绵一样,饥渴地从周围环境汲取水分和营养,新生儿学习到的东西成为构建心灵的重要基石,成为他个性的一部分,并永远存在他们头脑之中,留在潜意识里。

梅尔佐夫和摩尔的新生儿模仿试验发现:新生儿在安静觉醒状态,注视人脸的同时,还具有模仿面部表情的奇妙能力。当和新生儿对视时,他常会学习模仿你的面部动作和表情,如张口、哭泣、悲哀、生气等。

新生儿所具有的认知能力远远超过我们过去的认识。视觉能力、听觉能力和模仿能力都属于新生儿的交往能力。新生儿声音分辨试验发现,虽然他们不会用言语表达,但却具有分辨能力,这种分辨能力接近成人水平。另外,新生儿似乎对母亲的声音很着迷,这时母亲的语言教育显得至关重要。语言学家将新生儿开口说话前的阶段称为"前语言阶段",认为哭是新生儿的初发声。因此,父母应该意识到其强大的认知学习能力,并在这一敏感期充分挖掘潜能,有利于构建健康的心灵。在新生儿觉醒时,积极和新生儿交流;在新生儿哭闹时,要努力分析其中的原因,对新生儿的需求给予满足。培养新生儿的交流能力和模仿能力应做到以下两点。

1）交流时面部表情要丰富:在新生儿觉醒时,与新生儿相互注视,父母应多与新生儿说话交流,为他提供尽可能多的模仿机会,促进其模仿和交流能力的发展。

2）多开展互动的模仿活动:和新生儿说话时要注意节奏,放慢语速,甚至像唱歌一样和新生儿说话,不断重复自己的每一句话和每个动作,以方便新生儿清楚地观察和模仿。在与新生儿交流时,父母还可有意模仿新生儿的反应。父母与新生儿之间这种相互呼应的交流方式,可以更好地调动新生儿模仿的积极性,吸引新生儿更加密切地注视父母,并对父母的对话与行为产生回应。

心灵的构建,最重要的并不是丰富的物质基础,而是一种来自父母的无私的关怀和爱护。父母的关怀和爱护,就像滋润新生儿心田的阳光和雨露一样,为新生儿的心灵提供养分。个体心理发展是一个由量变到质变、不断矛盾的发展过程,也可以说是一个阶段性的过程,这一阶段的发展为下一阶段的发展打下基础。新生儿心灵的构建是其以后发展的基石,而在刚出生的早期阶段,父母对新生儿的心理发展就起到了重要的作用。

（2）充分的母爱与怀抱,抓住关键期给新生儿安全感

1）重视"敏感期"中的母婴接触:唐·沙桐医生对新生儿的试验表明,新生儿出生后15分钟的母婴肌肤接触对新生儿影响很大,这种影响甚至延续到了2年以后。因为新生儿从母体来到世上,对外界的刺激尤为敏感,出生后应立即进行肌肤接触,通过母亲的抚慰和拥抱,让新生儿尽快感受到母亲的温暖和爱。同时,母亲与新生儿的早期接触能激发母亲对新生儿的关注和爱,使母亲尽快进入角色,熟悉新生儿,从而建立良好的亲子关系。

2）经常保持母婴间亲密的身体接触:新生儿非常需要母亲温暖怀抱所带来的无条件的、充分的爱和安全感,肌肤接触所带来的安慰感是"爱"最重要的元素。因此,新生儿和母亲应经常保持身体肌肤接触。心理学家认为,母乳喂养的必要性不仅仅是从营养的角度而言,而是在母乳喂养的过程中,让新生儿可以躺在母亲的怀里,吸吮乳汁,感受温热的胸腔,体验绝妙的触觉感受,实际上是对皮肤饥饿的满足。

母亲的抚摸对新生儿来说也是一种触觉的享受。研究显示,父母身上的舒适味道为新生儿提供了持续的熟悉的嗅觉环境,当父母照护新生儿并对其做皮肤接触护理时这种味道更加强烈。加之父母的体香或母亲哼唱的小曲等使新生儿沉浸在一个舒适、安全、惬意的氛围中,这可使新生儿安静,从内心感觉到安全。安全感是新生儿健康成长的关键,具备了安全感,新生儿就能积极地认识这个新世界。安全感与信任感又是形成健全人格的基础,因此家庭成员应尽可能多地搂抱新生儿,满足其皮肤触觉的需求,尽量避免新生儿感受皮肤饥饿。

（三）新生儿家庭需求与关怀

1. 家庭重心偏移　随着新生儿诞生,真正进入家庭,原来家庭的平衡将被打破,会出现短暂的混乱局面。大部分家庭成员会将所有的关注全部聚焦到新生儿的身上,同时导致产妇容易感到被忽略。作为新生儿的母亲,刚刚经历了分娩,身心疲惫,需要关爱,可是家庭重

心偏移到新生儿身上,导致其心理不适。作为一个新手母亲,面对这个嗷嗷待哺的新生儿,有太多的事情需要做,经常手忙脚乱,加上在育儿的认识上与其他家庭成员之间的意见冲突,会造成产妇很多困扰。

研究发现,对于那些刚刚当上父亲的人来说,他们的压力主要来源于工作需求与家庭责任之间失衡感。社会学家将这种努力去满足两种角色的需求但又很难同时兼顾的经历称为角色冲突。刚刚成为父亲的角色,被期望能够给予他们的妻子更多的支持,这包括实际的支持和情感的支持;但与此同时,人们希望他们能够通过积极的工作来满足不断增长的家庭经济需求。某项研究发现,大部分初为人父的男性对他们的工作和职业显得更认真,甚至更积极进取。

家庭其他成员应积极参与到新生儿的照护中,传统育儿观念可能与年轻父母的观念冲突,一些小的分歧可能会引发家庭紧张的气氛,甚至矛盾。因此新生儿期对于整个家庭来说,是原有平衡的破坏,重新建立新的平衡关系的关键时期。

2. 家庭平衡的重新构建 新生儿出生后,家庭关系在重新寻找平衡的过程中应学会沟通和换位思考。曾有一位母亲说:"新生儿的降临,身份升级为母亲,父母升级为祖父母,大家重心偏移了。其实,大家都希望对方能够多理解自己,于是意识到应作出改变,学会换位思考。当意见不统一时,学会与丈夫、其他家庭成员耐心地沟通,把自己的想法说出来,问题便都迎刃而解了。"在这个特殊时期,家庭成员应多沟通,积极照护新生儿,理解关心产妇。

一方面,作为家庭支柱的丈夫,在新生儿出生后既要担负增加的经济压力,努力工作,又要承担照护家人及新生儿的责任,身心压力增大,需要其他家庭成员的理解和爱护,尤其是妻子的鼓励和宽慰。另一方面,年过半百的老人,为了帮扶子女照顾下一代,放弃自己原有安逸的晚年生活,尽管生活习惯不一样,仍然努力适应不同的生活方式,以新生儿为中心。因此,面对长辈们的付出,年轻人不能一味责怪上一辈的传统思想、理念及不同的生活方式。家庭成员之间多一些真诚的沟通与相互理解,是家庭和睦的前提和基础,而健康良好的家庭关系是新生儿健康成长与发展的肥沃土壤。

二、患病新生儿的需求与关怀

新生儿犹如娇嫩的小花,面对外界的风雨刺激,显得非常脆弱。由于母体宫腔内问题、先天发育问题,或者外界不良刺激等问题,会导致一部分新生儿患不同类型的疾病。由于疾病的影响,新生儿对外界的适应与抵抗能力更弱,带来的问题更复杂,对家庭提出了更大的挑战。通往成长的道路上出现太多的意外和艰辛,以早产儿为例,阐述患病新生儿的需求与关怀。

(一)患病新生儿的生理需求与关怀

1. **柔弱的小生命** 早产儿的诞生可能是由于太想来到这个世界,在约定日之前迫不及待地来了,但身体却特别柔弱。早产儿的皮肤太薄,不能顺利调节体温,不足以抵抗外界侵扰;肺部发育尚不完善,容易发生呼吸暂停;消化系统未成熟,不能进行有力地吸吮及有效地消化,造成喂养困难;大脑发育尚不完善;免疫力低于正常新生儿水平,易受外界感染,造成并发败血症而危及生命。

2. **无微不至的呵护** 早产儿体质娇弱,只能用啼哭寻求外界的援助。对于早产儿,相较于正常新生儿,应给予更多的细心呵护。住院期间,助产士应给予各类新生儿最科学细心的照护,同时助产士应指导新手父母如何将照护延续到家庭,实现持续的发展性照护。发展性照护指南应用于新生儿重症监护病房(NICU),基于照护的基本准则,即及时识别新生儿期情感发育的关键要素。早产儿社会情感及认知的发育与运动和体格的发育同等重要。性格的形成通常与其得到的照护体验相符合,体验包括被感知、被关爱,情感的亲密性、舒适性等体验,愉快和实际有效的感觉体验等。

(1)别忽视早期吸吮:早产儿出生后即被送入监护室,接受如静脉营养输液等特殊医疗干预护理。虽然静脉营养支持足以满足一部分早产儿的生长发育需要,但早产儿先天吸吮能力差、胃肠功能发育不全,对于不能接受经口喂养采用胃管喂养的早产儿,应及时给予非营养性吸吮(non-nutritive sucking,NNS)。孕 27 周时,胎儿开始出现吸吮动作,为快速吸吮,其不同于营养性吸吮,后者表现为缓慢而持续的吸吮动作。研究发现,NNS 有助于营养性吸吮行为的发育,可以缓解新生儿的紧张情绪,促进对肠道喂养的耐受性及体重增长,减少操作时患儿应激,缩短住院时间等。最近的 Meta 分析结果显示,非营养性吸吮可明显减少住院天数,有助于从管饲到瓶饲的过渡及进入全胃肠道喂养,促进早产儿生长发育以及胃肠功能的成熟,为后期营养性吸吮提供积极的准备,提高早产儿吸吮乳头的能力。此外可促进患儿行为反应,如可减少胃管喂养时的防御反应,通过它对早产儿口腔给予固定的触觉刺激,对早产儿起到镇静作用,进食后容易进入睡眠状态等。

(2)适当保暖:早产儿皮肤薄,皮下脂肪少,体温调节功能不成熟,因此对温度和湿度的要求较高,但适当保暖并不等于把早产儿捂得严严实实的。根据早产儿体质、重量和孕周,设置暖箱温度和湿度,维持患儿体温为 36.5~37.0℃;在早产儿暖箱上盖上深色的布单,减少光线和噪声的影响;谨慎选择早产儿暖箱内可视区域内的物品。

(3)补充营养:早产儿由于胎龄过小,出生时从母亲那获取并储存的营养物质不足,尤其是铁和钙。与足月儿相比,30 周之前出生的早产儿会通过排尿流失更多钠元素。因此在早产儿出生 2 周内应补充适量营养物质。

(4)预防感染:保持环境卫生,定时消毒、灭菌。助产士和接触早产儿的家属应做好个人卫生处置;如有感染,注意与早产儿隔离等。

(5)发展性照护:新生儿出院后回归家庭,确保早产儿获得持久的情感信赖,需要熟悉的、全身心投入的照护,父母的角色显得尤为重要,助产士应指导早产儿的父母应当做好接下来的照护。①坚持母乳喂养:当早产儿病情稳定出院后,应根据自身情况,选择喂养方式。喂养应根据早产儿的睡醒周期来进行支持,早产儿可慢慢识别饥饱的感觉。鼓励父母进行母乳喂养。因为母乳是新生儿最理想的营养来源,尤其适合早产儿生长发育,从而增强其免疫力。②感知觉功能训练:主要对早产儿进行视觉刺激,如用色彩、光亮、物品等刺激方法,光线柔和(应确保所有的光线不直接照在早产儿脸上),从而提高新生儿的智力发育。良好的听力功能是促进早产儿智力发育的重要条件,例如播放轻柔的音乐,听力可对语言发育起到决定性的作用。③环境卫生:由于早产儿特殊的生理特征,容易受感染,影响健康,甚至危及生命。因此环境卫生很重要,每天定时开窗通风,保持居室空气清新。尽量减少探视,避免传染。早产儿照护过程中,照护者应保持衣服、双手洁净。接触早产儿时,应保持双手暖和。哺乳前应注意热水洗手。不要亲吻新生儿,以防交叉感染。

(二)患病新生儿的心理需求与关怀

1. **爱的分离与渴求**　早产儿从温暖的子宫中提前娩出,被安置在暖箱内,四肢暴露于暖箱的空间中,缺乏安全舒适感。一方面,由于早产儿本身发育尚不成熟,与正常足月儿相比,对外界充满更多恐惧。研究显示,由于各种疾病等原因,NICU 内大量反复的疼痛性操作刺激可对早产儿产生远期不良影响,早期的经验可使大脑的结构和功能发生重组,导致以后对疼痛的反应发生改变。因此,应制订相应的 NICU 镇痛方案,口服葡萄糖是 NICU 常用的非药物镇痛方法。最近的 Meta 分析结果表明,其可减少患儿哭闹、降低疼痛评分、减慢心率,是一种安全有效的镇痛方法。另一方面,早产儿由于与母体分离而产生的恐惧与对爱的渴求,会对其生理、心理发展产生久远的影响,这些也必将深深地留在其潜意识中。

因此如何鼓励产妇参与早产儿早期照护,让早产儿感受母体的温度与怀抱,享受母亲的抚摸,听到亲切的母语,也是亟待解决的问题。

2. 爱的全程照护

(1)早产儿的“鸟巢”:胎儿在宫内时周围包围着温暖的羊水、柔软的胎盘及子宫组织。娩出后早产儿喜欢在如“鸟巢”样的氛围里蜷缩着,被轻轻地抚摸。早产儿由于过早脱离母体子宫的保护,在空旷的暖箱里易产生强烈的不安全感。鸟巢护理法,是指助产士在早产儿暖箱中设置一个特制 U 形护围,营造类似鸟巢形的人造子宫环境。早产儿被圈在护围里,小手、小腿和身体可以像碰到子宫壁一样,感觉更舒适、安全。

(2)温柔的抚触:临床研究观察结果显示,抚触对正常新生儿具有有益作用;进一步的研究表明,早产儿对抚触敏感性更高。早产儿的中枢神经系统正处于迅速生长和发育阶段,容易受环境因素影响,因此对其进行抚触时需仔细观察反应并作相应调整。研究显示,抚触可使 NICU 患儿出现生理变化和行为紊乱,如心率和呼吸减慢或增快、呼吸暂停、激惹、氧饱和度下降等。因此,据现有的知识对早产儿进行抚触应遵循以下原则:根据患儿的行为反应进行调整,并与患儿睡眠 - 觉醒周期一致;干预时监测患儿反应;制订个体化方案;避免对所有早产儿进行抚触。

助产士对早产儿进行抚触时,助产士双手对早产儿身体各部位依次进行按摩,通过皮肤感受器向早产儿大脑传递信号,同时给早产儿听觉及视觉刺激,从而使早产儿获得一个全方位的舒适体验。抚触时应保持早产儿处于觉醒状态,通常为每天早晨沐浴后或床上擦浴后进行抚触,抚触前涂抹润肤油,然后以轻柔的动作对患儿头面部、胸腹部、四肢手足及背部依次进行按摩,同时进行语言、眼神的交流,或播放柔和、轻松的音乐,每天 1~2 次,每次 10~15分钟。出院后指导家长继续进行抚触护理,鼓励父母参与,并帮助父母寻找最适宜的方法。

(3)充满爱的照护:助产士是患病新生儿住院期间最亲密的接触者。患病新生儿作为独立的个体,是接受照顾时的主动参与者。助产士可用肢体语言和表情与早产儿进行交流,温柔地搂抱和触摸可以满足早产儿皮肤需要,减轻早产儿皮肤饥饿感,使其获得安全感。同时助产士温柔的语言、轻声的呼唤也能刺激早产儿的情感发展,使早产儿得到心理的满足。

(4)连续性的爱护:对早产儿的照护是一个持续漫长的过程。因此出院前,助产士应指导早产儿父母出院后的照护与关怀。父母是早产儿构建温暖心灵的港湾,多给早产儿拥抱与皮肤接触,增强其安全感,有益于其心智的发展。

袋鼠式护理同样适用于早产儿,父母将裹好尿布的早产儿垂直或俯卧置于双乳之间以皮肤相接触,通过早产儿与母亲的皮肤接触,能够有效地维持体温,培养早产儿自己吸吮母乳的能力,让早产儿在此过程中完全放松而表现出发声、反应和躯体运动,犹如在子宫里与母亲亲密接触一样。此时可给予早产儿最完美的体验,仿佛又回归到熟悉的子宫内,惬意的情绪有利于早产儿身心成长。早产儿出院后,指导父母及其家属开始进行视听、感知、语言等早期认知训练,促进其各方面的发育发展。

（三）患病新生儿的家庭变化

1. 家庭的危机　患病新生儿的到来并不是预想的喜悦,可能是打击,容易引起家庭危机,易导致日常生活混乱,甚至瓦解。各个家庭成员都经历着不同的心理煎熬:作为母亲,在经历过分娩痛苦,承受身体不适的情况下,还陷入深深地自责,怪自己没能保护好新生儿,没能给他一个健康的身体;作为父亲,面对突然的变故显得手足无措;长辈们更是承受不了这样的打击而精神萎靡。原有的家庭平衡遭到毁灭性的破坏,紧接着就是资金需求与压力。

2. 危机的转化　在家庭危机到来的关键时刻,若处理得当,不仅可以转危为安,而且家庭成员还会因共同经历了特殊的危机事件而变得更加成熟与团结,学习到更多处理危机的技巧。在这场危机化解的过程中,助产士起着至关重要的作用。

首先,助产士从心理上应尽可能给予最大的支持,使患病新生儿父母积极配合治疗,多与其沟通指导,这一切对于家属来说是希望的源泉。尽可能给家属创造接触患病新生儿的机会,如在条件允许的情况下,尝试母婴接触、家属参与护理,促使家属树立战胜困难的信心。同时,告知患病新生儿的父母:"患病新生儿的父母从来就不是孤独的,因为许多人一直准备着和你们一起迎接这个天使的来临。"

其次,家庭成员应接受新生儿患病的现实,相互支持,新生儿患病不会因为家庭成员的自责或相互指责而好转。因此,家庭成员应面对现实,积极寻求帮助,配合治疗,最大限度地促进患儿康复。同时做到相互支持,形成一股合力,树立信心,统一战线,才能有效应对。而由于产后一系列生理变化,产妇处于恢复期,情绪容易波动,面对新生儿患病事实更容易出现自责、懊恼,甚至焦虑、抑郁等情绪。作为家庭的其他成员,尤其是丈夫,应当积极宽慰妻子,给予充分的支持和理解,共同渡过难关。

最后,引用一位早产儿父亲的话,"我们的宝贝虽然不是正常出生的,但是这并不代表他们是不正常的新生儿,他们只是需要更多的关心和爱护。只要积极进行科学的治疗与康复过程,只要满怀信心和希望,就一定能创造奇迹"。牛顿出生时只有 3 磅(1 磅(1lb)＝0.453 6kg),助产士和他的家人都担心他能否活下来。但谁也没有料到这个看似无法顺利存活、微不足道的"小东西",日后成了一位科学巨人,并且活到 85 岁高龄。这个实例说明,新生儿患病并不影响其未来一生伟大的成就,短暂的挫折与坎坷,甚至能够造就其辉煌且灿烂的一生。

【学习小结】

本章学习小结见图 14-1。

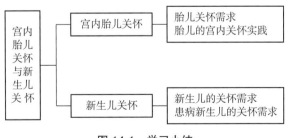

图 14-1　学习小结

【教学活动】

1. 学生分组情境模拟对患病新生儿进行袋鼠式护理。

2. 学生分组讨论并分享对新生儿关怀的认识。

【问题与讨论】

1. 如何对胎儿进行宫内人文关怀?

2. 阐述你对新生儿人文关怀的理解。

3. 患儿,男,出生后 30 分钟。因其母亲孕 3 产 2,孕 33^{+3} 周,胎膜早破,先兆早产,妊娠糖尿病,入我院产科行剖宫产出生。体重 1 900g;羊水清亮,量 600ml;患儿出生后呼吸稍促,反应差,哭声小,收住新生儿监护室。

请思考:如何对该宝宝进行人文关怀?

（章　瑶）

第十五章

特殊孕产妇关怀

【学习目的】

学习本章的目的在于初步了解特殊孕产妇的关怀需求与问题以及关怀重点,提高关怀意识,在今后的临床助产实践中,能根据孕产妇的不同情况,提供具有针对性的关怀与支持。

【学习要点】

本章主要介绍各类特殊孕产妇的主要关怀需求与问题以及关怀重点,包括青少年孕产妇、高龄孕产妇、妊娠期高血压疾病孕产妇、妊娠期高血糖孕产妇、产后出血产妇、产后抑郁症产妇、体外受孕妇女和传染病孕产妇。

【案例导入】

李梅,17 岁,高中生,怀孕 6 周,独自一人来市医院做人工流产手术。由于手术需要监护人签字,李梅不愿意将怀孕的事情告知父母,因此决定去一家非正规小诊所进行"无痛人工流产手术"。作为一名助产士,针对这样特殊的年轻孕妇你将会做什么?

妊娠是正常、重要且自然的生理过程,孕产期是女性生命中发生重大变化的时期。然而有许多特殊的孕产妇,他们正面临一系列生理、心理、社会问题。这些问题如果不能被及时关注并解决,将会危害母婴健康,给妇女、家庭及社会造成重大负担,甚至引发严重后果。

特殊孕产妇的心理状态、疾病状况、服务需求、服务内容与其他正常孕产妇有较大的差异。因此,助产士须根据服务对象的不同情况,在必要的医疗护理干预基础上,重视孕产妇的身心感受,运用沟通策略和技巧,给孕产妇以最大限度的关怀。

第一节　青少年孕产妇关怀

青春期是个体从儿童到成年的过渡时期,生长迅速,思想意识与心理行为不稳定,青少年时期的妊娠对母婴都会造成重大的健康影响。据联合国统计,在全球范围内,15~19 岁少女生育率从 2000 年的每千人 64.45 例下降到 2021 年的每千人 42.45 例。虽然估计的全球少女生育率有所下降,但少女的实际生育数量仍然很高。确保青少年孕产妇及其子代的健康与安全是极为重要的。

一、青少年孕产妇的关怀需求

(一)生理需求与问题

1. **营养分配不均**　一方面,青少年处于高速生长发育时期。与成人不同,青少年的能量和营养除了满足基本生理需要,还需满足生长发育的需要,其中包括体格正常发育和智力正常发育。充足的能量和营养不仅是青少年生长发育的物质基础,也是其改善体质,促进一生健康的物质保障。因此,青少年时期,合理膳食、均衡营养对确保自身健康发育具有至关重要的作用。另一方面,营养是保证胎儿正常生长发育的物质基础。妊娠期间,孕妇的营养是胎儿营养的唯一来源,孕妇的营养状况会直接或间接地影响胎儿的健康,因此孕妇除了自身营养需要,还需摄入额外的能量来满足胎儿的生长发育。

青少年正处于学习阶段,由于经济条件有限,烹饪能力不足,加之快餐的方便快捷,会倾向于选择快餐,易长期摄入高热量高糖食物;同时,处于青春期的女孩注重外貌,常为控制体重而过度节食。这些都是影响青少年饮食习惯以及营养摄入的因素。低龄孕产妇的生殖系统发育不健全,母婴都处于个体发育的重要阶段,在营养分配上会出现冲突,两者的生长发育都会受到不同程度的影响。

2. **分娩损伤易发**　青少年孕产妇的身体发育不够成熟,甚至有 16 周岁以下的极低龄孕产妇,骨盆和生殖系统还没有完全发育成熟,身材较为矮小,子宫、宫颈和子宫各韧带处于非常稚嫩的状态,在妊娠和分娩过程中极易造成生殖道的损伤,增加剖宫产以及再次剖宫产率,危害其身心健康,严重时损伤将会伴随她们一生。

3. **并发症、合并症及不良分娩结局增加**　由于在妊娠期间疏于产检和忽视孕期健康,青少年孕产妇易出现并发症和合并症,如妊娠高血压、贫血、人类免疫缺陷病毒感染和其他性传播疾病、碘缺乏病等,这些不仅会影响胎儿的正常生长发育,也是造成胎儿宫内窘迫、新生儿窒息、早产、新生儿贫血等的重要因素,增加青少年孕产妇在分娩时出现产后出血的风险。研究显示,出生缺陷在低龄孕产妇中的比例明显高于适龄孕产妇。

(二)心理需求与问题

1. **担忧与害怕**　由于受西方性开放的影响,未成年辍学、过早进入社会等因素,未婚同居、未婚先孕的情况逐渐增多,而青少年因为缺乏生殖健康方面的知识,未意识到避孕措施的重要性,不了解避孕的具体方法,极易意外怀孕,少部分也可能是被迫怀孕。突如其来的怀孕消息,给青少年男女双方带来的不是迎接新生命的喜悦,而是惊慌失措和对未来的担忧。

由于青少年孕妇自身心智尚未完全成熟,完全没有为人母的生理准备、心理准备和经济准备。妊娠和分娩会迫使其中断学业,孕产期的各种费用以及孩子的养育费用会加重她们的负担。人工终止妊娠会对女性的身体造成伤害,甚至会影响女性的生育能力。青少年孕妇因为害怕被父母、老师或学校责备,选择隐瞒怀孕事实,主动放弃正确获取帮助的途径。部分青少年孕妇由于缺乏判断能力,听信虚假广告的宣传,选择非正规途径流产,导致严重的后果乃至危及生命。

2. **对性和情感问题的困惑**　青春期处于性活跃期,体内性激素增多,自然产生性冲动、性意识、性幻想,青少年对异性产生美好的感情是正常的现象。青少年害怕家长或老师发现自己的情感,担忧这种情感影响自己的学习,隐藏内心的想法,使自己单独处于渴望与异性交往和害怕与异性交往的矛盾之地。在这一时期,有些青少年缺乏正确引导,对性感到迷惑又难以启齿,从而形成心理压力。

3. **强烈的独立意识**　随着青少年的身体逐渐发育成熟,独立意识也不断增强。他们乐于发表自己的意见,按照自己的意愿行事,不愿听取父母、老师以及他人的意见和建议,希望人们将自己视为成人一样平等看待,企图挣脱父母和家庭的束缚。当父母反对他们的意见或干预他们的行为时,常常会引起反感和反抗,导致其逆反心理和叛逆行为。在现实生活中,青少年渴望步入社会并融入社会,但他们对社会的认识尚且处于初步阶段,缺乏社会生活的直接体验,人生观、价值观和世界观正处于初步形成时期;他们不想依赖成人,却缺乏独立自主的经济基础和物质条件。青少年的这一矛盾会给其造成情绪上的困扰和适应障碍。近年来,各种与性发育期身心特征密切相关的青少年健康危险行为发生率呈上升趋势,如青少年妊娠、过早性行为、离家出走、精神抑郁等,这也引发了一系列社会问题。

4. 情绪的"闭锁性"　青春期的生理剧变必然会引起情感上的动荡,情感的动荡需要适当的释放才能得到平衡,这是一种身心调节的正常规律。进入青春期后,一方面,青少年的内心情感愈加丰富多彩,渴望被人注意和认同;另一方面,随着独立意识的增强,青少年更加倾向于隐藏自己的内心情感和心理活动,不愿意或不轻易将自己的感情表达出来。面对父母、老师或其他长辈时,总是刻意回避或者闭口不谈。这会导致青少年与长辈之间的误解和情感隔阂,青春期常见的心理障碍有焦虑和抑郁等,都与情绪的"闭锁性"有着密切的联系,同样也会给青少年孕产妇带来心理伤害。

（三）家庭社会支持的需求与问题

1. 父母一味责备　对于孩子来说,父母的爱与支持是最坚实的后盾,也是最强大的力量。青少年怀孕是每位父母都不愿看到的事实,也是很多中国父母不愿意与自己的孩子谈及的话题。当青少年已经怀孕时,父母一味地责备和怪罪会给她们带来沉重的心理压力。若压力长久积蓄无处宣泄,可能会做出极端的行为来伤害自己、胎儿或他人。此时,过分地指责或者强调她们"做错了",不但不能让青少年正确意识到事情的本质及严重性,还会唤起青少年的逆反心理。现实生活中,有些青少年怀孕并不是其自愿的,而是被迫的,此时她们更加需要父母的帮助支持与关怀爱护,引导他们正确认识"青少年怀孕",并能够作出适宜且正确的选择。

2. 同伴不当引导　当青少年逐渐减少与家人的互动时,他们更加愿意将注意力放在同伴身上,渴望从同伴团体中获得消息、忠告与友谊。同样是处于青春期的伙伴们,对事物缺乏是非判断能力和社会经验,因此给出的建议缺乏全面的考量,有些甚至是错误的。正如中国伟大的教育家孔子所言:"益者三友,损者三友。友直,友谅,友多闻,益矣。友便辟,友善柔,友便佞,损矣。"同伴团体可以是一群拥有相同兴趣的人,也可能是一群拥有共同不良嗜好的人。青少年孕妇若不幸听取错误建议,比如私下进行药物流产或去非正规医院做人工流产手术等,都会对自身健康造成严重伤害。

3. 伴侣支持缺乏　怀孕不是女性一个人的事情,处于孕产期的女性更加需要伴侣的支持和理解。现实中,有部分青少年孕产妇的伴侣年龄偏低,对结果不负责任或恐惧逃避;有部分伴侣因生殖健康知识淡漠模糊,经济能力有限,缺乏生活同住的条件以及照顾能力。双方或为了省钱,或缺乏相关健康意识,或羞于怀孕事实,一般很少或根本不会主动去医院进行规律的产前检查。未成年人不具备民事行为能力,住院、手术治疗等都需要监护人的知晓和签字,因此无监护人陪同的青少年孕产妇的急诊治疗,不仅会给临床医护人员的工作带来很大的不便,也隐藏着极大的医疗风险。

4. 其他社会支持获取不足　除了伴侣、家庭以及同伴的支持外,孕产妇还需要有其他的社会支持,比如在相应的机构做生育登记,去孕妇学校学习了解生育相关的知识和注意事项等。青少年孕产妇对获取社会支持的途径了解不够,将会错失许多原本应该可以得到的健康保障。

二、青少年孕产妇的关怀实践

（一）均衡营养，促进生长

于孕产妇而言，青春期是人体发育的第二个高峰时期，青少年对营养的需求增加，特别是对蛋白质、钙、铁、锌等的需求增加；于胎儿而言，胎儿的生长发育完全依赖于母体供给的营养。

随着社会经济的迅速发展和人们物质生活水平的提高，很多人一味地追求食物的味道或执着于个人的偏好，忽略了就餐的本质是为了适宜地补充人体所需的能量和营养素。助产士应提供青少年孕产妇相应的孕产期饮食与营养指导，帮助其树立正确的饮食观念，培养良好的饮食习惯，让青少年孕产妇意识到保证孕产期合理的营养对自身和子代健康具有重要意义。良好饮食习惯的养成并非一蹴而就，助产士可以借助青少年更加容易接受的方式，比如手机移动端的应用软件，帮助青少年孕产妇更好地执行孕产期的饮食计划，将均衡营养膳食的观念落实到日常生活的每一餐饮食中，促进母婴的生长发育。

（二）规律产检，科学孕育

产前检查是通过经济、简便的免疫和生化检验方式，来检测胎儿发育和宫内生长环境，监测孕妇各个系统的变化，并为孕产妇提供专业的健康教育与咨询，从而提高妊娠质量，减少新生儿出生缺陷。妊娠期间，母体和胎儿的变化是一个动态的过程，因此规范和系统的产前检查是确保母儿健康与安全的关键环节。

有些青少年孕产妇认为怀孕是件很羞耻的事情，挺着大肚子出门会被人非议，因此拒绝去医院或者走出家门；有些青少年孕产妇没有足够重视怀孕所带来的风险，甚至对其一无所知；有些青少年孕产妇缺乏足够的资金，无能为力，不得不放弃产检，因此能够主动去医院进行产前检查的青少年孕产妇少之又少。

助产士对前来产检的青少年孕产妇，应就其接受产检的行为表示肯定与支持，为其制订产前检查计划，鼓励她们定期检查，同时应关注她们的困难与需求，必要时可引导她们坦诚地告诉父母。同时，社会和相关部门机构应加强青少年孕产妇的管理，保障其健康与安全。

（三）稳定情绪，调整心态

意外怀孕是青春期少男少女们相处过程中最害怕的事件之一。面对这个突发状况，即使是心智成熟的成人，也需要时间去接受和面对，更何况是涉世未深的青少年。

首先，保证情绪的稳定。对于意外怀孕的青少年，大多数心情都是十分复杂的，或害怕担忧，或焦虑恐惧，或无助绝望。情绪会影响人们对事物的主观判断和选择，尤其是在焦虑的情绪下，往往容易做出冲动性的选择。得知怀孕的消息后，青少年们不要过分地害怕，也无须过分地责怪自己，适当地休息，转移注意力，比如听轻音乐、看电影等，尽量让自己的情绪恢复到一个相对平稳的状态。

其次，调整心态，正视事件本身。既然事情已经发生，过多的抱怨、自责与后悔并不能解决问题。当确定自己已经处于相对平和的情绪时，再对怀孕仔细思考，通过正确的方式寻求帮助。及时且有效的沟通是青少年孕产妇解决问题的重要手段之一。大部分青春期怀孕的少女会因为害怕被父母责备而不敢告诉父母，但又因为自己能力有限不知道如何去解决。

世界卫生组织《针对青少年的促进性和预防性精神卫生干预措施指南：帮助青少年茁壮成长》中建议：在有条件的情况下，应当考虑对怀孕青少年和青少年父母进行心理社会干预，特别是为了促进积极的心理健康（心理功能和心理健康）和提高入学率。

（四）父母陪伴，家庭支持

青少年怀孕会给青少年的父母带来沉重的打击。父母应适当控制情绪。父母对未成年人有养育和照顾的责任与义务，出现这样的事情是父母并不愿意接受的，因此父母在得知未成年的孩子怀孕时，出现生气、伤心与自责等情绪是难免的。然而作为成年人，不应把与这件事相关的负面情绪通过语言暴力和行为暴力全部发泄在孩子身上，否则会进一步加重青少年的心理负担。

父母应该给予心理安抚。无论是因生殖健康知识缺乏还是被强迫发生性关系导致的怀孕，青少年的精神心理都是最需要安抚的。后者会给青少年带来无法估量的危害，使其将来会在一段时间或很长一段时间内产生恐惧和拒绝的感觉，对人生观和婚姻观造成巨大的改变。父母应给予青少年更多的关怀与陪伴，让青少年知道父母是坚实的依靠，家庭是可以疗伤且拥有安全感的温暖港湾。

父母引导解决问题。由于未成年人心智尚未成熟与健全，缺乏对事物的分析能力和判断能力，以及对自身行为的全面认识能力和预判能力，所以需要父母或监护人的引导来解决问题。父母应及时带未成年人去医院检查，共同商讨解决对策，必要时应果断运用法律武器来捍卫自己的权利。

（五）加强性教育，关注性健康

当孩子进入青春期，随着性的发育，第二性征逐渐出现，生理和心理发生巨大变化，自我意识不断增强，情感世界愈加丰富，认知能力也逐渐发展。性意识的觉醒和性心理的发展使青少年们逐渐开始对异性产生了好奇心与兴趣。在青春期，及时给予青少年性知识教育尤为重要。

人的成长过程是从生物个体逐渐变为社会成员的过程，在这个过程中，家庭、学校、社会都发挥着各自重要的作用。因此，一个人的性教育涉及家庭、学校、社会三个方面，循序渐进且伴随终身。青春期是进行性教育最关键的时期之一，在这个时期接受有关性的正确且适宜的教育，不但会决定孩子一生有关性方方面面的认识，也对孩子的健全人格有着积极良好的作用。

1. **家庭的性教育** 孩子是父母的镜子，父母是孩子的第一任老师。家长对于事物的认知、态度、情感和应对方式都会潜移默化地影响孩子。家长对于孩子的性教育，通常被认为是"第一位"的，因为家长能在日常生活中，通过亲子互动，以最自然的方式去影响孩子对性的认知和态度。因此，家长应该平等地对待和尊重孩子，能够与孩子进行双向的信息和情感交流，给予孩子信任，做好两性关系的榜样，能够了解青春期性生理和性意识的变化，不要过分夸大、担忧孩子的变化以及进行过分的干预。对于青少年有关性好奇与性兴趣的表现，应予以理解和容纳；对于青少年与性有关的问题，应保持科学的态度，坦诚地进行回答。

2. **学校的性教育** 与家庭相比，学校能让更多专业人士为青少年提供全面的引导和教育。在学校，可以通过课堂学习、课外讨论、角色扮演、公益讲座、宣传栏等方式进行有关"性"的教育。研究发现，同伴教育是一种非常有效的性教育方式，青少年们往往能够听取或采纳同伴的建议和意见。在学校开展青少年的性教育不能一哄而起，应当结合我国特定的国情和传统文化，掌握尺度，循序渐进地开展和推进。

3. **社会的关注与支持** 青少年的性与生殖健康值得政府与社会进一步关注。性与生殖健康的各个方面都体现出性别的差异。女性青少年的婚前性行为会承受更多的社会压力，同时她们也承担着无保护性行为的直接后果，流产与反复流产对女性青少年的生殖健康会产生长远的负面影响。调查显示,"不好意思"是阻碍青少年性与生殖健康咨询和获得相关治疗服务需求的重要原因。因此,政府、非政府组织、服务机构应该关注青少年的需求与困难,应建立广泛的青少年友好信息与服务,提高青少年性与生殖健康信息的可及性。

【知识拓展】

关于青少年妊娠(adolescent pregnancy),WHO 列出了以下几个事实。

截至 2019 年,低收入和中等收入国家 15~19 岁少女中每年约发生 2 100 万例怀孕,其中约 50% 是意外怀孕,最终分娩的约有 1 200 万例。

关于 10~14 岁少女分娩的数据无法广泛获得;从安哥拉、孟加拉国、莫桑比克和尼日利亚获得的优先数据显示,截至 2020 年,该年龄组的生育率为每千名少女 10 例以上。

根据 2019 年的数据,15~19 岁少女中 55% 的意外怀孕以流产告终,而在低收入和中等收入国家流产通常在不安全条件下进行。

与 20~24 岁的女性相比,青少年母亲(10~19 岁)将面临更高的子痫、产褥期子宫内膜炎和全身感染的风险;而且青少年母亲的婴儿面临更高的低出生体重、早产和严重新生儿疾病风险。

第二节　高龄孕产妇关怀

国际妇产科联盟(International Federation of Gynecology and Obstetrics,FIGO)将分娩年龄≥35 岁的妊娠定义为高龄妊娠,此时期的孕产妇称之为高龄孕产妇(advanced maternal age,AMA)。与适龄孕产妇相比,高龄孕产妇在妊娠和分娩期间需承担更大的风险。因此,如何处理高龄孕产妇在孕产期可能发生的问题,为其提供更具有人性化的关怀与服务,帮助其顺利完成妊娠和分娩,已成为医疗界和社会关注的焦点之一。

一、高龄孕产妇的关怀需求

(一)生理需求与问题

1. 孕产妇的风险

(1)高龄育龄期妇女面临的生理病理问题:随着年龄的增长,女性机体的代谢能力逐渐下降,血管弹性下降,从而可能导致心血管疾病、糖尿病、肾脏疾病以及甲状腺疾病的发生率逐渐升高,而且年龄往往是这些疾病的独立危险因素。因此,对高龄育龄期的妇女管理非常重要。管理应从孕前开始,了解影响母婴安全的基础疾病或问题,充分评估妊娠和分娩带来的母婴影响。

(2)高龄孕产妇妊娠期的风险:高龄孕产妇妊娠期并发症以及合并症的发生率较高。与适龄孕产妇相比,高龄孕产妇发生早产、流产、妊娠期高血压疾病、妊娠合并心脏病、妊娠期高血糖的风险更高。

(3)高龄孕产妇分娩期的风险:由于高龄产妇更易体力不支、宫缩乏力,其产程会有一定的延长。同时,高龄孕产妇中行剖宫产术分娩者要高于非高龄孕产妇。分析原因,主要有以下几点:①高龄孕产妇自身的并发症和合并症较多,既往剖宫产术和子宫肌瘤剔除术造成的瘢痕子宫者较多;②高龄孕产妇的会阴以及盆底组织弹性相对较差、子宫功能障碍以及身体素质条件欠佳;③高龄孕产妇由于年龄偏高、受孕不易、珍视胎儿、心理压力相对较大而不愿承担风险,要求医生放宽剖宫产术指征。

另外,产后出血是我国孕产妇死亡的主要原因之一。与适龄孕妇相比,高龄孕妇产后出血发生率较高,子宫收缩乏力是高龄孕妇产后出血最常见的原因。因此,对于高龄孕产妇较高的产后出血率应予以重视。

(4)高龄孕产妇产褥期的风险:在高龄孕产妇中相对高发的胎膜早破、围生期出血、手术助娩等,会导致产后伤口愈合不良的风险相对增高。分娩的年龄越大,产后康复的速度就越慢。部分高龄孕产妇,由于生殖道和生殖器官的功能下降,产后易有妇科并发症。

2. 胎儿的风险　高龄妊娠会增加胎儿染色体异常与胎儿畸形的风险,如唐氏综合征、先天性心脏病等。与适龄妊娠相比,高龄妊娠出现胎儿生长受限、胎儿窘迫、新生儿损伤、死胎等的风险更高。

(二)心理需求与问题

1. 压力较大,怀孕困难重重　女性卵子的质量与年龄的变化息息相关,35岁以后,大多数卵子会有退化的趋势,因此高龄育龄期的妇女受孕相对比较困难。在备孕过程中,不断的尝试与失败以及家庭长辈的催促会给高龄育龄期妇女造成巨大的心理压力和挫败感。尽管相对成熟的辅助生殖技术大大增加了原发不孕及继发不孕患者的受孕机会,但是技术的不确定性依旧会给孕产妇带来沉重的压力。

2. 情绪复杂,喜悦与担忧交织　对于一直期望小宝宝到来的孕产妇和家庭来说,怀孕是一件非常兴奋、欢乐的事情。这种喜悦之情对于高龄初产妇来说尤为明显。然而,由于要比适龄孕产妇承担更多的妊娠与分娩风险,高龄孕产妇会出现恐惧、焦虑等情绪。高龄孕产妇会更加珍惜来之不易的宝宝,担忧孩子的生长发育与健康。若不加干预,这样的担忧与焦虑会一直持续到分娩结束,甚至是宝宝出生后若干年。新生儿娩出后,若健康无畸形,产妇则表现为喜悦;若有新生儿畸形或其他异常情况发生,产妇则表现为悲伤、焦虑,甚至是自责。

3. 过于忧虑,抑郁的风险升高　孕妇年龄增加是孕产期发生抑郁的危险因素。产前的精神心理异常会增加产后出血、早产等不良妊娠结局的发生。产前的精神心理异常与产后抑郁之间存在比较明确的关联,因此应警惕高龄孕产妇发生产后抑郁的可能。

(三)家庭和社会支持的需求与问题

我国实施全面"三孩"政策后,高龄孕产妇的比例逐年上升。《2021年我国卫生健康事业发展统计公报》显示,2021年出生人口为1 062万人,二孩占比为41.4%,三孩及以上占比为14.5%。伴随"三孩"到来的是新的家庭关系。在独生子女家庭中,家庭关系被简单化为"父亲-母亲-独生子女"的牢固三角关系。当二孩三孩进入家庭中,整个家庭的关系将会进行重构,并需要所有家庭成员共同参与,寻找新的平衡点,构建新的家庭关系。

与适龄孕产妇相比,高龄孕产妇的家庭社会支持、分娩的需求和问题也具有特殊性。从是否决定要"三孩",一直到孩子出生后的喂养和教育,都可能影响夫妇两人之间的关系,因此多孩家庭的夫妻关系必须得到新的调适。"多孩"影响亲子关系,很多原本是独生子女的孩子,当父母的关注和爱可能被突然分走,忽视了对自己的关心和爱护,会让长子/长女有种被抛弃的感觉。此时,家长如果没有进行正确的引导,长子/长女会出现不同程度的烦躁、易怒和焦虑等消极情绪和各种行为问题,例如退行、自伤、自残等;进而影响到同胞之间的关系调适,将父母不再关注或爱自己的责任推卸到弟弟/妹妹身上。调查研究显示,49.8%的生育"三孩"妇女需要处理两个或三个孩子关系的咨询。

二、高龄孕产妇的关怀实践

（一）严格筛查监测，科学预防风险

高危妇女妊娠分娩的管理和监测非常重要，应从孕前开始。高龄是常见的高危妊娠因素之一，并常与其他高危妊娠因素同时存在。由于高龄妇女患慢性疾病的概率增大，建议在妊娠前进行健康状况的评估，了解其既往疾病史与分娩史。助产士可以根据其孕前的筛查结果，及时告知不宜妊娠的妇女，为计划妊娠的高龄妇女提供具有针对性的健康教育，如介绍高龄妊娠可能发生的风险及应对方式。妊娠前的健康教育可以帮助备孕的高龄妇女了解妊娠风险并且选择适宜的防治措施。

妊娠期，高龄孕产妇除了按照常规产前检查的要求去医院进行定期检查外，在日常生活中还应该注意识别一些异常症状。助产士应指导高龄孕产妇及其家属掌握妊娠期常见并发症的自我监测，比如阴道出血、腹痛等早期流产症状，头痛、头晕、心悸、乏力等高血压自觉症状等。及早发现异常才能及时进行干预。对于阴道分娩的高龄产妇，可以介绍分娩过程中呼吸和用力方法，帮助其树立阴道分娩的信心。

分娩期，应关注高龄产妇的精神状态，血压变化，警惕宫缩乏力，预防产后出血。产程中可以适当补充能量，少量、多次进食半流食。产褥期，助产士可以指导高龄产妇进行母乳喂养，尽早建立母子联结，同时，鼓励高龄产妇积极参加盆底功能康复训练，预防子宫脱垂和压力性尿失禁，提高产妇生活质量。

（二）培养积极情绪，对抗焦虑抑郁

高龄孕产妇焦虑的原因主要为孕产期危险因素可能会带来的不良妊娠结局和家庭、社会等各方面的压力。不同的孕产妇有不一样的焦虑原因，妊娠前期和妊娠期的健康教育可以帮助孕产妇正确地、全面地、客观地认识妊娠风险，使高龄孕产妇既不忽视风险，也不过分担忧。有时候，孕产妇需要的不仅仅是助产士精湛的助产技术和护理技能，还有助产士在孕产妇无助不安、焦虑烦躁时的一个微笑，一句鼓励，一个拥抱。相比于其他年龄段的孕产妇，高龄孕产妇拥有更成熟的心智，更丰富的人生阅历，看待事物更加包容，因此助产士应尝试挖掘高龄孕产妇的优势，培养其积极的情绪和分娩信心，自信地迎接新生命的到来。

（三）重构家庭关系，寻找新的平衡

"三孩"的到来，紧接着的就是新的家庭关系形成。第二个孩子的出现，对第一个孩子的冲击是最大的。此时，父母是大孩与二孩、三孩之间进行互动沟通的纽带，也是引导大孩逐渐接纳二孩、三孩的推动力。生二孩前，家长可以先征求大孩的意见，通过耐心的沟通让孩子明白有一个弟弟或妹妹是一件值得开心的事情，并且告诉他爸爸妈妈对他的爱不会因为弟弟或妹妹的到来而减少。父母应主动与大孩分享孕产期的变化，比如观察二孩在妈妈的肚子里的变化，感受胎动，鼓励大孩一起参与二孩的起名等，逐渐增加二孩在大孩生活中的存在感。出生后，可以适当让大孩加入二孩的日常照顾并给予大孩正向的反馈，增强大孩的责任感与自我意识。作为父母，应平等地对待每一个孩子，关注日常生活中的细节，保留单独与大孩相处的时间，共同参加一些活动，增加彼此的爱与信任。

第三节 特殊孕产妇关怀

健康与疾病的发展起源（developmental origins of health and disease，DOHaD）学说的提出

以及大量循证医学证据的积累,让我们逐渐认识到孕期母体情况及宫内环境对子代健康影响巨大。母体疾病(如妊娠期高血压疾病、妊娠期高血糖等)是导致胎儿早产的重要原因,影响孕产妇的心理健康、母婴联结以及婴幼儿远期的生长发育与心理健康。助产士应根据疾病症状以及母婴需求,提供专业的照护,给予孕产妇心理支持与关怀,维护母婴身心健康。

一、妊娠期高血压疾病孕产妇的关怀实践

妊娠期高血压疾病(hypertensive disorders of pregnancy)是指妊娠与血压升高并存的一组疾病,包括妊娠期高血压、子痫前期、子痫、慢性高血压并发子痫前期和妊娠合并慢性高血压,发生率5%~12%(表15-1)。该组疾病严重影响母婴健康,可伴有多脏器功能衰竭,是导致孕产妇及围产儿病死率升高的主要原因。

(一)需求与问题

妊娠期高血压疾病会对母婴同时造成危害,严重的会导致产妇脑梗死、肾衰竭、肝破裂、心力衰竭、微血管病性溶血性贫血等,以及胎儿生长受限、胎儿窘迫,使母婴的生命安全受到威胁,孕产妇会因此感到害怕和担忧。当孕产妇子痫发作时,将会有受伤和窒息的危险。因此,助产士在为妊娠期高血压疾病的孕产妇提供基本生活支持的基础上,应关注其心理状态和社会支持,进行针对性的健康教育,重点预防子痫前期严重的并发症,以及在孕产妇子痫发作时提供专业的护理,避免母婴受到伤害。

表 15-1 妊娠期高血压疾病分类与临床表现

分类	临床表现
妊娠期高血压	妊娠 20 周后出现高血压,收缩压≥140mmHg 和 / 或舒张压≥90mmHg,于产后 12 周内恢复正常;尿蛋白(-);产后可确诊
子痫前期	妊娠 20 周后出现收缩压≥140mmHg 和 / 或舒张压≥90mmHg,伴有蛋白尿≥0.3g/24h,或随机尿蛋白(+) 或虽无蛋白尿,但合并下列任何一项者: 　血小板减少(血小板 <100 × 10^9/L) 　肝功能损害(血清转氨酶水平为正常值 2 倍以上) 　肾功能损害(血肌酐水平 >1.1mg/dl 或为正常值 2 倍以上) 　肺水肿 　新发生的中枢神经系统异常或视觉障碍
子痫	子痫前期基础上发生不能用其他原因解释的抽搐
慢性高血压并发子痫前期	慢性高血压妇女妊娠前无蛋白尿,妊娠 20 周后出现蛋白尿;或妊娠前有蛋白尿,妊娠后蛋白尿明显增加,或血压进一步升高,或出现血小板减少至 <100 × 10^9/L,或出现其他肝肾功能损害、肺水肿、神经系统异常或视觉障碍等严重表现
妊娠合并慢性高血压	妊娠 20 周前收缩压≥140mmHg 和 / 或舒张压≥90mmHg(除外滋养细胞疾病),妊娠期无明显加重;或妊娠 20 周后首次诊断高血压并持续到产后 12 周以后

注:(1)普遍认为 <34 周发病者为早发型子痫前期。

　　(2)大量蛋白尿(24 小时蛋白尿≥5g)既不作为评判子痫前期严重程度的标准,亦不作为终止妊娠的指征,但需严密监测。

（二）关怀实践

1. 日常生活的指导与支持

（1）卧床休息：孕产妇需要充足的卧床休息和睡眠时间，但不是绝对卧床。可以适当地进行体育锻炼以预防血栓形成，减轻工作量。助产士应指导产妇侧卧位，其中左侧卧位心输出量较未孕时约增加 30%，心输出量增加可以为子宫、胎盘提供血流供应。

（2）营养支持：孕期应指导孕妇摄入足量的蛋白质与热量，不仅要满足母婴的能量和营养需求，还应考虑到孕产妇对食物口味、种类的喜好，增加其食欲。不建议过度限制盐的摄入，但不应超过每日建议摄入量 5g。

（3）睡眠关怀：若孕产妇主诉有难以入睡、睡眠中断等现象，需要及时告知医生；若有需要，则应遵医嘱指导孕产妇睡前口服地西泮，以保证有充足的睡眠。

2. 心理关怀与病情告知　在治疗和护理孕产妇的时候，倾听不仅能够了解孕产妇的需求、感受，还能与其建立良好的医患关系。沟通过程中，可以通过语言或非语言技巧来表达对孕产妇感受的理解。孕产妇家属的心理状况也不容忽视，指导与安慰并行能够解除其过多的思想顾虑。孕产妇和家属的不安主要源自对病情的不了解、治疗的不理解。在治疗和护理的过程中，主动向孕产妇及其家属介绍目前治疗的方案与过程、药物的名称和作用，测量血压或胎心结束后告知其测量的数值以及是否稳定，及时告知检验结果是否正常，使孕产妇及其家属对病情的变化有所了解，增强他们的安全感和对治疗的信心。

3. 给予专业的特殊关怀

（1）减少刺激，预防受伤：外部刺激可诱发子痫抽搐，因此应将孕产妇安排至安静、光线较暗的病室；若没有条件的，可以适当拉上床帘。子痫发作时，应紧急处理，及时拉起床挡，预防孕产妇坠地外伤；将孕产妇的头偏向一侧，清理呼吸道，保持气道通畅，维持呼吸；为防止舌后坠可使用拉舌器；避免声音、光线刺激。

（2）充分休息，保证睡眠：确保孕产妇有充足的睡眠和休息，可协助孕产妇进行适当的活动。当孕产妇下床活动时，应询问是否有身体不适，先在床边静坐一会儿，然后慢慢贴着床沿站起来原地活动，避免摔倒。

（3）饮食指导，保证营养：指导孕产妇在孕期摄入足量碳水化合物、高蛋白、低脂肪，避免高钠盐饮食，适量补充维生素和钙。适量补钙可预防子痫。

（4）病情告知，充分知晓：向患者解释病情，告知孕产妇及其家属疾病发展变化时可能出现的症状、体征，便于他们能够及时发现并向医护反映，如头晕、头疼、视物模糊、胸闷憋气、上腹部不适、下腹疼痛、阴道出血或流液、尿量减少或尿色呈咖啡色等。

（5）注意监护，及时处理：助产士应督促孕产妇坚持计数胎动，以判断胎儿宫内的情况。子痫发作时，应密切关注孕产妇的生命体征、尿量以及胎儿的胎心变化，医护人员应陪伴在旁给予力量，减轻孕产妇及其家属的恐惧。根据医嘱正确给药和及时处理。临产前后应注意子宫张力变化，了解子宫局部是否有压痛、刺激性宫缩、宫底升高及胎心变化，出现以上情况时应警惕胎盘早剥等严重的并发症，及时报告医生。

（6）终止妊娠，确保安全：子痫前期孕妇经积极治疗，而母儿状况无改善或者病情持续进展的情况下，应考虑终止妊娠。终止妊娠的时机与孕妇及胎儿的情况有关。注意个体化处理，如无产科剖宫产术指征，原则上考虑阴道试产；但如果不能短时间内阴道分娩，病情有可能加重，可考虑放宽剖宫产指征；对于已经存在如前述的各类孕妇严重并发症，剖宫产术是迅速终止妊娠的手段。决定剖宫产者，助产士应配合医生做好术前准备；对决定经阴道分娩者，助产士应认真做好接产前的准备和母儿抢救的准备,向孕妇及其家属充分沟通解释病情。

二、妊娠期高血糖孕产妇的关怀实践

妊娠期高血糖(hyperglycemia in pregnancy)分为三类:第一种为孕前糖尿病合并妊娠(pregestational diabetes mellitus,PGDM),根据其糖尿病类型分别诊断为1型糖尿病(type 1 diabetes mellitus,T1DM)合并妊娠或2型糖尿病(type 2 diabetes mellitus,T2DM)合并妊娠;第二种为糖尿病前期,包括空腹血糖受损(impaired fasting glucose,IFG)和糖耐量受损(impaired glucose tolerance,IGT);第三种为妊娠期糖尿病(gestational diabetes mellitus,GDM),包括A1型和A2型,其中经过营养管理和运动指导可将血糖控制理想者定义为A1型GDM,需要加用降糖药物才能将血糖控制理想者定义为A2型GDM。

(一)需求与问题

妊娠期有三多症状(多饮、多食、多尿),如果妊娠并发羊水过多或巨大胎儿者,应警惕妊娠期高血糖的可能。但大多数GDM患者无明显的临床表现。糖尿病会增加孕产妇的流产、妊娠期高血压疾病、感染、糖尿病酮症酸中毒的风险,并且会不同程度增加母胎相关疾病发生的风险,如胎儿畸形、新生儿脑病、巨大儿、新生儿低血糖等,影响母婴健康。孕产妇需要专业的科学的指导,通过饮食、运动、药物治疗,加之适宜的健康教育以及长期的自我血糖监测来控制孕产期的血糖。饮食疗法是糖尿病的一项基础性治疗措施,必须长期坚持。漫长的治疗过程会让孕产妇对治疗产生厌倦和焦躁,与此同时,疾病可能对母婴造成的不良影响又会加重孕产妇的负性情绪如焦虑、抑郁等。

(二)关怀实践

1. **心理支持**　妊娠期高血糖是一种慢性疾病,需要孕产妇有足够的耐心和毅力去坚持治疗。助产士可以与家属一起帮助孕产妇缓解其焦虑情绪。可借助现代信息技术如手机软件的记录打卡功能,提高孕产妇的兴趣,加强其自我监护的能力。同时,在分娩过程中,可为产妇提供导乐或者家属陪伴分娩,加强安慰或鼓励孕产妇,缓解孕产妇的心理压力。

2. **饮食支持**　妊娠期应根据孕产妇妊娠前的体质量、实际孕周等不同个体情况来制订每天摄入的总能量,从而来维持合理的体重增长(见表15-2)。对于食物的选择,提倡多样化,烹饪油不超过25g/d,食盐不超过5g/d,避免饮用含乙醇的饮品及食用添加糖食品。每日3次正餐及2~3次加餐,每日正餐及加餐均应包含碳水化合物类食品,且数量相对固定,避免低血糖的发生。一般加餐时间为上午9~10时、下午3~4时及晚睡前,避免出现下午加餐2次情况。

助产士应督促孕产妇每日记录摄入食物的种类和数量,每周测量体重。为了孕产妇计算方便,助产士应提供相应的食物GI值和食物交换成分的相关资料,指导孕产妇及其家属能够正确搭配饮食。

表 15-2　基于妊娠前体重指数推荐的孕妇每日能量摄入量及妊娠期体重增长标准

妊娠前体重指数 (kg/m²)	能量系数 (kcal/kg·d)	平均能量 (kcal/d)	妊娠期体重 增长值(kg)	妊娠中晚期每周体重增长值	
				均数(kg)	范围(kg)
<18.5	35~40	2 000~2 300	12.5~18.0	0.51	0.44~0.58
18.5~24.9	30~35	1 800~2 100	11.5~16.0	0.42	0.35~0.50
≥25.0	25~30	1 500~1 800	7.0~11.5	0.28	0.23~0.33

3. **运动支持**　运动可降低妊娠期基础胰岛素的抵抗,是 GDM 的综合治疗措施之一(见表 15-3)。研究证实,每周进行 3 天或以上,共计持续 150 分钟的中等强度有氧运动,可显著降低 GDM 和妊娠期高血压疾病的发生风险。运动时间可以从 10 分钟开始,逐渐延长至 30 分钟,中间可以穿插休息。建议餐后运动,防止低血糖。助产士需要同孕产妇强调,饮食疗法和运动疗法相结合。

表 15-3　妊娠期运动专家共识

推荐内容	推荐等级
一、妊娠期运动的益处 【推荐 1】妊娠期运动风险低,且对母儿有益。	A
二、妊娠期运动的适应人群及禁忌证 【推荐 2】所有无妊娠期运动禁忌证的孕妇均建议妊娠期进行规律运动。	A
三、妊娠期运动频率和持续时间 【推荐 3】无运动禁忌证的孕妇,妊娠期应每周进行 5 天,每次持续 30 分钟的中等强度运动。	B
四、妊娠期运动形式 / 类型 【推荐 4】妊娠期的运动形式包括有氧运动及抗阻力运动。应避免有身体接触、有摔倒及受伤风险的运动,以及在高海拔地区运动。	C
五、妊娠期运动强度 【推荐 5】孕期运动以中等强度为宜,即运动时心率达到心率储备(heart rate reserve,HRR)的 60%~80%,或感知运动强度评分应为 13~14 分。妊娠前无运动习惯的孕妇,妊娠期运动应从低强度开始,循序渐进。	C
六、安全注意事项 【推荐 6】运动过程中应保持充足的水分供给,穿宽松的衣服,避免在高温和高湿度环境中运动。	C
七、特殊人群的相应注意事项 【推荐 7】对于妊娠期运动强度明显超过指南推荐的孕妇,应在专业人员的指导下和监护下进行运动;GDM 孕妇若使用胰岛素治疗,需警惕运动引起的低血压,尤其是孕早期;孕前肥胖孕妇应尽早开始运动,并应从低强度、短持续时间开始,循序渐进。	C
八、产后运动 【推荐 8】产后应尽早恢复运动锻炼并保持规律的运动习惯。	B

4. **药物支持**　胰岛素是孕期常用控糖药物。若饮食、运动治疗后不达标,或调整饮食后出现饥饿性酮症,增加热量摄入血糖又超标的孕产妇,应该及时加用降糖药物。助产士应告知孕产妇,控制血糖的药物治疗应该与饮食疗法的安排密切配合。

5. **健康教育**　助产士应该为孕产妇提供疾病相关的教育,如具体的饮食和运动方案、血糖控制的目标、血糖仪的使用方法、新生儿的喂养指导等。同时助产士应教会孕产妇自我监测和记录血糖和胎动情况,以及常见妊娠糖尿病的危险症状,尽早发现母儿异常情况,及时就医。

6. **产后随访 GDM**　应当对所有 GDM 产妇进行随访。助产士可以通过家庭随访、电话随访、网络随访等方式,进一步改善孕产妇的生活方式,鼓励孕产妇坚持母乳喂养,了解产后血糖的恢复情况。

三、产后出血产妇的关怀实践

产后出血（postpartum hemorrhage，PPH）是指胎儿娩出后 24 小时内，阴道分娩者出血量≥500ml，剖宫产者出血量≥1 000ml。产后出血是目前我国孕产妇死亡的首要原因。绝大多数产后出血所导致的孕产妇死亡是可以避免或创造条件可避免的，其关键在于早期诊断和正确处理。对于助产士而言，除了能够迅速判断症状并正确处理外，更重要的是能够充分认识其危险因素，避免其发生，减少对母婴的伤害。

（一）需求与问题

产后出血不论是对产妇而言，还是对陪产的家属和助产士来说，都是高度创伤事件。产后出血初期，孕产妇还处于清醒状态，会高度紧张地关注自己的健康问题，对任何影响康复的细节都十分敏感和计较，因此容易情绪冲动。当医护人员处理紧急出血的时候，孕产妇亲眼看到自身躯体连接的各种导线、输液管，耳边充斥着监护仪器不断发出的警报声音，没有家属的陪伴，极易产生紧张、焦虑和恐惧的情绪。此外，医护人员紧急处理时紧张严肃的工作气氛，也会增加产妇的恐惧，可能会给产妇留下终身的心理创伤。同时，产后出血对产妇可产生近远期的损伤，近期损伤有贫血、器官衰竭，甚至死亡，产后并发症主要为席汉综合征。产后出血造成抵抗力下降，也会增加产妇感染的危险。

（二）关怀实践

1. **积极预防，及时处理产后出血**　产前应积极治疗基础疾病、妊娠合并症和并发症，帮助孕产妇充分认识产后出血的高危因素并在妊娠期加以预防。基层医院应落实三级转诊制度，将有产后出血高危因素的孕产妇，在分娩前转诊至有输血和抢救条件的医院。助产士应积极处理第三产程，常见的有效措施是预防性使用缩宫素、预防性子宫按摩、控制性牵拉脐带。产后 2 小时内是发生产后出血的高危时段，应密切观察产妇的子宫收缩情况、出血量和生命体征的变化，叮嘱产妇排空膀胱。分娩结束后，产妇通常会感觉比较疲惫，应关注产妇的神志变化，适当与产妇交流沟通，倾听产妇的感受，及时发现异常。

2. **日常支持，提供周到的生活关怀**　由于失血，皮肤血液循环减少，产妇会感觉手脚冰凉甚至是全身发冷。助产士应给产妇添加衣服或被褥，适当调高病室的温度，做好保暖。由于分娩和失血消耗了大量的能量，助产士应鼓励产妇进食营养丰富且容易消化的食物，尤其是富含铁、蛋白质、维生素的食物。产后出血造成产妇抵抗力下降，在进行侵入性操作时，应保持环境清洁，做好会阴消毒，注意无菌操作；及时更换会阴垫，必要时遵医嘱给予抗生素防感染。

3. **关爱产妇，多措并举提供心理支持**　产后出血的产妇存在紧张、恐惧和焦虑的心情，助产士应该耐心细致地去关爱产妇，可以通过新生儿接触、家人的陪伴来缓解其紧张恐惧的心理。有条件的病室可以播放舒缓的轻音乐，帮助产妇转移注意力。在处理产后出血时，避免一些刺激性的语言，如"怎么那么多血啊！""不行啦，赶快抢救！"等，及时处理产妇视野中的血性敷料或物品等。必要时，也可以为产妇提供相应的心理咨询，以预防创伤后应激障碍。

4. **健康教育，提供详细的信息支持**　在诊治过程中，应该向产妇及其家属进行及时解释与沟通，向产妇及其家属交代病情的变化，若要进行相应的治疗或干预，应尽快取得产妇家属的知情同意，不延误诊治。产后出血的健康教育主要集中于身体的康复和对相关并发症症状的观察。由于产妇抵抗力低下，体质虚弱，活动无耐力，生活自理有一定的困难。助产士应指导产妇及其家属出院后应加强营养，纠正贫血，逐步增加活动量。同时，应指导产妇及其家属学会观察子宫收缩复旧及恶露的变化情况，若有异常，应及时就诊。

四、产后抑郁症产妇的关怀实践

产后抑郁症（postpartum depression，PPD）是指产妇在分娩后出现的抑郁症状，是产褥期精神综合征中最常见的一种类型。一般产后 4 周内第一次发病（既往无精神障碍史），症状类似普通抑郁，表现为抑郁、悲伤、沮丧、哭泣、易激惹、烦躁，重者出现幻觉或自杀倾向等症状。

（一）需求与问题

产后抑郁症的发病原因尚不清楚。研究表明，产后抑郁症是多因素相互作用的结果，其中包括神经内分泌因素、遗传因素、社会因素、心理因素和产科因素。其中，既往抑郁症病史是围生期抑郁症的危险因素。

产后抑郁症的症状与普通抑郁类似，主要体现在情绪、认知、行为、生理四个方面的改变。最突出的症状是持久的情绪低落，表现为表情阴郁、无精打采、易发哭泣。同时对周围事物缺乏兴趣，注意力不容易集中，会有自卑、自责、内疚等感受。生理上表现为失眠或睡眠过度、食欲缺乏或增加。

抑郁使产妇的大脑皮质处于抑制状态，垂体分泌的缩宫素减少，子宫收缩乏力，会导致产后出血。此外，产后抑郁会使产妇出现人际关系协调障碍、食欲紊乱、睡眠障碍、性欲减退，会严重影响产妇的日常生活、夫妻感情、社交活动等，抑郁症状严重的产妇甚至会出现自杀、自残行为。

与正常产妇相比，抑郁的产妇分泌乳汁的时间延迟，量减少，加之产妇不愿接触新生儿，拒绝哺乳行为，无法正确处理与新生儿的关系，母子联结减少，从而会影响婴幼儿的情绪、行为和认知发育。症状严重的产妇会有伤害孩子，甚至弃婴、杀婴等行为倾向。

（二）关怀实践

1. 多措并举，预防和维护心理健康 产后抑郁症的发病机制目前尚不清楚，但是大量研究表明，产后抑郁症是多种因素相互作用的结果。因此，若要预防产后抑郁症，应从多方面入手。①应在产前筛查精神病家族史、抑郁史、不良妊娠史和分娩史，此类产妇在妊娠期间要多劝导、多关心、多安慰，以避免其不良刺激，增加其分娩信心。②通过孕妇学校、产前检查等途径，加强孕期保健，减轻孕产妇对妊娠分娩担忧、紧张、恐惧的心理。③在分娩过程中，医护人员应该多加关爱和耐心，可通过实施无痛分娩和导乐或陪伴分娩，来缓解产妇的紧张情绪。提倡自然分娩，减少无明显指征的剖宫产。

2. 生活支持，提供舒缓心理的环境 为产妇提供舒适、温馨、有安全感的休养环境，可以通过聆听舒缓的音乐等非药物方式来催眠。若无效，则及时告知医护人员，遵医嘱给予药物治疗，保证产妇睡眠休息。向产妇家属询问其平时的饮食口味与偏好，合理安排产妇的饮食，尽量调动其食欲，保证营养的摄入，使其具有良好的哺乳能力。实施母婴同室，指导产妇进行母乳喂养，鼓励产妇多与新生儿进行语言交流和肢体接触，参与照顾新生儿，培养产妇的自信心，促进产妇的角色转换。

3. 心理支持，及时发现及时治疗 及时进行心理指导，在日常生活中，通过生活事件使产妇感到自己正在被支持、尊重、理解。助产士和产妇家属应抱有接受的态度，鼓励产妇宣泄和抒发自己的情感，倾听产妇诉说问题。同时鼓励家属给予产妇足够的家庭社会支持，尤其是丈夫和其他主要家庭成员。进行必要的心理治疗，严格遵医嘱给予抗抑郁药物治疗，观察药物的疗效、不良反应。

4. 预防自杀，防止意外发生 对于有自杀倾向的产妇，应做好相应保护措施。①加强病房的巡视，详细交班，可以要求家属 24 小时陪护，不得离开。②对于有明显自杀倾向的产妇,最好将其安排在靠近护士站的病房,病床尽量不靠窗,不安排单人间。房间内不能放置任何可能用来伤害自己的物品,如水果刀、剪刀,以及其他尖锐的物品、绳子、皮带、塑料袋等。所有的安全措施应该在尊重产妇的情况下实施,避免引起产妇的对抗情绪。③发药时,务必确认产妇服下药物以后再离开。避免产妇不服用药物或囤积药物后一次性大量服用。

5. **健康教育,发挥社会支持作用**　①指导产妇树立正确认知,尊重内心感受,关注自身优点,肯定和接纳自我;合理宣泄情绪,转移注意力;及时寻求专业人员的帮助。②丈夫及其他家属应接纳和理解产妇的变化,给予产妇支持和关注;丈夫积极参与育儿,共同承担养育孩子的责任;长辈应充分尊重年轻父母的生活方式和育儿方式,避免过度干预,在力所能及的范围为年轻父母提供帮助。③助产士为产妇及其家属介绍心理咨询平台和渠道,对于需要药物治疗的产妇,应指导产妇及其家属正确使用药物及识别相关副作用。

五、体外受孕妇女的关怀实践

随着辅助生殖技术(assisted reproductive technology,ART)的迅速发展及其在临床上的广泛应用,每年全世界有数以万计的不孕女性因此获得成功妊娠。ART 主要包括人工授精(artificial insemination,AI)、体外受精 - 胚胎移植(in vitro fertilization and embryo transfer,IVF-ET)、卵胞质内单精子注射(intracytoplasmic sperm injection,ICSI)、冻融胚胎移植(frozen-thawed embryo transfer,FET)、体外成熟培养(in vitro maturation,IVM)和胚胎植入前遗传学诊断(preimplantation genetic diagnose,PGD)。

(一)需求与问题

由于环境污染、晚婚晚育、不良生活习惯等生理、心理、社会诸多方面的影响,我国不孕不育的发病率呈逐年递增趋势。近年来,越来越多的女性由于职业或教育原因选择推迟生育,不孕症的发病因素也更加复杂。

辅助生殖技术的快速发展,给那些渴望孩子的不孕不育夫妇带来了希望和喜悦。1983年,中国大陆第一例冷冻精液人工授精成功;1988 年,首例试管婴儿诞生。截至 2020 年 12月 31 日,中国经批准开展人类辅助生殖技术的医疗机构有 536 家。

虽然 ART 已日趋完善,有效解决了一部分的不孕难题,但仍然会对母婴带来一些不利影响。研究显示,ART 会影响妊娠结局和女性远期健康,增加异位妊娠、妊娠期高血压疾病、妊娠期高血糖、胎盘异常等风险,提高选择性剖宫产比例。ART 所涉及的非生理性干预可能会对子代安全性造成影响,如增加多胎、早产、低出生体质量、出生缺陷、内分泌代谢疾病、体格认知发育异常等的发生率。ART 在给妇女及其家庭带来希望的同时,也会增加一定的困扰、压力和风险,尤其是多次尝试该技术的妇女,会有严重的生理或心理创伤。

1. **体外受孕妇女的生理负担**　以 IVF-ET 为例,其治疗过程复杂,治疗周期长,为了获取足够多的成熟卵子,女性需经皮下注射重组人促卵泡激素,会出现注射局部反应、疼痛、腹痛或腹胀等不良反应;胚胎移植成功以后,为了保证胚胎尽快着床成功和发育正常,女性需要长期注射黄体酮,黄体酮属于油剂,不易被身体吸收,注射后期容易形成硬结疼痛;为了保证卵泡发育正常,女性还需要反复接受阴道 B 超监测、经阴道采卵和胚胎移植,这会加大对子宫和卵巢的刺激,容易引发卵巢过度刺激综合征或宫外孕等并发症。

2. **体外受孕妇女的心理负担**　体外受孕妇女往往伴随着多年的不孕史,来自自身、爱人以及家庭的压力,导致女性会有不同程度的内疚与自卑。在迫切想要孩子的助推下,不惜忍受体外受孕带来的身体痛苦,甚至不怕多次尝试。由于这项技术并没有被社会完全接纳,来自外界和周围不理解的眼光会给女性带来较大的心理压力,长此以往,她们开始变得不愿表露自己的想法,甚至逐渐不愿与他人交流,严重的还会出现心理疾病。治疗带来的经济负担和失败风险,也会给体外受孕妇女带来压力。

(二)关怀实践

1. 营造人性化的治疗环境　生殖医学治疗在我国被认为是非常隐私的事情,因此要注重患者治疗环境的隐蔽性,注意保护患者隐私。生殖中心的每个科室都要具备足够的独立空间和良好的保密性。要在公共区域张贴治疗流程示意图和布置相关的生殖知识展示栏。在候诊室设立专门的服务台,为患者提供所需的服务。

2. 开展全面系统的健康教育　不论是初次接受治疗还是多次尝试,都应该对女性及其家属进行有关 ART 的科学知识宣教,包括基本原理、治疗过程、适应证、可能出现的并发症以及相关注意问题。此外,还需要详细解说有关这项技术的伦理道德问题,解决女性的心理疑惑,告知体外受孕妇女 ART 是合法的、安全的、合乎社会道德的,从而让女性有正确的认知,改善心理状态。

3. 获得丈夫与家属的支持　家庭是一个相互影响的系统,每个成员均会受到其他家庭成员的情绪、认知和行为的影响。体外受孕的妇女往往会感受到来自家庭的压力,而最有效的减压途径要从家庭入手。①鼓励夫妻二人共同参与健康教育:怀孕生产不是女性个人的事情,要让接受治疗的夫妻意识到,胚胎不是"妈妈的孩子",而是"爸爸和妈妈的孩子",丈夫应当关心体贴妻子,共同分担苦乐,尽可能夫妻二人同时参与到健康知识的学习当中。②鼓励夫妻二人沟通交流:当与夫妇进行面对面的沟通后,可以适当引导夫妇进行内心感受和自我表达,增加夫妻间的沟通和情感交流。夫妻双方换位思考,体验对方的感受,使丈夫能够感受到妻子此时的压力、困扰和痛苦,共同消除负性情绪,以尽量轻松、乐观的心态面对对方。③鼓励共同完成小目标:医护人员可以与夫妇一起制订短期内可以完成的小目标。当夫妻二人共同应对困境或者朝着同一目标努力时,会增加互相依赖的感情。

4. 帮助女性提升应激能力　由于体外受孕和妊娠都是较长的动态过程,其间可能会出现各种各样的问题,因此需要增强女性的应激能力,引导女性进行自我调适与应对。①注意力转移法:在人工辅助生育治疗的过程中,很多女性选择了"一心一意"做治疗,放弃了工作、学习、生活,一门心思扑在这件事情上,导致自己压力巨大。而事实上,做一些力所能及的事情,反而更有利于放松心情,如较为轻松的工作或家务。②设定合理期待:辅助生殖技术不能保证百分之百的成功。我们常说期望越大,压力越大,失望也就越大。助产士应该引导体外受孕妇女及其家属设定合理的期待目标。

辅助生殖技术是人类生殖医学领域中一次重大的突破,其本身就是医学人文精神的体现,"人"在其中的影响作用非常重要;关注"人"的需求,这不仅是辅助生殖技术最初的要求,也是促进人类生殖医学发展的根本需求。

六、传染病孕产妇的关怀实践

临床上,孕产妇常见的传染病主要有以下几种:病毒性肝炎、获得性免疫缺陷综合征、梅毒、巨细胞病毒感染、单纯疱疹、带状疱疹或水痘、流行性感冒、结核病等。近年来,由于医疗保健水平的提高,获得性免疫缺陷综合征、梅毒和乙肝母婴传播率明显下降。

(一)需求与问题

1. 影响胎儿的生长发育　一些病原体可以通过胎盘导致胎儿宫内感染,影响胎儿的生长发育。比如梅毒螺旋体经胎盘传给胎儿,会导致胎儿自然流产或死产,新生儿可出现肝脾大、神经性耳聋等。2015年在南美洲的寨卡病毒暴发流行中发现可以引起新生儿小头畸形。

2. 孕产妇易感且病情重 妊娠期母体处于免疫功能下降的状态,容易感染疾病,比如春冬季节常见的甲型流感和通过粪-口传播的戊型肝炎。由于孕产妇,尤其是处于孕晚期的孕产妇,身体各个器官负担较重,代偿能力下降,加之孕期治疗药物受限,因此孕产妇的传染病病情比一般患者更加严重,重症或者死亡的风险要远远高于一般患者。

3. 影响子代的远期健康 有些病原体的感染虽然不会影响胎儿的发育,也不会对孕产妇造成较大的伤害,但可以通过母婴传播导致胎儿或新生儿持续性感染,影响子代出生后的健康。比如乙型肝炎病毒、人类免疫缺陷病毒可以通过母婴垂直传播,如果新生儿出生后不采取任何阻断措施,则会感染病毒,可能会发展成慢性肝炎、获得性免疫缺陷综合征。

(二)关怀实践

1. 提供信息支持 关于传染病,孕产妇担忧疾病感染状态对自身及家人是否会产生不良影响,尤其是担心病原体是否会影响孩子的健康,对疾病的未知会使产妇处于焦虑不安甚至是抑郁的情绪中,对母婴的身心健康都会造成负面影响。助产士以及其他医护人员可以通过全面深入的健康教育,使孕产妇及其家属知晓妊娠期合并传染病的发生、发展及转归过程,必要时教会孕产妇消毒隔离的重要性与正确有效隔离方式,使孕产妇意识到通过产前积极的干预和良好的配合、产后及时的感染阻断、科学母乳喂养等方式,可以降低疾病感染对母婴的伤害程度,让孕产妇对传染病形成科学的认识并能理性地应对。

2. 满足情感与尊重需求 传染病由于其特殊的传播方式,感染者常常存在病耻感,心理、精神上遭受严重的创伤。所谓病耻感是指人们因患有某种疾病而感到羞耻的内心体验,它源于社会公众对患者的歧视、孤立以及患者内化后的自我歧视、自卑的心理状态。传染病孕产妇同样存在病耻感,并有以下主要表现。①降低孕产妇自尊:当遭到歧视、拒绝时,会产生消极以及抵抗情绪,孕产妇会被认为自己没有得到尊重,从而降低了个体的自尊。②消极回避就医:病耻感会导致孕产妇停止接受规律产检以及孕期的相应干预和治疗,降低向专业人员求助的意愿。③影响身心健康:对于孕产妇来说,她们不仅要承受妊娠分娩的压力和疾病带来的痛苦,还要忍受他人的歧视与非议,在双重压力下,可能会耽误治疗的最佳时机,从而影响母婴健康。

3. 促进母乳喂养 母乳是婴儿最理想的食物。但是当母亲存在传染病时,因为担心病原体是否会通过母乳或接触传给婴儿,对母乳喂养存在困惑,甚至不必要地放弃母乳喂养。对于传染病孕产妇,在身体条件允许且经过医护人员的专业指导下,采取适当策略,几乎都可以进行母乳喂养(见表15-4)。

表15-4 母亲常见感染与母乳喂养的推荐条款

推荐条款	病原体	能否母乳喂养	要点
1	乙型肝炎病毒	能	母亲高病毒载量或HBeAg阳性、乳头皲裂或出血、肝功能异常,婴儿存在口腔溃疡或其他损伤等,也不影响母乳喂养
2	丙型肝炎病毒	能	乳头皲裂、出血时,应暂停直接母乳喂养,乳汁可消毒后喂养

续表

推荐条款	病原体	能否母乳喂养	要点
3	甲型或戊型肝炎病毒	能	母亲病情严重时,暂停母乳喂养,以利于母亲病情恢复
4	巨细胞病毒	能	出生胎龄 <32 周或出生体重 <1 500g 的早产儿,建议母乳经消毒后喂养
5	单纯疱疹	能	乳房无疱疹,可直接哺乳,避免婴儿接触其他疱疹病损;如乳房有疱疹,乳汁经消毒后喂养
6	水痘 - 带状疱疹病毒	能	同推荐 5。有条件时,新生儿可注射普通免疫球蛋白
7	HIV	个体化	尽可能完全人工喂养;因某种原因不能提供足够配方奶时,可纯母乳喂养 6 个月(最好经消毒后喂养);禁忌混合喂养
8	流感病毒	能,间接哺乳	注意隔离,避免直接哺乳,乳汁挤出后由他人喂养,无须消毒;母亲症状消失后可直接哺乳
9	新型冠状病毒	能,间接哺乳	注意隔离,避免直接哺乳,乳汁挤出后由他人喂养,无须消毒;母亲咽拭子核酸转阴后可直接哺乳
10	登革热病毒	乳汁经巴氏消毒后,能	发病早期乳汁挤出后经巴氏消毒可间接喂养;发病 10 天后可直接哺乳
11	寨卡病毒	能	乳汁存在病毒,但不引起新生儿感染,无须消毒
12	结核分枝杆菌	规范治疗 14 天后且痰结核菌阴性者,能	以下情况不能直接哺乳:未经正规治疗、痰结核菌阳性、乳腺结核、乳头或乳房损害、合并 HIV 感染;但乳汁消毒后可由他人喂养
13	梅毒螺旋体	规范治疗后,能	未规范治疗者,暂缓直接哺乳,乳汁经巴氏消毒后可喂养
14	钩端螺旋体	规范治疗后,能	治疗期间,乳汁经巴氏消毒后可喂养;抗生素治疗 5~7 天后,可直接哺乳
15	弓形虫	规范治疗后,能	未规范治疗者,暂缓直接哺乳,乳汁经巴氏消毒后可喂养
16	疟原虫	规范治疗后,能	治疗期间,乳汁经巴氏消毒后可喂养
17	乳腺炎或乳腺脓肿	绝大部分能	排空乳汁是重要的治疗手段;母亲使用抗生素期间,也可直接哺乳

4. 提供社会支持途径《健康中国行动(2019—2030 年)》"传染病及地方病防控行动"中针对获得性免疫缺陷综合征、病毒性肝炎、结核病、流行性感冒等分别提出了个人、社会和政府应采取的主要举措。助产士可以为产妇及其家属提供获取社会支持与帮助的渠道。随着获得性免疫缺陷综合征、梅毒母婴阻断项目的重视,政府投入越来越多,部分地区可以免费提供预防母婴传播的服务,比如孕期免费筛查 HIV、梅毒、乙肝,免费治疗 HIV 和梅毒感染的孕产妇,为感染孕产妇所生孩子提供免费的预防性治疗,HIV 产妇所生的孩子可以到相应

的社区医院领取奶粉补助等,一定程度上减轻了家庭的经济压力。

【心灵驿站】

关怀对一个人的生长、发展、生活和死亡都是至关重要的,它贯穿人的一生。

——Madeleine M. Leininger

【学习小结】

本章学习小结见图 15-1。

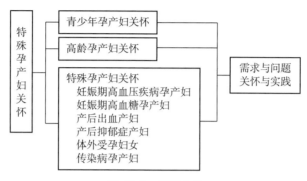

图 15-1　学习小结

【教学活动】

1. 教师进行课堂讲授,分享并分析临床特殊孕产妇的关怀照护案例。

2. 通过角色扮演或情景模拟体验特殊孕产妇的关怀照顾。

3. 小组讨论视力残疾孕产妇、听力语言残疾孕产妇的需求、问题与关怀要点,并进行分享。

【问题与讨论】

1. 青少年妊娠,会给母婴带来什么危害?

2. 对于有明显自杀倾向的产后抑郁产妇,如何防止意外的发生?

3. 案例分析

毛晚是一名 90 后年轻母亲,2015 年生下第一个孩子后,她患上了产后抑郁。"我除了孩子感觉生活没有重心了,这时候我就又把之前的爱好拾起来,拿钩针给孩子钩玩具、钩衣服",毛晚说。为栏杆织毛衣的创意,来源于毛晚逛手工类网站的"灵感",她发现国外经常有编织爱好者把街道用五颜六色的毛线包裹起来,主题大部分是"关注抑郁"。回想自己的情况,她确实感觉是编织撵走了那些不好的情绪,于是就想把这个活动形式搬到国内来。最开始,毛晚想在家门口的公交站台做创意。但是公交站太分散了,人流量大很难保存。后来,她又想跟商场合作,但也没能成功。直到她接触到锦绣坊的物业,他们很想做一些装饰设计,让这条街道看起来更温馨。而毛晚正好也想找这样一个地方做一次编织关爱抑郁的主题活动,双方一拍即合。毛晚设计了中国风主题、宝宝主题、圣诞主题、玩偶主题等,栏杆用彩虹色编织条包裹,给人活泼的感觉。因为工程量巨大,毛晚拿出了之前所有的编织存货,但也只是九牛一毛。于是,她找了之前很多跟她学习的编织爱好者帮忙。终于,用 4 个月时间,他们完成了这项任务。"还有很多跟我一样的宝妈,也在经历这样的心路历程,产后抑郁没有多少人重视,很多宝妈在自己的痛苦与别人的不解中艰难度日,个别走向极端,这太悲剧了。所以我也希望编织能够帮助更多的宝妈走出抑郁的阴影",毛晚说。

（1）结合本章学习的内容，谈谈毛晚的故事给你的启发。

（2）若你在工作中遇到产后抑郁症的产妇，你会怎么关怀她？

（徐鑫芬　陈丹琦）

主要参考文献

[1] 李小妹,冯先琼.护理学导论[M].4版.北京:人民卫生出版社,2017.

[2] 史瑞芬,刘义兰.护士人文修养[M].2版.北京:人民卫生出版社,2017.

[3] 杨艳杰,曹枫林.护理心理学[M].4版.北京:人民卫生出版社,2017.

[4] 余艳红,陈叙.助产学[M].北京:人民卫生出版社,2017.

[5] 李惠玲.护理人文关怀[M].北京:北京大学医学出版社,2015.

[6] 谢幸,孔北华,段涛.妇产科学[M].9版.北京:人民卫生出版社,2018.

[7] 魏碧蓉.助产学导论[M].厦门:厦门大学出版社,2019.

[8] 国家卫生健康委员会.2018年国家医疗服务与质量安全报告[M].北京:科学技术文献出版社,2019.

[9] 赵爱平,单伟颖.护理礼仪与人际沟通[M].北京:北京大学医学出版社,2017.

[10] 全国科学技术名词审定委员会.心理学名词[M].2版.北京:科学出版社,2014.

[11] Tekoa L.king,Mary C.Brucker,Kathryn Osborne,等.瓦尔尼助产学[M].陆虹,庞汝彦,主译.6版.北京:人民卫生出版社,2020.

[12] World Health Organization. Guidelines on Mental Health Promotive and Preventive Interventions for Adolescents[M]. Geneva:World Health Organization,2020.

[13] QIAO J, WANG Y Y, LI X H, et al. A Lancet Commission on 70 years of women's reproductive, maternal, newborn, child, and adolescent health in China[J]. The Lancet,2021,397(10293):2497-2536.

[14] DAS J, LASSI Z, HOODBHOY Z, et al. Nutrition for the Next Generation:Older Children and Adolescents [J]. Annals of Nutrition And Metabolism,2018,72(3):49-57.

[15] 陆蓓亦,韩波,胡慧文,等.新生育政策下孕妇年龄的变化及对母婴并发症的影响[J].中华围产医学杂志,2019(3):157-163.

[16] 中华医学会妇产科学分会妊娠期高血压疾病学组.高龄妇女妊娠前、妊娠期及分娩期管理专家共识(2019)[J].中华妇产科杂志,2019,54(1):24-26.

[17] 蒋励,陈耀龙,罗旭飞,等.中国高龄不孕女性辅助生殖临床实践指南[J].中国循证医学杂志,2019,19(3):253-270.

[18] 中华医学会妇产科学分会妊娠期高血压疾病学组.妊娠期高血压疾病诊治指南(2020)[J].中华妇产科杂志,2020,55(4):227-238.

[19] 赵茵,邹丽,欧阳为相,等.妊娠合并新型冠状病毒感染的管理建议[J].中华妇产科杂志,2020,55(2):75-76.

[20] 中华医学会妇产科学分会产科学组.围产期抑郁症筛查与诊治专家共识[J].中华妇产科杂志,2021,56(8):521-527.

[21] 中华医学会围产医学分会.母亲常见感染与母乳喂养指导的专家共识[J].中华围产医学杂志,2021,

24(7):481-489.

［22］中国营养学会 . 中国居民膳食指南（2022）［M］. 北京：人民卫生出版社，2022.

［23］中华医学会妇产科学分会产科学组，中华医学会围产医学分会，中国妇幼保健协会妊娠合并糖尿病专业委员会 . 妊娠期高血糖诊治指南（2022）［第一部分］［J］. 中华妇产科杂志，2022，57（1）:3-12.

［24］中华医学会妇产科学分会产科学组，中华医学会围产医学分会，中国妇幼保健协会妊娠合并糖尿病专业委员会 . 妊娠期高血糖诊治指南（2022）［第二部分］［J］. 中华妇产科杂志，2022，57（2）:81-90.

75